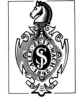

Die GEDANKEN werden HANDGREIFLICH

Eine Sammlung psychopathologischer Texte

Zweite, korrigierte Auflage

Herausgegeben von
Christian Müller

Springer-Verlag
Berlin Heidelberg New York
London Paris Tokyo
Hong Kong Barcelona
Budapest

Prof. Dr. med. Dr. h.c. CHRISTIAN MÜLLER
Herrengasse 23
3011 Bern, Schweiz

ISBN 3-540-56636-8 2. Aufl. Springer-Verlag Berlin Heidelberg New York
ISBN 3-540-54350-3 1. Aufl. Springer-Verlag Berlin Heidelberg New York

Die Deutsche Bibliothek – CIP-Einheitsaufnahme

Die Gedanken werden handgreiflich :
eine Sammlung psychopathologischer Texte / hrsg. von Christian Müller. –
2., Korr. Aufl. – Berlin ; Heidelberg ; New York ; London ; Paris ;
Tokyo ; Hong Kong ; Barcelona ; Budapest : Springer, 1993
  ISBN 3-540-56636-8
NE: Müller, Christian [Hrsg.]

Dieses Werk ist urheberrechtlich geschützt. Die dadurch begründeten Rechte, insbesondere die der Übersetzung, des Nachdrucks, des Vortrags, der Entnahme von Abbildungen und Tabellen, der Funksendung, der Mikroverfilmung oder der Vervielfältigung auf anderen Wegen und der Speicherung in Datenverarbeitungsanlagen, bleiben, auch bei nur auszugsweiser Verwertung, vorbehalten. Eine Vervielfältigung dieses Werkes oder von Teilen dieses Werkes ist auch im Einzelfall nur in den Grenzen der gesetzlichen Bestimmungen des Urheberrechtsgesetzes der Bundesrepublik Deutschland vom 9. September 1965 in der jeweils gültigen Fassung zulässig. Sie ist grundsätzlich vergütungspflichtig. Zuwiderhandlungen unterliegen den Strafbestimmungen des Urheberrechtsgesetzes.

© Springer-Verlag Berlin Heidelberg 1992, 1993
Printed in the United States of America

Einbandgestaltung: Design Concept, Emil Smejkal, Heidelberg, Deutschland
Herstellung: Bernd Stoll, Heidelberg, Deutschland
Satz: Graphischer Betrieb Konrad Triltsch, Würzburg, Deutschland
25/3130-5 4 3 2 1 0 – Gedruckt auf säurefreiem Papier

VORWORT

„Die Gedanken werden handgreiflich" ist ein Zitat aus einem Roman von P. HANDKE. Ich habe es als Titel gewählt, weil es gewissermaßen ein Schlüsselwort zum Verständnis dieses Buches ist. In sprachlicher Kurzform wird in diesem einen Satz meisterhaft deutlich gemacht, was der psychotischen Tragödie eigen ist: die Verselbständigung und dadurch aufsteigende Bedrohlichkeit gedanklicher Inhalte. Ein Verlust an harmonischer, spielerischer Freiheit im Umgang mit sich selbst. Wer mit der Geschichte der Medizin und insbesondere der Psychiatrie vertraut ist, weiß wie seit über zweihundert Jahren um das Verstehen dieses Verlustes, der Menschen in der „Umnachtung" widerfährt, gerungen wird. Wie sollte das Einmalige, Urpersönliche mit dem Universalen, dem Gemeinsamen und damit auch Vergleichbaren verknüpft werden? Das war und ist die undankbare Aufgabe der Psychiatrie. Stets hatten hier die Dichter ein Wort mitzureden. Diesem Mitreden soll hier nachgegangen werden.

Wenn dieses Buch einen Beitrag liefern kann, um Konturen und Dimensionen dessen, was man seelisches Leiden nennen kann, deutlich zu machen, so ist sein Ziel erreicht. Aus dichterischen, aber auch selbstbiographischen Quellen soll geschöpft werden, um zu zeigen, wie im subjektiven Erleben wie auch im Umgang mit Betroffenen Verstrickungen und Mißverständnisse, Gespaltenheit und Tragik den roten Faden bilden.

Dieses Buch hätte nicht geschrieben werden können ohne den kompetenten Rat von eminenten Psychiaterkollegen und Freunden. Ich lasse es mir nicht nehmen, sie hier namentlich zu erwähnen und ihnen damit meinen Dank abzustatten: K. ACHTE, J. ANGST, F. BADER, M. BLEULER, W. BÖKER, W. BRÄUTIGAM, TH. CAHN, L. CIOMPI, K. ERNST, E. GABRIEL, A. GERBER, H. HÄFNER, E. HEIM, H. HEIMANN, H. KATSCHNIG, K. P. KISKER, R. KUHN, J. E. MEYER, CHR. MUNDT, H.V. PETERS, J. SCHÜRCH, J. SCHOEPF, H. STIERLIN.

Dankend gedenke ich auch des längst verstorbenen Pioniers K. BIRNBAUM, dessen Nachfolge ich mit diesem Buch antrete, wovon in der Einleitung zu reden sein wird.

Schließlich sei die tätige Hilfe von Frau J. BOURQUIN, Bibliothekarin, und Frau R. WEBER, Sekretärin, erwähnt und endlich dem Springer-Verlag für die angenehme Zusammenarbeit gedankt.

Bern-Lausanne, im Herbst 1991   CHRISTIAN MÜLLER

INHALTSVERZEICHNIS

I. Einleitung   1

II. Psychosen   9

    A. Organische Psychosen   9
(Dokumente und Texte von und über Gottfried Keller, Immanuel Kant, Henry Beyle-Stendhal, Friedrich Wilhelm von Preußen, F. Ch. Faraday, Jeremias Gotthelf, Mark Twain, Wilhelm Hauff, Edgar Allan Poe, Charles Baudelaire, Thomas de Quincey, H. Königsdorf, Theodor Billroth, Knut Hamsun, Otto von Bismarck, Feodor M. Dostojewski, Achim von Arnim, Friedrich Nietzsche, Herzog von Abrantès, Nikolaus Lenau, Thomas Mann)

    B. Andere Psychosen   46

      1. Schizophrenien   46
(Dokumente und Texte von und über Friedrich Hölderlin, Jakob Michael Reinhold Lenz, Hermann Melville, Gérard de Nerval, Alexandre Dumas, Ludwig II. von Bayern, Erica Jong, Peter Handke, Th. Bernhard, August Strindberg, Arthur Schnitzler, Immanuel Swedenborg)

      2. Affektive Psychosen   79

      a) Manie   79
(Dokumente und Texte von und über Karl Stauffer, G. Wolfgruber)

      b) Depressionen   88
(Dokumente und Texte von und über Franz Grillparzer, Jeremias Gotthelf, Giacomo Leopardi, J. G. Zimmermann, Gustave Flaubert, J. Oeschger, E. Y. Meyer, Christa Wolf, Max Frisch, Gebhard Leberecht Blücher, Denis Diderot)

III. Neurosen, Persönlichkeitsstörungen (Psychopathien)   105

    A. Neurosen   105
    (Dokumente und Texte von und über FRANZ KAFKA, HERMANN HESSE, BERNARDIN DE ST-PIERRE, G. TH. FECHNER, JEAN JACQUES ROUSSEAU, GOTTFRIED KELLER, EDUARD MÖRIKE, IWAN A. GONTSCHAROW, ADALBERT STIFTER)

    B. Persönlichkeitsstörungen   123
    (Dokumente und Texte von und über ANSELM FEUERBACH, FRANZ GRILLPARZER, HENRY F. AMIEL, THORNTON WILDER, CAGLIOSTRO)

    C. Sexuelle Verhaltensabweichungen und Störungen   133
    (Dokumente und Texte von und über THOMAS MANN, JEAN JACQUES ROUSSEAU, MARQUIS DE SADE, VLADIMIR NABOKOV, AEMIL AUGUST VON SACHSEN GOTHA)

    D. Alkoholabhängigkeit   142
    (Texte von JACK LONDON, MALCOLM LOWRY)

    E. Medikamenten-/Drogenabhängigkeit   149
    (Dokumente und Texte von und über THOMAS DE QUINCEY, JEAN COCTEAU)

Bibliographie   155

I. EINLEITUNG

Das vorliegende Buch ist die Fortsetzung eines früheren Werkes, desjenigen nämlich von BIRNBAUM.

Im Jahr 1920 gab KARL BIRNBAUM sein Buch „Psychopathologische Dokumente" heraus. Er wurde 1878 in Schlesien geboren, 1902 schloß er in Freiburg i. Br. sein Medizinstudium ab. Später wurde er Psychiater in Berlin, habilitierte sich und leitete seit 1930 die „Irrenanstalt" Buch in dieser Stadt. Bekannt wurde er u. a. auch durch sein Handwörterbuch der medizinischen Psychologie sowie durch Arbeiten über Verbrecher. Sein wichtigstes Werk indessen ist jenes über psychopathologische Dokumente. Mit unerhörtem Fleiß hat er Selbst- und Fremdzeugnisse berühmter Persönlichkeiten gesammelt und auszugsweise wiedergegeben, sie kommentierend und einordnend. Eigenartigerweise sagt BIRNBAUM in seiner Einleitung wenig oder nichts über die Motive, die ihn zu dieser Sammlung veranlaßt haben. Rückblickend können wir heute feststellen, daß es sich um bruchstückhafte Materialien zu Pathographien handelt, um eine Dokumentation der psychopathologischen Elemente, wie sie eben auch bei berühmten Menschen anzutreffen sind. Die Nähe zu LANGE-EICHBAUMS 8 Jahre später erschienenem Werk über Genie, Irrsinn und Ruhm wird im Rückblick deutlich. Von diesem unterscheidet sich BIRNBAUMS Buch darin, daß er ausgiebig zitiert und so dem Leser im Sinn von klinischen Fallberichten Einblick gewährt. Ich schließe mich im übrigen CREMERIUS an, der zum Buch von LANGE-EICHBAUM „Genie, Irrsinn und Ruhm" schreibt: „Dieses Werk machte in seiner lexikalischen Monumentalität zugleich die monumentale Leere dieser Forschungsrichtung sichtbar."

Hartnäckig muß BIRNBAUM sich im übrigen gegen den Vorwurf wenden, überall nur das Pathologische zu erschnüffeln. Ich zitiere aus seinem Vorwort: „... und so bin ich denn auf den üblichen Vorwurf sehr wohl gefaßt: hier habe wieder einmal ein plumper medizinischer Materialismus sich unfähig erwiesen, den Besonderheiten gerecht zu werden, die aus abweichenden Zeit- und Kulturverhältnissen, aus ungewöhnlichen Lebensumständen und vor allem aus dem besonderen Eigenwuchs einer nicht mit der Alltagselle zu messenden Individualität, einer überragenden Persönlichkeit, sich ergeben."

Daß dieser Vorwurf der Ehrfurchtlosigkeit dem Genie gegenüber auch bei späteren Autoren Gewicht besaß, zeigt E. KRETSCHMER, der u. a. schreibt: „Während also mancher geniale Mensch selbst Raserei und Wahnsinn als den höchsten Vorzug des Ausnahmemenschen preist, steht der Biograph mit erhobenen Händen vor ihm und schützt ihn vor dem Psychiater."

Nachdrücklich muß BIRNBAUM auch betonen, daß die Grenzen zwischen Pathologie und Normalität nicht eng gezogen werden können. Dem können auch wir Heutigen zustimmen. Daß das Schöpferisch-Geniale sich mit der psychischen Störung amalgamiert und es oft zu einer untrennbaren Verbindung kommt, wissen wir heute zur Genüge. Die alte Lombrososche Formel „Genie gleich Irrsinn" ist sicher unbrauchbar geworden.

BENEDETTI schreibt in seinem schönen Buch über psychiatrische Aspekte des Schöpferischen: „Eine unsaubere Anwendung des Wortes vom psychischen Kranksein kann uns dazu verführen, einerseits dort psychiatrische Krankheiten zu sehen, wo die menschliche Existenz in einer schöpferischen Weise nur aufgewühlt ist, anderseits umgekehrt die allfällige psychopathologische Dimension eines Kunstwerks, das uns ergreift, zu übersehen. Eine scharfe Trennung dieser beiden Bereiche – des Schöpferischen und der Psychopathologie – kann uns allerdings als eine eher begriffliche Konstruktion über deren gelegentliche teilweise Überschneidung und Verflechtung nicht hinwegtäuschen."

Dem Vorwurf der Ehrfurchtslosigkeit sehen wir uns heute weniger ausgesetzt. Selbst die nichtpsychiatrische, rein literaturhistorische Forschung kommt heute nicht mehr darum herum, der Persönlichkeit, der Biographie des Künstlers und Genies ihr ganz besonderes Augenmerk zuzuwenden. Dabei gilt es nun aber auch, begriffliche Klarheit zu schaffen. Pathographie meint auch heute noch das Darstellen und Klarlegen des Krankhaften im Leben und im Werk eines Genialen. Um dem Vorwurf der einseitigen „Falldarstellung" zu entgehen, schlägt CREMERIUS den Begriff „Psychobiographie" vor. In der Tat wird dadurch der medizinische Charakter des Diskurses entschärft. Im übrigen zitiert CREMERIUS S. FREUD, der sagte, daß die psychoanalytische Biographik das Genie des Dichters nicht erklären könne. Und CREMERIUS fährt fort: „. . . so beschränkt sie sich auf die Untersuchung und Erforschung des Menschlichen an ihm."

Wie sehr das pathographische Element in der modernen Literatur zum Tragen gekommen ist, zeigt die Arbeit von E. KEITEL. Sie beschäftigt sich mit der „Invasion psychopathologischer Phänomene in die Gegenwartsliteratur". Dabei bemerkt sie, daß „offensichtlich dem Leser solcher Texte nicht etwa die dynamischen Kräfte unbewußter Triebe vermittelt werden, sondern genau jene ambivalenten bzw. negativen Gefühle, die psychotische Schübe begleiten: Lust ebenso wie Beklemmung, Lähmung und Angst. Und in extremen Fällen können die während der Lektüre solcher Texte inszenierten Gefühle sogar zu Leseabbrüchen führen." Wir werden auf solche Texte stoßen.

Wenn also das „Verwenden" des Psychopathologischen in der modernen Literatur nicht mehr ein Unikum, sondern gängige Münze geworden ist, heißt das wohl auch, daß die Ubiquität des seelischen Leidens ins allgemeine Bewußtsein gedrungen ist und somit nicht mehr tabuisiert werden muß. Trotzdem sei betont, daß in der vorliegenden Neubearbeitung des BIRNBAUMschen

Buches das Pathographische wie das Psychobiographische ganz in den Hintergrund treten soll. Wohl werden einige pathographisch deutbare Texte aus der ersten Auflage übernommen und damit auch einige Kommentare von BIRNBAUM, aber das Hauptgewicht soll anderswo liegen.

In diesem Zusammenhang sei nochmals BENEDETTI erwähnt, der meint, daß es zwei Einstellungen gebe, die eine nämlich habe zum Ziel, den literarischen Text zum Gegenstand der Forschung zu machen, indem wir ihn wissend und aufzeigend beherrschen wollen. Die andere Einstellung bestehe darin, sich dem Erleben des Dichters auszuliefern. „Wir können zum Dichter so stehen, daß wir uns mit ihm identifizieren, oder wir können von einer distanzierten Sicht aus die biographischen, historischen, psychologischen und psychoanalytischen Voraussetzungen seines spezifischen Daseins im Werk untersuchen."

Immerhin finden wir in dem bisher Gesagten eine Rechtfertigung, ohne Scheu über die uns zugänglichen Zeugnisse aus Fremd- und Selbstbiographien, aber auch aus der Literatur frei zu verfügen und sie in der von uns gewählten Ordnung zu präsentieren.

Zu diesem letzteren Punkt kann nun dem BIRNBAUMschen Werk nach heutigen Anschauungen ein Vorwurf nicht erspart werden: Die Resultate seines bienenfleißigen Sammelns werden nicht nach klar durchdachten Kriterien vorgestellt. Wohl hat BIRNBAUM versucht, seine Dokumente nach gewissen Gesichtspunkten zu ordnen: Die Art und Weise, wie er es tat, erscheint uns Heutigen jedoch unergiebig. So finden wir beispielsweise zahlreiche dokumentarische Hinweise auf das, was er als Kapitelüberschrift „Visionäre und phantastische Veranlagungen" nennt. Ein anderes Kapitel heißt „Abnorme Empfindungs- und Gedankenverknüpfungen". So mag gelegentlich der Eindruck eines Panoptikums entstehen.

Hätte man dennoch eine unveränderte Neuauflage ins Auge fassen können? Nicht nur aus den geschilderten Gründen hätte dieses Unternehmen wenig Erfolg versprochen, sondern noch mehr aus dem einfachen Grund, daß BIRNBAUM als Kind seiner Zeit oft Selbst- und Fremdzeugnisse über Künstler herbeizieht, die heute völlig vergessen sind und deren Werk weder Dauer noch nachhaltiger Einfluß auf die Zeitgenossen beschieden war. Wer weiß heute noch etwas mit Namen wie HERMANN LINGG, VIKTOR BLÜTHGEN oder GUSTAV FRENSSEN anzufangen? Sie haben keine nachhaltigen Spuren hinterlassen.

So entstand denn der Gedanke, das Werk BIRNBAUMS zwar neu aufzugreifen, aber unter anderen Voraussetzungen, es umzuarbeiten und mit anderen Vorzeichen zu versehen. Dazu gehörte einmal das zu erreichende Ziel: Nicht das „Nachweisen" psychopathologischer Elemente in Werk und Leben bekannter Künstler sollte das Ziel sein. Vielmehr kristallisierte sich als Hauptanliegen der Gedanke heraus, Dokumente außerhalb des psychiatrischen Bereiches im engeren Sinne zu sammeln und zu ordnen, um in ihnen und durch sie der Tatsache Anschaulichkeit zu verschaffen, daß das, was der Kliniker in seinen Krankengeschichten aufarbeitet, sich in literarisch oft unübertrefflicher

Form bei den Dichtern in ihren Kunstwerken, aber auch in Lebenszeugnissen, Tagebüchern, Briefen berühmter Persönlichkeiten findet.

Der Dichter taucht in seinen Texten mit besonderer Eindringlichkeit in die Grenzgebiete ein, ein Begriff, den BENEDETTI und andere mit Recht der Psychopathologie im engeren Sinne entgegenstellen. Er hat eine besondere Ausdrucksfähigkeit und spiegelt in seinem Werk, aber auch in seinen Selbstzeugnissen das, was ein durchschnittlicher Kranker nur andeutungsweise und rudimentär äußern kann. Dabei geht es aber nicht nur um die Vollkommenheit des sprachlichen Formulierens, sondern noch mehr um die dichterische Vision und Einfühlungsgabe.

Daß es legitim ist, die Texte für sich sprechen zu lassen, beruht auf der Überzeugung, die ich mit den erwähnten Autoren teile, wonach dem Dichter in besonderem Maße das Überschreiten der Grenze zwischen Erleben und Beschreiben gelingt.

Tatsache ist, daß das BIRNBAUMsche Buch Generationen von Psychiatern, sei es als Lehrer oder Schüler, einen packenden Anschauungsunterricht erteilt hat. Wie sollte eine klinische Vorlesung lebendig gestaltet werden? Nicht nur durch den Rückgriff auf authentische Berichte und Schilderungen von Kranken aus der Klinik oder der Ambulanz, sondern eben auch durch das Beiziehen von Dokumenten aus der Literatur und der Geschichte. Somit galt ein erster Schritt der Absicht, mit der Neubearbeitung des BIRNBAUMschen Buches dem Leser Vignetten, Illustrationen, literarische Texte zur Verfügung zu stellen, nach denen er unter anderen Umständen in mühevoller bibliographischer Arbeit suchen müßte. Ein Lesebuch also oder ein Bilderbuch, wenn dieser übertragene Begriff erlaubt ist. Dazu gehörte nun aber auch die neue Ordnung, welche in die zu zitierenden Texte gebracht werden mußte. Man kann vermuten, daß BIRNBAUM so vorgegangen ist, daß er vorerst sprechende Texte sammelte und sie dann nach Ähnlichkeiten in Gruppen einordnete. Nicht die klare Scheidung nach diagnostischen Kriterien war ihm wohl wesentlich, sondern die Ähnlichkeit der Phänomene unabhängig von ihrer diagnostischen Zuordnung.

Hier fühlte ich mich verpflichtet, andere Wege zu gehen. Es schwebte mir ein umgekehrtes Vorgehen vor: Zu den heute geltenden psychiatrisch-diagnostischen Gruppen sollten möglichst einleuchtende und packende Illustrationen aus der Weltliteratur und der Geschichte beigesteuert werden. Das bedeutete indessen auch, daß ich mich nicht mehr ausschließlich auf Selbst- oder Fremdzeugnisse, d. h. historisch-biographische Dokumente stützen wollte, sondern auch Zitate aus Romanen und Novellen einbezog. Dadurch wurde der Charakter des ursprünglichen BIRNBAUMschen Werkes natürlich grundlegend verändert. Mir scheint dieses Vorgehen gerechtfertigt im Hinblick darauf, daß in der dichterischen Sprache das besonders Charakteristische eines pathologischen Zustandes oft deutlicher sich ausdrückt als in authentischen Selbst- und Fremdzeugnisssen.

Natürlich muß der Leser auch eine schwerwiegende Einschränkung in Kauf nehmen: Es konnte – schon aus Platzgründen – nie und nimmer darum gehen, den zitierten Texten eine eingehende psychologische Analyse vor- oder nachzuschicken. Die Literatur ist immens. Über praktisch alle bedeutenden literarischen Werke von GOETHE bis KAFKA gibt es zahllose deutende psychologische Exkurse, in denen überdies oft der Frage nachgegangen wird, inwiefern der dargestellte „Held" autobiographische Züge des Verfassers trage. Diesen an und für sich faszinierenden Pfad konnte ich nicht beschreiben. Eine Auswahl solcher psychologischer Analysen findet sich bei A. MITSCHERLICH und bei CREMERIUS. Beide haben sich offensichtlich zum Ziel gesetzt, anhand von besonders einleuchtenden psychoanalytisch orientierten Interpretationen den verschlungenen Zusammenhängen zwischen Werk und Autor nachzugehen. Auf einzelne dieser Aufsätze wird zurückzukommen sein.

Der Leser findet übrigens bei CREMERIUS eine Liste der internationalen psychoanalytisch-biographischen Publikationen von 1907–1960, die gegen 400 Titel umfaßt. Inzwischen wird diese Zahl wohl auf das Doppelte angewachsen sein. Dabei sind die rein psychiatrischen oder psychologischen, d. h. nichtanalytischen Arbeiten gar nicht mitgezählt.

Alle diese Arbeiten zum Thema des psychologischen Verständnisses von Werk und Persönlichkeit Berühmter in diesem Buch zu berücksichtigen, wäre ein titanisches Unterfangen gewesen und für den Leser wohl auch wenig fruchtbar.

BIRNBAUM hat in seinem Vorwort erwähnt, welchen Kritiken er sich bewußt aussetzt. Meine sind anderer Art als dies seinerzeit für ihn der Fall war.

Ich bin mir klar, daß man diesem heute vorliegenden Buch vorwerfen kann, es sei einfach eine Sammlung ohne eine persönliche Durchdringung und Aufarbeitung. Dem halte ich entgegen, daß die Texte für sich sprechen sollen, daß sie als „Anschauungsunterricht" ihren Zweck erfüllen und somit dem Neuling wie dem Erfahrenen Einblick geben in die Vielfalt dessen, was als psychische Störung heute gilt.

Zum Ordnungsprinzip noch folgendes: Jedes Diagnosenschema ist an und für sich kritisierbar. Es gehört zu den undankbaren, wenn auch immer wieder aktuellen Aufgaben zu versuchen, psychopathologische Phänomene und Entwicklungen in ein diagnostisches Schema zu pressen, damit überhaupt ein Dialog über Gemeinsames stattfinden kann.

So habe ich mich der Einfachheit halber an die diagnostischen Kriterien der Weltgesundheitsorganisation gehalten und ihr ins Deutsche übersetztes Glossar verwendet (ICD). Der Leser wird die entsprechenden Definitionen jeweils am Anfang der Kapitel in gedrängter Form finden.

Viele autobiographische Zitate habe ich direkt von BIRNBAUM übernommen und ihn auch selbst in gewissen Kommentaren zum Wort kommen lassen. Insofern kann man diesem Buch den Charakter einer „Neubearbeitung" des BIRNBAUMschen Werkes nicht absprechen. Wie hätte es auch anders sein können, als daß eben die seit langem bekannten Texte über HÖLDERLIN, LENZ, LUDWIG II. usw. nicht fehlen durften. BIRNBAUMS Buch ist ein äußerst ergiebiger Steinbruch, in dem die verschiedensten Erze gefunden werden konnten.

Daß so wichtige Dichter wie GOETHE oder SHAKESPEARE fehlen, wird manchen Leser befremden. Während H. GEYER sie ausgiebig zu Wort kommen läßt, habe ich darauf verzichtet, sie zu zitieren. Der Grund ist einfach: Wohl finden wir in GOETHES Lila, im Werther, im Wilhelm Meister, aber auch in SHAKESPEARES Lear psychopathologische Elemente, sie werden aber nur im großen Zusammenhang des Romans oder des Dramas deutlich, so daß einzelne Zitate wenig bringen würden.

Ein Wort zur einschlägigen Literatur: Ähnliche „Sammlungen" sind in den letzten 60 Jahren selten gewesen. Eigenartigerweise sind es vor allem private Drucke, die es herbeizuziehen galt. So hat die Firma Geigy 1965 in Basel einen Band unter dem Titel „Melancholie" herausgegeben, betreut von J. OESCHGER. Darin finden sich wertvolle Zitate aus der Weltliteratur zum Thema der Depression. Und eine andere pharmazeutische Firma, die Organon International, hat 1989 das Bändchen „Berühmte Depressive. Zehn historische Skizzen" herausgegeben.

E. KRETSCHMERS Buch über geniale Menschen gehört eindeutig nicht in unseren Rahmen, da er vor allem das Schicksal der Berühmten zum Thema nimmt. Dagegen gilt es, BENEDETTI zu zitieren, dessen bereits erwähntes Werk zahlreiche ausgedehnte Stellen aus den Werken großer Künstler enthält. Er hat es auch unternommen, die Analyse von Kunstwerk und Künstler nach psychiatrisch-diagnostischen Kriterien zu gruppieren. Allerdings war es nicht sein Hauptanliegen, Dokumente zu sammeln und zu ordnen, sondern er war darauf bedacht, einzelne künstlerische Werke auf die sich in ihnen äußernde existentielle Not des Verfassers zu untersuchen. „Es eröffnet sich uns ein verbindendes Phänomen des Leidens, das sowohl die Innerlichkeit des kranken Menschen deutet wie auch den sensiblen und weltoffenen Künstler erkennen läßt." Auch H. GEYER hat seine Texte nach Diagnosen ausgewählt. Wenn er im übrigen meint, nur „einfühlbare" psychische Störungen könnten dichterisch verwertet werden, muß ich ihm widersprechen. Es wird zu zeigen sein, daß gerade in der modernen Literatur auch das scheinbar Uneinfühlbare zum Thema gemacht werden kann.

Andere wissenschaftliche Bearbeitungen unseres Themas im engeren Sinne fand ich kaum, abgesehen von der schönen Monographie G. IRLES: Der psychiatrische Roman (1965), und einer Dissertation von S. SKODA: Selbstdarstellungen von Geisteskranken und Süchtigen aus der schönen Literatur seit 1900 (1985). Beide hatten sich zum Ziel gesetzt, die Bedeutung psychischer Erkrankungen in der Literatur aufzuzeigen. Daß auf die große Zahl von Arbeiten zum allgemeinen Thema der Beziehung zwischen Künstlertum, künstlerischer Kreativität und psychischer Störung im vorliegenden Rahmen nicht eingegangen wurde, habe ich bereits erwähnt und zähle dafür auf das Verständnis des Lesers.

Schließlich sei vermerkt, daß begreiflicherweise in dieser Sammlung nicht Vollständigkeit erreicht werden konnte, da nämlich gewisse diagnostische Gruppen unerwähnt bleiben. Dies gilt vor allem für den Schwachsinn (Oligophrenie). Wohl hätte hier FAULKNERS Roman „Schall und Wahn" zitiert werden können. Indessen galt es, sich zu beschränken. Auch andere in der internationalen Klassifikation aufgeführte Gruppen wird der Leser vermissen.

II. PSYCHOSEN

Getreu dem Vorsatz, nach diagnostischen Kriterien vorzugehen und dabei dem Schema der internationalen Klassifikation zu folgen, beginnen wir mit den Psychosen. Da es sich hier um die schwersten, tiefgreifendsten, und dramatischsten Äußerungen gestörten seelischen Lebens handelt, werden sie üblicherweise an den Anfang gestellt. Nicht verwunderlich ist es, daß diese existentiellen Katastrophen auch ihren erschütternden Niederschlag in der Literatur und in biographischen Zeugnissen gefunden haben. Es gehört zum Menschsein, daß er sich bis in die Tiefen seines Wesens verlieren und auflösen kann, daß dieses Abstürzen sich sprachlich formulieren läßt, daß es sich aber auch oft in einem endgültigen Verstummen äußert.

Während in der älteren Literatur, und so auch bei BIRNBAUM, vorwiegend das Negative, Zerstörende und Unproduktive gesehen wurde, ist in den letzten Jahrzehnten immer mehr auch das Kreative der psychotischen Katastrophe ins Blickfeld gerückt (BENEDETTI). Gab es nicht sogar Autoren, die es unternahmen nachzuweisen, daß die Psychose befreiende, existenznotwendige Inhalte habe? Auf diese Diskussion hier einzugehen, ist nicht der Platz. Lassen wir einfach die gesammelten Dokumente sprechen und überlassen wir dem Leser eine Stellungnahme zu diesem Problem.

Worum geht es nun aber, wenn von Psychosen die Rede ist? Wir kommen nicht darum herum, uns einzugestehen, daß die wissenschaftlichen Diagnosekriterien nur in ganz oberflächlicher Weise der tiefen Erschütterung, der wir in den Psychosen begegnen, gerecht werden können. Trotzdem sei um der Klarheit willen kurz auf diesen Gesichtspunkt eingegangen.

Der Begriff *Psychose*, so unpräzis er auch immer ist, hat sich in der psychiatrischen Terminologie bis heute als ein Schlüsselwort gehalten. Es handelt sich, um die Definition des Glossars der Weltgesundheitsorganisation beizubehalten, um folgendes: „Psychiatrische Erkrankungen, in denen die Beeinträchtigung der psychischen Funktionen ein so großes Ausmaß erreicht hat, daß dadurch Einsicht und Fähigkeit, einigen der üblichen Lebensanforderungen zu entsprechen, oder der Realitätsbezug erheblich gestört sind. Es handelt sich um keinen exakten oder genau definierten Begriff."

A. Organische Psychosen

Innerhalb dieses Oberbegriffs unterscheidet nun die heutige psychiatrische Diagnostik zwischen sog. *organischen* und anderen Psychosen. Das Wort „organisch" will besagen, daß im Gegensatz zu den „anderen" Psychosen eine direkte Beteiligung der Hirnfunktionen angenommen werden muß. Im übrigen sind diese organischen Psychosen charakterisiert durch (ICD): „Störungen der Orientierung, des Gedächtnisses, der Auffassung, des Rechnens, der Lern- und Urteilsfähigkeit. Dies sind die Hauptmerkmale, aber auch Affektverflachung oder -labilität können vorhanden sein oder eine anhaltende Stimmungsänderung, Abnahme des Gefühls für ethische Normen und Zuspitzung oder Neuauftreten von Persönlichkeitszügen sowie eine herabgesetzte Fähigkeit, selbständige Entscheidungen zu treffen."

Überblicken wir die in der Literatur verstreuten Zeugnisse dieser organischen Psychosen, so stellt sich bald die Erkenntnis ein, daß Störungen des Seelenlebens, die auf Alkohol- oder Drogenwirkung zurückzuführen sind, relativ häufig literarisch verwendet werden, viel seltener dagegen jene, die man gemeinhin als Demenzen versteht, seien sie nun altersbedingt oder Unfallfolge. Immerhin kennen wir ACHIM VON ARNIMS Novelle „Der tolle Invalide von Ratonneau", auf die noch zurückgekommen werden soll. Aber auch die Folgen einer syphilitischen Hirnerkrankung tauchen in der schönen Literatur auf, z. B. bei THOMAS MANN in seinem Roman „Dr. Faustus", und auch er soll zitiert werden. Aber dennoch müssen wir uns zur Illustration der organischen Psychosen im Rahmen dieses Buches vor allem auf biographische Texte und Selbstdarstellungen stützen.

Der große Schweizer Dichter GOTTFRIED KELLER (1819–1890) litt seit seinem 67. Altersjahr an zunehmenden Symptomen einer organischen Psychose, und diese werden durch ein Gutachten des Psychiaters WILLE, das dieser in einem Erbschaftsstreit verfassen mußte, deutlich gemacht. Wir können hier BIRNBAUM zitieren:

„Dr. G. K., geboren den 19. Juli 1819, besaß eine von Grund aus geistig und körperlich starke und gesunde Konstitution. Es beweisen dies seine eigene Schilderung im ‚Grünen Heinrich', die Tatsache, daß er nur einmal vorübergehend in seinem Leben, 20 Jahre alt, an einem von ihm leicht überstandenen Typhus erkrankt war, endlich, daß er trotz der rauhen, nicht selten entbehrungsreichen Jugendverhältnisse und einer nicht gerade nach den Grundsätzen der Mäßigkeiten stets geregelten Lebensweise während seiner späteren Lebensperiode dennoch bis in sein hohes Alter gesund blieb.

Eine vor etwa 10 Jahren durch einen Fall erlittene Kopfverletzung, ihrer Natur nach leicht, verlief rasch und ohne nachteilige spätere Folgen.

Erst drei Jahre vor seinem Tod, als G. K. 67 Jahre alt war, machten sich bei ihm allmählich die Beschwerden und Schwächezustände des Alters (Senium) geltend. Er hatte viel ‚über rheumatische Schmerzen zu klagen, über Schwäche in den Beinen, über Müdigkeit, die ihn immer seltener und kürzer Bewegungen machen ließen.' ‚Sein Gang wurde unbeholfener, schlürfend, unsicherer.' (Krankengeschichte des Dr. C.)

Ohne Zweifel, von verschiedenen Zeugen bestätigt, wirkte der im Herbst 1888 (6. Oktober) erfolgte Tod seiner Schwester R., mit der er 25 Jahre seit dem Tode der Mutter zusammengelebt hatte, ‚die ihn in allem und jedem mit mütterlicher Treue besorgt hatte', ungünstig auf den Zustand G. K.s ein. Es wurden seitdem ‚eine *stärker zunehmende körperliche Schwäche, ein stärkeres Greisentum und eine gewisse geistige Veränderung*' an ihm beobachtet. ‚Er wurde *deprimiert*, hatte Todes- und Sterbensahnungen und Befürchtungen, äußerte in *hypochondrischer* Übertreibung Krankheitsideen, zog sich mehr und mehr zurück, wurde *reizbarer*, zum Jähzorn geneigt, *mißtrauisch*, launisch, in manchen Beziehungen gleichgültig und in seinen Ausdrücken und Benehmen derber und rücksichtsloser. Sein Ruhebedürfnis wurde größer, seine Energie, sein Willensvermögen schwächer.'

Eine weitere Zunahme seines Leidens erfuhr G. K.s zur Zeit der Feier seines 70jährigen Geburtstages im Juli 1800. – –

Die schon in Selisberg sich vorübergehend zeigenden deliriösen Erscheinungen wurden ‚häufiger, stärker und anhaltender'. Wenn sie auch nur nachts sich vorzugsweise in dieser Weise geltend machten, bewirkten sie dennoch solchen Einfluß auf das geistige Leben G. K.s, daß sein Bewußtsein auch unter Tags häufig nicht ganz frei war, indem von den *nächtlichen Halluzinationen* abhängige krankhafte Ideen, Wahnideen, den kranken Herrn mehr und weniger stark und anhaltend beeinflußten. Immerhin ist zu betonen, daß unter Tags es G. K. möglich wurde, im ganzen die krankhaften geistigen Vorgänge soweit zu beeinflussen, daß er sie kontrollieren, rektifizieren und vor allem den Augen des Uneingeweihten und denjenigen gegenüber, die nicht beständig um ihn sich aufhielten, verbergen konnte. Daß aber der kranke Herr damals besonders an *Gehörs-, aber auch an anderen Halluzinationen, an Phantasmen sowie an damit zusammenhängenden Delirien und Verfolgungswahnideen* litt, ist zweifellos. Die direkten Aussagen der oben angegebenen Zeugen wie das ganze Verhalten G. K.s während seines Badener Aufenthaltes beweisen dies sicher.

Vom 14. Januar 1890 an machte sich infolge seiner Erkrankung an der Influenza wieder eine erneute Verschlimmerung des Zustandes H. K.s geltend, die vom Ende Januar an einen bedrohlichen Charakter annahm. Es war nicht mehr ‚die Müdigkeit des Alters': Es waren Erscheinungen eines zunehmenden zentralen Leidens, die auftraten, Störungen in den Funktionen des Hirns und Rückenmarks. – –

Atem-, rechtsseitige motorische Sprach-, nächtliche Schlaf-, Blasenstörungen traten zum Teil mehr bleibend, zum Teil nur in vorübergehender Weise auf. G. K. hielt sich ‚für einen gebrochenen Mann, der für nichts mehr fähig wäre'. Die allgemeine körperliche Schwäche, Schwer- und Hinfälligkeit wurden, wenn auch in wechselndem Verlaufe, größer, indem der Kranke nur noch selten auf kurze Zeit das Bett verlassen konnte. Aber bis zum Mai traten immer auch wieder bessere Zeiten in dieser Beziehung vorübergehend auf. Während der Kranke *nachts mehr unruhig und nicht selten aufgeregt war, wurde er unter Tags häufig schlummersüchtig. Seine geistigen Funktionen gingen langsamer, mühsamer, schwerfälliger vonstatten*, die geistige Energie- und Willenslosigkeit wurden auffälliger. Aber immer wieder dazwischen machten sich *Zeiten freieren geistigen Befindens* geltend, in denen ‚das frühere Gemüt, der frühere Humor, die frühere geistige Lebhaftigkeit, Frische Klarheit G. K.s zum Vorschein kommen'. Noch im März erhielt S. S. von Frankfurt den Eindruck bei Gelegenheit eines Besuchs, daß es sich bei G. K. ‚um eine baldige Wiederherstellung' handele, während viele andere Zeugen zu solchen Zeiten den ‚früheren K.' wiederzufinden glaubten.

Mitte Mai wurden Symptome der Thrombose der rechten Vena cruralis und *allmählich stärkerer Verfall* beobachtet. Die Nächte wurden jetzt ruhiger, der *schlummersüchtige Zustand* herrschte Tag wie Nacht vor, immer mehr spielten *traumhafte Erinnerungen und lebhafte phantastische Äußerungen* in das wache Geistesleben hinein, immer mehr herrschte ein *geistiger Traum- und Dämmerungszustand* vor, der G. K. mehr in die Tage der Vergangenheit zurückführte, als in der Gegenwart sich zurechtfinden ließ, der mehr phantastischen als reellen Inhalt hatte, bis endlich in allmählicher Abschwächung der 15. Juli dem armen Dulder die lange vorher geahnte, zuletzt sicher erwartete und ersehnte Erlösung brachte.

Aber bis in die letzte Zeit vor dem Tode kamen stets noch geistig freiere Stunden, in denen das frühere Geistesleben G. K.s, wenn auch in abgeschwächter Weise, sich regte und zeigte, so daß viele Zeugen noch bis Anfang Juli den Geisteszustand G. K.s als frisch, klar, original wie früher, also als unverändert schildern konnten. – Auch der Umstand spricht dafür, daß G. K. noch bis in die spätesten Krankheitsstadien hinein sich mit literarischen Gedanken nicht nur an kleinere feuilletonistische Arbeiten, sondern selbst an große literarische Werke trug, zu deren Ausführung ihm nach dem erfahrenen Eindruck der Zeugen weniger die geistige als die körperliche Kraft mangelte. – –" (BIRNBAUM)

WILLE hat in seinem Gutachten übrigens die Testierfähigkeit GOTTFRIED KELLERS bejaht. Es ist ja auch unzweideutig erwiesen, daß G. KELLER trotz der erheblichen Beeinträchtigung seiner geistigen Fähigkeiten immer noch über eine überraschende Klarheit verfügte.

Eine Einschiebung drängt sich hier auf: Eigentliche psychiatrische Gutachten berühmter Persönlichkeiten sind im übrigen selten. Neben dem Gutachten über G. KELLER könnte dasjenige über den unglücklichen König LUDWIG II. von Bayern erwähnt werden. Ein französischer Staatspräsident mußte im vergangenen Jahrhundert aufgrund eines psychiatrischen Gutachtens demissionieren, und in jüngster Zeit wurde der erzwungene Rücktritt des tunesischen Staatschefs BOURGIBA bekannt, der ebenfalls wegen einer senilen Geistesstörung begutachtet wurde.

Die schwerste Verödung und Vernichtung des seelischen Seins am Abschluß eines Lebens von höchstem geistigen Gehalt bieten IMMANUEL KANTS (1724–1804) letzte Lebensjahre. WASIANSKI, der treue Hüter und Freund, hat uns diese aus dem persönlichen Verkehr geschildert und uns in dem hochgradigen Versagen der allereinfachsten geistigen Leistungen in der schweren Merk- und Gedächtnisschwäche, der erschwerten Wortfindung, dem Kleben an vorher gehörten Worten, der Unfähigkeit zum Wiedererkennen selbst der Nächststehenden und dem verworrenen Handeln ein Bild tiefstgehender Altersdemenz entworfen:

„Allmählich schlichen sich nun bei ihm die Schwächen des Alters ein, und die Spuren derselben waren auf mehr als eine Art bemerkbar. Es schien, als ob das, was Kants ganzes Leben hindurch ein Fehler an ihm, obgleich im unmerklichen Grade, gewesen, nämlich eine besondere Art von Vergeßsamkeit in Dingen des gemeinen Lebens, nun mit den Jahren einen höheren Grad erreicht hätte. Was früher sich seltener ereignete, trat nun im Alter öfterer ein. Er fing an, seine Erzählungen mehr als einmal am Tage zu wiederholen. Er selbst merkte die Abnahme seines Gedächtnisses und schrieb daher zur Vermeidung der Wiederholung und aus Vorsorge für die Mannigfaltigkeit der Unterhaltung sich die Themata dazu auf kleine Zettel, Briefkuverte und abgerissene unförmige Papierchen auf, deren Anzahl zuletzt so angewachsen war, daß der verlangte Zettel gemeiniglich nur schwer gefunden werden konnte.

Im Reden drückte Kant, besonders in den letzten Wochen seines Lebens, sich sehr uneigentlich aus. Seit dem 8. Oktober schlief er nicht mehr in seinem ehemaligen Schlafzimmer. Weil dieses Zimmer einen grünen Ofen hatte, so nannte er das Schlafengehen: an den grünen Ofen gehen. Bemerkenswert ist es, daß der große Denker nun *keinen Ausdruck des gemeinen Lebens mehr zu fassen imstande* war. Als beim Tische von der Landung der Franzosen in England gesprochen wurde, so kamen in diesem Gespräche die Ausdrücke: Meer und festes Land vor. Kant sagte (nicht im Scherz), es sei zu viel Meer auf seinem Teller und fehle an festem Lande; er wollte damit andeuten, daß er im Verhältnis mit der Suppe zu wenig festere Speise habe. An einem anderen Mittage, als ihm gebackenes Obst gereicht und der dazugehörige Pudding, in kleine unregelmäßige Stücke zerschnitten, vorgelegt wurde, sagte er: Er verlange Figur, bestimmte Figur. Dieses sollte das regelmäßigere Obst bedeuten. – Es gehörte ein täglicher Umgang mit ihm dazu, um diese seine so uneigentliche Sprache zu verstehen.

Kants Beschäftigungen in den beiden letzten Wochen seines Lebens waren nicht nur zwecklos, sondern *zweckwidrig*. Bald mußte die Halsbinde in einer Minute mehrmals abgenommen und umgebunden werden. Ebendieses war der Fall mit einem Tuche, das er seit vielen Jahren statt eines Passes über seinen Schlafrock zu binden gewohnt war. Sobald er letzteren zugehakt hatte, öffnete er ihn wieder mit Ungeduld, und sogleich mußte er wieder zugemacht werden.

Er fing an, alle, die um ihn herum waren, zu *verkennen*. Bei seiner Schwester war es früher, bei mir später, bei seinem Diener am spätesten der Fall. Verwöhnt durch seine sonst so gütigen Äußerungen, konnte ich seine jetzige Gleichgültigkeit gegen mich kaum ertragen." – – (BIRNBAUM)

Während also der Psychiater bei KANT eine Krankheit vermutet, die wir heute allgemein als „Alzheimersche Krankheit" bezeichnen, d. h. die eine diffuse Beeinträchtigung der Hirnfunktionen durch Abbauprozesse meint, könnten wir bei anderen bedeutenden Menschen differenzierend von einer überwiegend gefäßbedingten, d. h. arteriosklerotischen Störung sprechen.

HENRY BEYLE-STENDHAL (1783–1842), der französische Schriftsteller, zitiert bei BIRNBAUM, erfährt diesen pathologischen Sachverhalt. Wiederholt stellt sich bei ihm ein anfallsweises Versagen der Worte ein. Er beschreibt diese beklemmende Selbstbeobachtung im Brief vom 5. April 1841 an DEI FIORI:

„Ich habe das Nichts gestreift.

Sagen Sie Colomb nichts, ich hatte die Absicht, nichts zu schreiben, aber ich glaube an die Anteilnahme, die Sir mir bezeugen. Also, seit sechs Monaten schreckliche Kopfschmerzen, dann *vier Anfälle des Übels* wie folgt:

Plötzlich vergesse ich alle französischen Worte. Ich kann nicht mehr sagen: ‚Bringen Sie mir ein Glas Wasser!' Ich beobachte mich neugierig. Abgesehen vom Gebrauch der Worte, erfreue ich mich aller natürlichen Eigenschaften des Tieres. *Das währt acht bis zehn Minuten*, dann kehrt allmählich das Gedächtnis für die Worte zurück, aber ich bleibe matt. – Jenes Versagen des Gedächtnisses der französischen Worte habe ich seit einem Jahr viermal gehabt, immer acht bis zehn Minuten lang. Die *Gedanken sind völlig in Ordnung, aber ohne Worte.* Vor zehn Tagen speiste ich in einem Restaurant mit Constantine; ich mußte unglaubliche Anstrengungen machen, um mich an das Wort ‚Glas' zu erinnern. Immer habe ich ein wenig Druck im Kopf, der aus dem Magen kommt. Ich bin erschöpft, wenn ich diese drei Seiten möglichst wenig schlecht zu schreiben versucht habe. – –" (BIRNBAUM)

STENDHAL-BEYLE hat richtig gesehen. Er hatte das Nichts gestreift. Schon im nächsten Jahr hat ein Schlaganfall ihn dahingerafft.

Eine dauernde Störung der Sprachfunktionen, vor allem eine behinderte Wortfindung – daneben, wenn auch in geringerem Maße, erschwerte Schreibfähigkeit und erschwertes Wortverständnis – bleiben bei FRIEDRICH WILHELM IV. von Preußen (1795–1861) als Folge des halbseitigen Schlaganfalls vom Jahr 1857 zurück. Wie diese Hirnstörung, die ihn psychisch geschwächter erscheinen ließ, als er in Wirklichkeit war, sich in seinem geistigen Leben, zumal bei der Auffindung von Namen und Zahlen kundgab, wie sie sich praktisch in unendlichen Erschwerungen des persönlichen Verkehrs geltend machte und welche Hilfsmittel der König und seine Umgebung anwandten, um ihren störenden Einfluß in der Unterhaltung auszuschalten, das tritt in den Berichten des zur nächsten Umgebung des Herrschers gehörigen Diplomaten ALFRED VON REUMONT deutlich zutage (zitiert nach BIRNBAUM):

„Das zunächst bemerkbare Zeichen der Störung war das *Verwechseln der Worte*, welches mit der eintretenden Verwirrung in den gut und klar begonnenen Sätzen zusammenhing. Hiermit war auch *Schwierigkeit des Verstehens* in größerem und geringerem Maße verbunden. Mehr als auf alles andere bezog sich beides auf *Eigen- und Ortsnamen sowie auf Zahlen*. Die Umgebung des Königs hatte sich mit Papierblättern und Bleistift versehen, um dann, wenn ein Name schwer verstanden wurde, denselben aufzuschreiben, worauf das Verständnis sogleich erfolgte. Denn die Idee war klar, das Gedächtnis war sozusagen ungeschwächt, der Zusammenhang fehlte nicht, wohl aber das *Vermögen des Ausdrucks*. – Die Eigentümlichkeit dieses Zustandes und die Art und Weise, wie der König mit dem ihn bedrückenden Unvermögen kämpfte, erläutern am besten ein paar Beispiele: Eines Nachmittags in Rom fuhr der König nach der Villa Ludovisi, von dem Prinzen Hohenlohe und von mir begleitet. Beim Umherfahren in den prachtvollen Laubgängen wollte er an den Namen desjenigen erinnert werden, in dessen Beisein er bei seinem ersten Aufenthalt in der ewigen Stadt diese berühmten Anlagen gesehen hatte, konnte aber wie gewöhnlich nicht den Namen nennen. Es war des Königs Eigentümlichkeit, daß er in solchen Fällen nicht abließ und keinerlei Einlenken in andere Gesprächsgegenstände duldete, sondern immer wieder auf denselben Gegenstand zurückkam. Ich fand aus dem Resultat meiner Nachfragen bloß heraus, daß es ein Diplomat gewesen sein mußte, aber welcher? Der König sagte: ‚Unser guter Freund hatte ihn geschickt.' Das ‚guter Freund' war eine Form, deren er sich oft bediente, aber sie gab mir geringen Anhalt. Endlich fügte er hinzu: ‚*Unser guter Freund, der zu uns gekommen ist, der sieben hatte und drei behielt.*' Jetzt ging mir ein Licht auf, und ich sagte rasch: ‚Der König der Niederlande.' – ‚Ja, ja,' fiel der König ein, ‚der, welchen er geschickt hatte.' – Ich erwiderte: ‚Der Graf de Celles ist's, den Euer Majestät meinen.' Der König war erfreut und sagte: ‚Ich wußte wohl, daß Sie darauf kommen würden.' – Ich brauche nicht zu bemerken, welchen eigentümlichen Ideengang mein hoher Herr gemacht hatte, und wie er sich an die Erinnerung der Folgen der Revolution des Jahres 1830 anklammerte, um König Wilhelm und seinen Botschafter beim Heiligen Stuhl zu bezeichnen. Man begreift aber auch, daß die Konversation bisweilen einem *Rätselspiel* ähnlich sehen konnte. Es kam auf die augenblickliche Stimmung an, in welcher der König sich befand; im allgemeinen aber waren die Anfänge seiner Rede klar, während er im Verlaufe sich verwickelte, es bemerkte und dann in Traurigkeit verfiel und die Sache aufgab. Man mußte die Sätze so einfach und so kurz wie möglich formulieren, um besser von ihm verstanden zu werden. – Die Fähigkeit des Schreibens schien anfangs mit jener der mündlichen Äußerung verloren, und wenn sie sich auch nach einiger Übung wieder einstellte, schien sie doch Mühe zu verursachen." (BIRNBAUM)

Tiefer greift eine organische Hirnschädigung – anscheinend gefäßbedingt – in das seelische Leben F. CH. FARADAYS (1791–1866), des englischen Chemikers, ein. Neben nervösen Beschwerden wie Schwindel und Kopfschmerz ist es vor allem eine früh einsetzende und allmählich bis zum Altersschwachsinn fortschreitende Gedächtnisschwäche, die sich ihm allenthalben störend und lähmend in den Weg stellt. In zahlreichen Briefen an Freunde und Berufsgenossen bringt er selbst – zumal im sechsten und siebten Lebensjahrzehnt – die selbsterkannten und – empfundenen Mängel des Erinnerungsvermögens und der Merkfähigkeit zum Ausdruck. An MATTEUCCI schreibt er 1849:

„Ich habe letzthin volle sechs Wochen an der Ermittlung von Ergebnissen gearbeitet und habe diese tatsächlich erhalten, doch sind alle negativ ausgefallen. *Das schlimmste ist aber, daß ich, als ich meine Aufzeichnungen durchsah, entdeckte, daß ich dieselben Resultate schon vor acht oder neun Monaten experimentell festgestellt habe, und daß ich das vollständig vergessen hatte.* Dies ärgert mich einigermaßen, nicht die verlorene Arbeit, aber diese Vergeßlichkeit, denn faktisch ist die Arbeit ohne Erinnerungsvermögen nutzlos."

1857 an Referend BARLOW:
„*Mein Gedächtnis macht mir bei der Arbeit große Beschwerde*, ich kann meine Schlußfolgerungen von einem Tage zum andern *nicht behalten*. Wenn ich beginne, muß alles wieder vielmals überdacht werden. Es niederzuschreiben, gewährt keine Hilfe, denn was niedergeschrieben ist, wird *ebenfalls vergessen*. – Nur in sehr kleinen Schritten kann ich durch oder über diesen Zustand geistiger Verschlammung kommen; immerhin ist es besser zu arbeiten als stillzustehen, selbst wenn nichts herauskommt. – –"

1860 klagt er SCHÖNBEIN:
„Wenn ich über etwas Wissenschaftliches schreiben will, so tritt das Thema wirr vor mich hin, ich *entsinne mich nicht mehr der Ordnung der Hergänge oder auch nur der Tatsachen selbst*. Ich erinnere mich auch nicht an das, was Sie mir letzthin mitteilten, trotzdem ich glaube, daß ich es an ‚Phil. Mag.' sandte und es gedruckt zurückerhielt. Und wenn ich die Rückerinnerung erzwingen will, so wird es mir zuviel, der Kopf wird schwindlig und meine Vorstellungen nur noch mehr verwirrt. Ich weiß, Sie wollen nicht, daß ich mich nutzlos quäle, aber ich will nicht gern den Anschein der Vergeßlich-

keit erregen, rücksichtlich dessen, was Sie mir zu sagen haben, und mein einziger Trost in solchem Augenblicke ist, mich in dem Glauben zu bescheiden, daß Sie es wissen werden, daß ich nicht mit Willen vergeßlich bin." (BIRNBAUM)

Das rührendste Bekenntnis der organischen Einengung seiner geistigen Fähigkeiten und ihrer schwerwiegenden Folgen findet sich endlich in jenem Antwortbrief FARADAYS, in welchem er einer jungen Dame, die seine Schülerin werden wollte, den Wunsch abschlug und diese Absage begründete:

„Viele schöne Entdeckungen stehen vor mir in Gedanken, die ich früher zu machen hoffte und noch jetzt zu machen wünsche; wenn ich aber meine Gedanken auf die Arbeit, die ich unter den Händen haben, wende, so verliere ich alle Hoffnung, da ich sehe, wie langsam, aus Mangel an Zeit und mentalen physischen Kräften, sie vorschreitet, daß sie wie eine Mauer zwischen mir und denen, die ich noch im Auge habe, steht, ja daß sie vielleicht die letzte von denen ist, die ich praktisch durchführen kann. Verstehen Sie mich nicht falsch; ich sage nicht, daß mein Geist versagt, sondern daß die psychophysischen Funktionen, durch welche Geist und Körper zusammengehalten werden und miteinander arbeiten, insbesondere das Gedächtnis, sich vermindern, und daher folgt eine Einschränkung dessen, was ich früher tun konnte, auf einen weit geringeren Betrag als früher. Dies ist die *Hauptursache für die Umgestaltung großer Gebiete meines späteren Lebens gewesen*; es hat mich dem Verkehr mit meinen Fachgenossen entzogen, hat die Anzahl meiner Untersuchungen (die vielleicht Entdeckungen geworden wären) eingeschränkt und zwingt mich, sehr gegen meinen Wunsch, zu sagen, daß ich nicht einmal das zu tun wage, was Sie vorschlagen, nämlich meine eigenen Experimente zu wiederholen. Sie wissen es nicht und brauchen es nicht zu wissen, aber ich will es Ihnen nicht verhehlen, wie oft ich zu meinem Hausarzt gehen muß, um mich über Schwindel, Kopfweh usw. zu beklagen, und wie oft er mir befehlen muß, meine ruhelosen Gedanken und geistigen Arbeiten aufzugeben und ans Meer zu gehen, um nichts zu tun." (BIRNBAUM)

Nach den altersbedingten organischen Psychosen folgt in der internationalen Klassifikation (ICD) der weite Bereich der alkoholbedingten Psychosen. Es handelt sich – immer nach der ICD – um „organische Psychosen, die hauptsächlich mit exzessivem Alkoholkonsum im Zusammenhang stehen. Man nimmt an, daß Mangelernährung eine bedeutende Rolle spielt. Bei einigen dieser Zustandsbilder kann Alkoholentzug von ursächlicher Bedeutung sein".

In der schönen Literatur finden sich zahlreiche treffende Beschreibungen solcher Zustände, ja man kann annehmen, daß es gerade das Verrucht-unheimliche der Alkoholpsychose ist, das manchen Dichter beflügelt hat. Auch ist nicht zu übersehen, daß eigenes Erleben oft in die Beschreibung des Schriftstellers mit einfließt. Über die Stellen, die uns zum Thema der Alkohol*abhängigkeit* Beispiele liefern, soll später berichtet werden. Im folgenden konzentrieren wir uns auf die Literatur, die sich mit der akuten Krise, z. B. im Sinne des Delirium tremens oder des pathologischen Rausches befaßt hat. Über das Delirium tremens schreibt die internationale Klassifikation: „Akute oder subakute organische Psychosen bei Alkoholikern, die charakterisiert sind durch Bewußtseinstrübung, Desorientiertheit, Angst, Illusionen, Wahn, Halluzinationen jeder Art, vorwiegend optisch und haptisch, Unruhe, Tremor und manchmal Fieber."

Wie könnte es anders sein, als daß wir bei dem großen Schweizer Epiker JEREMIAS GOTTHELF (1797–1854) mit seiner volksverbundenen Sprache ein eindrückliches Beispiel eines Delirium tremens finden? In „Dursli der Branntweinsäufer" schildert GOTTHELF das allmähliche Versinken eines armen Bauern in den Alkoholabusus, der sich schließlich in dramatischer Weise zum Erleben der akuten Krise führt. Wir finden hier die Angst, die Verwirrtheit, die Halluzinationen.

Schwarz wie die Hölle war der Wald, den Weg fühlte er unter den Füßen, er sah nicht einmal die über einem Weg übliche Heiteri durch die Bäume. Vorsichtig tappte er auf dem bösen Wege, und er meinte schon, als heitere es ihm etwas gegen das Koppiger Türli zu, da ward oben im Walde gegen das Oberholz zu wieder hörbar ein seltsam Schnauben und Tosen. Als ob ein gespenstig Wild oberhalb dem Lindenhubel bei dem alten Jägern wohlbekannten Kreuzwege im Lohn sich gewendet und durch das Oberholz nieder dem verlassenen Lager zueile und hinter ihm drein die wilde Jagd, die Hunde und die Jäger, alles auf der Feldseite dem Bühl nach den Wald nieder, tobte es näher und immer näher, immer schauerlicher, immer grausiger. Kalt wurde es Dursli ums Herz, jetzt konnte er Glauben fassen, aber den gräßlichen Glauben, daß der Teufel ihn nicht lassen wolle, und dieser Glaube stellte ihm die Haare bolzgrade auf, und eisig faßte ihn der Gedanke, warum er früher nicht einen andern Glauben hätte fassen können? Als mit diesem eisigen Gedanken glühende Reue ihm in die Seele glitschte, rauschte wieder an ihm vorüber das frühere Windeswehen mit Seufzen und Keuchen, aber markdurchdringender, herzdurchschneidender, rauschte wie in letzter Anstrengung durch den offenen Wald, die alten Eichen hin, die Wolfrichti hinab dem Bachtelenbrunnen zu.

Aber hinter ihm heran stob das wütende Heer heulend durch die Bäume, wilder klafften die Hunde, wilder schnoben die Rosse; durch Sporenklirren und Peitschenknall wie Donner Gottes klang der Jagdhörner Geschmetter wie das Bersten der Erde der wütenden Jäger Jagdruf, und hintendrein schien ihm auf haushohem Roß, schwarz wie die Nacht, lang und schwärzer wie die Nacht, der Teufel selbst zu reiten mit wildem Ruf und Peitschenknall. Hart an ihm vorüber stürmte die wilde Jagd, und noch näher an ihm vorbei sauste der schwarze, gewaltige Reiter, und unter seinem Kinn fühlte er dessen Stiefelspitze, fühlte unter seinen Füßen den Boden nicht mehr und als führe er wie ein Stein von der Schleuder durch die Lüfte, ward ihm ... Er sah mit den Augen einen gräßlichen, glührоten Teufel mit feurigem Tannenbaum das Feuer schüren in dem ungeheuren Ofen, aus dem die Feuerwellen quellen häuserhoch, und in der Ofenglut schienen Tausende von Menschen sich zu winden, zu feurigem Knäuel geballt; und mitten hinein in diesen Ofen fühlte er sich selbsten fallen, und mit dem glühenden Tannenbaum rührte ihn der Teufel in den glühenden Knäuel mitten hinein. Da erfuhr er, was Höllenpein sagen will.

Und wie der Teufel ihn herumrührte im Ofen, daß das Feuer aufbrodelte mit wütender Gewalt und jedes Härlein an ihm zur eigenen Hölle wurde vor Hitze und Glut, so rollte die Worte in heiserem Donner der Teufel ihm zu: „Kennst du jetzt den

Ofen, der dem Teufel seine Pinten heizt mit lauter Vätern, deren Kinder froren in schlechten Schuhen auf kaltem Ofen, während die Väter Branntewein soffen?" Und aufs neue rührte der Teufel von Grund auf die Glut, und Tausende von Menschenhäuptern wirbelten von neuem auf wie glühende Kohlen, und in den Häuptern glänzten die Augen, und aus ihnen quollen Feuerströme, die heißen Tränenströme der Väter, der Kindern anfroren auf den kalten Backen ihre kalten Tränlein, während die Väter in warmen Pinten saßen. Und wie der Teufel den Knäuel wieder umrührte mit seinem Tannenbaum, das Feuer neu aufzischte, hob eine Flut ihn empor über den Ofen hinaus, und tiefer und tiefer sank er wieder ins Feuermeer. Für diese Hölle ward er zu leicht erfunden.

Bald sah er es unter sich glitzern und funkeln, wie Eisen im Feuer funkelt, wie gezückte Schwerter in der Sonne blinken, und wie ein Lanzensee bohrte es sich ihm entgegen. Millionen Hecheln warens, nebeneinander in unendlichen Weiten, weltenhoch aufeinandergetürmt; in diese Hecheln hinein regnete es Menschen fort und fort, und er fiel hinein und durch eine Reihe nach der andern, und die Reihen nahmen kein Ende, und jede untere Reihe war feiner als die obere Reihe und durchbohrte, was die andere ganz gelassen. Billionenmal durchstochen von den feurigen Spitzen, zerriß er dennoch nicht, sein Leib war zäch geworden, wie es seine Seele war; aber unbeschreiblich war diese Pein und des feurigen Ofens Pein dagegen wie Hochzeitlust. Und mitten in den Hecheln rollten glühende Walzen, und zwischen den Walzen rollten die Zerfetzten und, zusammengedrückt in den Walzen, wieder in die Hecheln hinein, in feinere und immer feinere. (GOTTHELF)

Es geht, wie wir sehen, bei diesem einfachen Menschen um ein Aufbrechen abergläubisch gefärbter höllischer Dimensionen. Das Vertraute wird unheimlich, der Wahn nimmt überhand. Eine dumpf erfaßte Schuldproblematik äußert sich in phantastischen Bildern, Strafe und Rache sind die angeschlagenen Themen. Selbst in der vollständigen Verwirrtheit wird das Geschehen als selbstbezogen erlebt, was dem Kliniker aus seinen Krankenbeobachtungen durchaus vertraut ist.

GOTTHELF hat richtig gesehen: Auch bei einfachen Menschen kann unter dem Einfluß der Delirium tremens eine unerwartete Reichhaltigkeit des phantastischen Wahnerlebens auftauchen.

Nicht weniger dramatisch, wenn auch in ganz anderer Sprache verfaßt, geht es bei MARK TWAIN (1839–1910) zu. Dieser Autor gibt uns in seinem weltbekannten Roman „Tom Sawyer und Huckleberry Finn" die Schilderung eines Delirium tremens, das meisterhaft die psychotische Verkennung der Wirklichkeit wiedergibt.

Huckleberry Finn, der junge Schelm, hat sich von zu Hause weggestohlen, um dem trunksüchtigen Vater zu entgehen. Dieser entdeckt ihn jedoch auf der Insel, macht es sich bei dem Sohn bequem und säuft weiter. Allmählich zeichnet sich nun der Beginn der Krise ab. Huckleberry Finn erzählt:

Ich schleppte jetzt alles in die Hütte. Es war schon fast Nacht geworden. Dann kochte ich das Abendessen, und er genehmigte ein paar tüchtige Züge aus der Flasche.

Wie jedesmal, wenn der Schnaps bei ihm anfing zu wirken, schimpfte er auch jetzt wieder auf die Regierung und ihre Einrichtungen.

Während er schimpfte und fluchte, rannte er in der Hütte hin und her und gab nicht acht drauf, was ihm im Weg rumstand. Da stolperte er über das Fäßchen mit Salzfleisch, überschlug sich und rannte sich das Schienbein tüchtig an. Er hüpfte wie besessen von einem Bein aufs andere und packte seine saftigsten Flüche und Schimpfwörter aus. Dann gab er in seiner Wut dem Faß nen gewaltigen Tritt, was nicht gut war. Er hatte sich's nicht erst überlegt und gerade mit dem Fuß zugetreten, an dem der Schuh hungrig 's Maul aufsperrte und die Zehen rausguckten. Er brüllte vor Schmerz wie 'n Ochs, daß einem ordentlich die Haare zu Berg standen und wälzte sich stöhnend auf'm Boden rum. Nach dem Abendessen zog er wieder den Schnapskrug ran und sagte stolz, da wär' genug Schnaps drin für zwei Räusche und 'ne Portion Dehlierium Trämens dazu. In höchstens einer Stunde, dachte ich, mußte er so voll sein, daß er nichts mehr hören und sehen kann. Dann wollte ich entweder den Balken völlig raussägen oder ihm den Schlüssel stehlen. Er soff immer weiter und taumelte schließlich auf 'n Haufen Lumpen in der Ecke; aber ich hatte kein Glück. Er schlief nicht fest, sondern warf sich immer rum, und stöhnend schlug er um sich. Das dauerte 'ne ganze Zeit, während der ich mich immer wachhalten wollte; ich war aber so müde, daß ich doch einschlief.

Ich weiß nicht, wie lange ich geschlafen hatte, als ich von einem gräßlichen Geschrei geweckt wurde. Ich fuhr ganz erschrocken in die Höhe. Mein Alter stand mitten in der Hütte und hieb verzweifelt um sich und brüllte, daß die Schlangen sich überall um ihn rum ringeln und ihn stechen, da und da, an allen Gliedern und im Gesicht! Ich hab' aber keine einzige Schlange gesehn! Er lief wie besessen in der ganzen Hütte rum und rief und bat immerzu: „Nimm sie doch weg; sie beißt mir ja 'n Hals ab!" So schreckliche Augen, wie er gemacht hat, hab' ich noch nie in meinem Leben gesehen. Dann rollte er sich auf der Erde rum und schlug mit Händen und Füßen um sich und schrie immerzu von Teufeln, die ihn holen wollten. Schließlich hatte er ausgetobt und lag 'ne Weile vor lauter Erschöpfung still. Auf einmal richtet er sich wieder auf seinen Lumpen auf, hat 'n Kopf auf eine Seite gehängt und lauscht und sagt mit 'ner ganz hohlen Stimme:

„Horch, horch! Jetzt kommen die Toten, die suchen mich! Ich will aber nicht mit, ich will nicht! Nein, nein, nein! Da sind sie schon! Laßt mich los, ihr! Rührt mich nicht an! Laßt doch eure kalten Hände weg!".

Dann kroch er auf allen vieren rum und kniete und bettelte und bat die Toten, doch von ihm fortzugehen. Darauf wickelte er sich ganz fest in seine verlumpte Decke und versteckte sich unterm Tisch, wobei er so winselte und heulte, daß ich's durch die Decke hindurch hörte. Schließlich kam er wieder raus, guckte ganz wild um sich, und wie er mich sah, rannte er mir mit'm Stellmesser nach, immer rund um die ganze Hütte und brüllte, ich wär' der Todesengel, und er würde mich totschlagen, damit ich ihm nix mehr tun könnte. Ich hab' ihn gebeten und ihm immer wieder gesagt, daß ich doch gar kein Engel bin, sondern der Huck. Das hat aber nix genützt, er lachte wahnsinnig und fluchte und jagte immer weiter mit dem Messer hinter mir her. Einmal, wie ich mich rasch umdrehte und ihn überraschte, um unter seinem Arm durchzukriechen, packte er mich beim Ärmel und ich dachte schon, jetzt ist Matthäi am Letzten; aber ich schlüpfte schnell wie der Blitz aus meinem Rock und brachte mich in Sicherheit. Er war halbtot von der wilden Jagd und lehnte sich mit dem Rücken gegen die Tür und sagte, er müßt' nur einen Augenblick verschnaufen, und dann würde er mich totstechen. Er legte das Messer unter sich, brummte was von sich neue Kraft anschlafen, und dann sollt' ich, der verdammte Todesengel, schon sehen, mit wem ich's zu tun hätt'. Bald schlief er wie ein Sack.

Da stieg ich so leise wie möglich auf den alten Holzstuhl und holte die Flinte runter. Ich sah nach, ob sie geladen war und legte sie dann mit der Mündung gegen meinen Vater auf das Salzfleischfaß, setzte mich dahinter und wartete, bis er sich rühren würde. Und so saß ich lange, mächtig lange! (TWAIN)

In dieser Schilderung wird besonders das Auftauchen von halluzinierten Tieren (Schlangen) deutlich.

Eine etwas weniger realistische, aber dennoch farbige Schilderung eines alkoholbedingten Ausnahmezustandes, den man in der heutigen Terminologie wohl am besten als *pathologischen Rausch* bezeichnen würde, findet sich in WILHELM HAUFFS Novelle „Phantasien im Bremer Ratskeller". Unklar bleibt es, wieweit sich Traum und Halluzination verweben. Die Erzählung beschreibt, wie ein junger Mann sich in den Ratskeller einschließen läßt, um dort ungestört zu trinken. Es kommt nun ein vielfältiges, buntes Geschehen in Gang, und der Autor schildert Rede und Gegenrede der Gestalten, die der junge Mann in seinem Rausch „sieht".

„Ja tanzen, heisa, tanzen!" riefen die Apostel; „*Balthasar*, spiel' auf, spiel' auf!"

Judas stand auf, zog ungeheure Stülphandschuhe an, die ihm beinahe bis zum Ellbogen reichten, trat zierlich an die Jungfrau heran und sagte: „Ehrenfeste und allerschönste Jungfer *Rose*, dürfte ich mir die absonderliche Ehre ausbitten, mit Ihr den ersten" – „Manum de! –" unterbrach ihn *Bacchus* pathetisch. „Ich bin es, der den Ball arrangiert hat, und ich muß ihn eröffnen. Tanze Er, mit wem er will, Meister *Judas*, mein *Röschen* tanzt mit mir. Nicht wahr, Schätzerl?"

Sie machte errötend einen Knix zur Bejahung, und die Apostel lachten den *Judas* aus und verhöhnten ihn. Mir aber winkte der Weingott heroisch zu. „Versteht Er Musik, Doktor?" fragte er.

„Ein wenig."

„Taktfest?"

„O ja, taktfest wohl."

„Nun, so nehme Er dies Fäßlein da, setze Er sich neben *Balthasar Ohnegrund*, unseren Kellermeister und Zinkenisten, nehme Er diese hölzernen Küperhämmer zur Hand und begleit jenen mit der Trommel."

Ich staunte und bequemte mich. War aber schon meine Trommel etwas außergewöhnlich, so war *Balthasars* Instrument noch auffallender. Er hielt nämlich einen eisernen Hahn von einem achtfuderigen Faß an den Mund, wie ein Klarinett. Neben mich setzten sich noch *Bartholomäus* und *Jakobus* mit ungeheuern Weintrichtern, die sie als Trompeten handhabten, und warteten des Zeichens. Der Tisch wurde auf die Seite gerückt, *Rose* und *Bacchus* stellten sich zum Tanze. Er winkte, und eine schreckliche, quiekende, mißtönende Janitscharenmusik brach los, zu der ich im Sechsachteltakt auf mein Faß als Tambour aufschlegelte. Der Hahn, den *Balthasar* blies, tönte wie eine Nachtwächtertute und wechselte nur zwischen zwei Tönen, Grundton und abscheulich hohem Falsett; ...

Endlich schien er ermüdet; er winkte *Judas* und *Paulus* herbei und flüsterte ihnen etwas zu. Sie banden ihm die Schürze ab, faßten solche an beiden Enden und zogen und zogen, so daß sie plötzlich so groß wurde wie ein Bettuch. Dann riefen sie die andern herbei, stellten sie rings um das Tuch und ließen es anfassen. „Ha," dachte ich, „jetzt wird wahrscheinlich der alte Balthasar ein wenig geprellt zu allgemeiner Ergötzung. Wenn nur das Gewölbe nicht so nieder wäre; da kann er leicht den Schädel einstoßen." Da kamen *Judas* und der starke *Bartholomäus* auf uns zu und faßten – mich; *Balthasar Ohnegrund* lachte hämisch; ich bebte, ich wehrte mich; es half nichts, *Judas* faßte mich fest an der Kehle und drohte, mich zu erwürgen, wenn ich mich ferner sträube. Die Sinne wollten mir vergehen, als sie mich unter allgemeinem Jauchzen und Geschrei auf das Tuch legten; noch einmal raffte ich mich zusammen. „Nur nicht zu hoch, meine werten Gönner; ich renne mir sonst das Hirn ein am Gewölbe," rief ich in der Angst des Herzens; aber sie lachten und überschrien mich. Jetzt fingen sie an, das Tuch hin und her zu wiegen, *Balthasar* blies den Trichter dazu. Jetzt ging es auf- und abwärts, zuerst drei, vier, fünf Schuh hoch, auf einmal schnellten sie stärker, ich flog hinauf und – wie eine Wolke tat sich die Decke des Gewölbes auseinander, ich flog immer aufwärts zum Rathausdach hinaus, höher, höher als der Turm der Domkirche. „Ha!" dachte ich im Fliegen, „jetzt ist es um dich geschehen! Wenn du jetzt wieder fällst, brichst du das Genick oder zum allerwenigsten ein paar Arme oder Beine! O Himmel, und ich weiß ja, was sie von einem Manne mit gebrochenen Gliedmaßen denkt! Ade, ade, mein Leben, meine Liebe!"

Jetzt hatte ich den höchsten Punkt meines Steigens erreicht, und eben so pfeilschnell fiel ich abwärts. . . . ., aber ich fiel nicht auf das Tuch zurück, sondern gerade auf einen Stuhl, mit dem ich rücklings über auf den Boden schlug.

Ich lag einige Zeit betäubt vom Fall. Ein Schmerz am Kopfe und die Kälte des Bodens weckten mich endlich. Ich wußte anfangs nicht, war ich zu Hause aus dem Bette gefallen, oder lag ich sonstwo. Endlich besann ich mich, daß ich irgendwo weit herabgestürzt sei. Ich untersuchte ängstlich meine Glieder; es war nichts gebrochen, nur das Haupt tat mir wehe vom Fall. Ich raffte mich auf, sah um mich. Da war ich in einem gewölbten Zimmer, der Tag schien matt durch ein Kellerloch herab, auf dem Tische sprühte ein Licht in feinem letzten Leben, umher standen Gläser und Flaschen, und rings um die Tafel vor jedem Stuhl ein kleines Fläschchen mit langem Zettel am Halse. – Ha, jetzt fiel mir nach und nach alles wieder ein. Ich war zu Bremen im Ratskeller; gestern nacht war ich hereingegangen, hatte getrunken, hatte mich einschließen lassen, da war –; voll Grauen schaute ich um mich, denn alle, alle Erinnerungen erwachten mit einemmal. Wenn der gespenstische *Balthasar* noch in der Ecke säße, wenn die Weingeister noch um mich schwebten! Ich wagte verstohlene Blicke in die Ecken des düsteren Zimmers; es war leer. Oder wie? Hätte dies alles mir nur geträumt?

Sinnend ging ich um die lange Tafel; die Probefläschchen standen, wie jeder gesessen hatte. Obenan die *Rose*, dann *Judas, Jakobus, – Johannes*, sie alle an der Stelle, wo ich sie leiblich geschaut hatte diese Nacht. „Nein, so lebhaft träumt man nicht," sprach ich zu mir. „Dies alles, was ich gehört, geschaut, ist wirklich geschehen!" Doch nicht lange hatte ich Zeit zu diesen Reflexionen. Ich hörte Schlüssel rasseln an der Türe; sie ging langsam auf, und der alte Ratsdiener trat grüßend ein.

„Sechs Uhr hat es eben geschlagen," sprach er, „und wie Sie befohlen, bin ich da, Sie herauszulassen. Nun –" fuhr er fort, als ich mich schweigend anschickte, ihm zu folgen, „nun, und wie haben Sie geschlafen diese Nacht?"

„So gut es sich auf einem Stuhl tun läßt, ziemlich gut."
„Herr," rief er ängstlich und betrachtete mich genauer, „Ihnen ist etwas Unheimliches passiert diese Nacht. Sie sehen so verstört und bleich aus, und Ihre Stimme zittert!" (HAUFF)

Ganz selbstverständlich wird man sich im Rahmen der alkoholbedingten akuten Krisen auch an die hervorragenden Schilderungen von EDGAR ALLAN POE (1809–1849) erinnern. Wie BIRNBAUM schreibt, tritt bei E. A. POE vor allem der Charakter des Ängstlich-Beklommenen, halb Humoristischen mit einem bezeichnenden Einschlag von Tiervisionen hervor, z. B. im „Engel des Wunderlichen":

„– – Ich legte der Sache denn auch weiter keine Bedeutung bei und begab mich zur gewohnten Stunde zu Bett. Nachdem ich eine Kerze auf dem Nachttisch entzündet und den Versuch gemacht hatte, ein paar Seiten über ‚Die Allgegenwärtigkeit der Gottheit' zu lesen, fiel ich unglücklicherweise in weniger als zwanzig Sekunden in Schlaf und ließ das Licht brennen.

Meine Träume wurden durch die Erscheinung des Engels des Wunderlichen schrecklich beunruhigt. Es kam mir vor, als stände er am Fußende des Bettes, zöge die Vorhänge zurück und drohte mir mit den hohlen, abscheulichen Tönen eines Rumfasses bittere Rache an für die Nichtachtung, mit der ich ihn behandelt habe. Er schloß seine lange Ansprache, indem er seinen Trichterhut abnahm, mir die Röhre in die Kehle steckte und mich mit einem Ozean von Kirschwasser überschwemmte, das er in endlosen Fluten aus einer der langhalsigen Flaschen ergoß, die ihm als Arme dienten. Meine *Todesangst* wurde unerträglich und ich erwachte grade in dem Augenblick, als eine *Ratte* die brennende Kerze von dem Tischchen riß und mit ihr davonfloh. Doch konnte ich nicht mehr verhindern, daß sie sich mit ihrem Raube in ihr Loch flüchtete. Gleich darauf drang ein starker erstickender Geruch in meine Nase und ich mußte mit Schrecken bemerken, daß das Zimmer brannte.

In einer ganz unglaublich kurzen Zeit war das ganze Gebäude in Flammen gehüllt. Jeder Ausgang aus meinem Schlafgemach, ausgenommen der durch das Fenster, war versperrt. Die Menge auf der Straße jedoch verschaffte sich schnell eine lange Leiter und legte sie an das Fenster an. Ich stieg herunter und glaubte mich schon gerettet, als ein riesiges *Schwein*, dessen kugelrunder Wanst, ja dessen ganze Physiognomie und Erscheinung mich durch irgend etwas an den Engel des Wunderlichen erinnerte – als sich dieses Schwein, das bis jetzt ruhig in seinem Morast geschlummert hatte, plötzlich in den Kopf setzte, seine linke Schulter müßte ein wenig gekrault werden, und keinen für den Zweck besser geeigneten Gegenstand finden zu können glaubte, als den Fuß meiner Leiter. Ich stürzte hinab und hatte das Unglück, einen Arm zu brechen. – –"
(BIRNBAUM)

Zu der als Alkoholhalluzinose bezeichneten Krankheit fand ich in der Literatur kein eindeutiges Beispiel, obwohl darüber gestritten werden kann, ob nicht die eine oder andere Stelle bei E. A. POE oder bei JACK LONDON, auf den wir noch kommen werden, in diesen Rahmen passen würde.

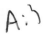

Immer der klassifizierenden Einteilung der ICD folgend, kommen wir nun zu den Drogenpsychosen und dem Drogenentzugssyndrom. Hier ist die Literatur natürlich reich. Sie fängt – wie es auch BIRNBAUM bemerkt – vor allem mit BAUDELAIRE an. BIRNBAUM sei im folgenden zitiert:

„CHARLES BAUDELAIRE (1821–1861) – so gewiß eine abnorm veranlagte Persönlichkeit wie ein dekadenter Dichter – greift in seinem aus seiner pathologischen Natur erwachsenden seelischen Reizbedürfnis zum lusterzeugenden und das Innenleben bereichernden Haschisch und fällt dem Zauber des von ihm ausgehenden Rausches zum Opfer. Und was er in pathologischen Gestaltungen erlebt – oder von den Genossen der gleichen Sucht erfährt –, das läßt sein dichterisches Schaffen nicht unberührt. Es klingt in vollen Tönen in seinem Werke da wieder, wo die „*künstlichen Paradiese*" aufleben.

Farben und Formen gewinnen im Haschischrausch eine unerhörte Bereicherung. Sie vereinigen sich zu einem Fest der Sinne, zu einer Wahrnehmungswelt von überraschender Schönheit, zu einem wahrhaften künstlichen Paradies:

„– – Wenn du einer dieser (sensiblen) Seelen bist, wird deine angeborene Liebe zur Form und zur Farbe gleich in den ersten Offenbarungen deines Rausches eine unermeßliche Weite finden. Die *Farben* werden eine ungewohnte Energie gewinnen und mit *siegreicher Intensität* in das Gehirn eindringen. Die Deckenmalereien, ob fragwürdig, mittelmäßig oder selbst schlecht, werden ein beängstigendes Leben annehmen. Die gröbstbemalten Papiere, mit denen die Wände der Herbergen tapeziert sind, werden *sich vertiefen und weiten wie strahlende Dioramen*. Die Nymphen in ihren *leuchtenden* Fleischtönen werden dich anblicken mit großen Augen, tiefer als der Himmel und klarer als die Flut. Die Figuren der Antike, in ihre priesterlichen oder kriegerischen Gewande gehüllt, tauschen mit dir durch den bloßen Blick feierliche Gelöbnisse aus. Die *Schweifung der Linien* ist eine Sprache von bestimmter *Klarheit*, in der du die Bewegtheit und die Sehnsucht deiner Seele liesest. – –"

„Die einfachsten Worte, die trivialsten Ideen nehmen eine bizarre und neue Physiognomie an. Ihr erstaunt sogar, daß ihr sie bisher so einfach fandet. *Ungereimte, zuvor nie gesehene Ähnlichkeiten und Beziehungen*, Wortspiele ohne Ende, komische Anschläge entsprudeln beständig eurem Gehirn, der Dämon hat von euch Besitz ergriffen ... Bald werden die Ideenverbindungen so vag, wird der leitende Faden, der eure Eindrücke verbindet, so fein, daß allein eure Genossen euch noch verstehen können. – Die *Töne kleiden sich in Farben*, und die *Farben enthalten eine Musik*. Das, wird man sagen, ist nur etwas durchaus Natürliches, und jedes dichterische Gehirn nimmt in seinem gesunden und normalen Zustande leicht diese Analogien wahr. Allein diese Analogien nehmen alsdann eine ungewohnte Lebhaftigkeit an; sie durchdringen den Geist, nehmen ihn ein, überladen ihn mit ihrer despotischen Art. Die *Noten werden Ziffern*, und wenn euer Geist mit einer mathematischen Fähigkeit begabt ist, gewahrt er, wie die *Melodie*, die gehörte Harmonie – ihren ergötzlichen, sinnlichen Charakter durchaus bewahrend – sich in *eine große* arithmetische *Operation umwandelt*, bei der die Zahlen aus den Zahlen wachsen und ihr die Phasen und die Entwicklung mit einer unbeschreiblichen Leichtigkeit verfolgt, mit einer Behendigkeit, die der des Ausführenden gleicht." – –

Diese neue Welt abnormer Verknüpfungen wirkt weiter. *Analogien, Entsprechungen, symbolische Zusammenhänge* erwachen zu ungeahntem reichen Leben. Sie gewinnen die Übermacht und die *Allegorie* wird geradezu zur Herrscherin im Kunstbereich des Haschischrausches. BAUDELAIRE erlebt das Seltsame, daß ihm vom *Pathologischen* her das volle Verständnis für eine *Kunstform* aufgeht:

„Indessen offenbart sich jener mysteriöse, temporäre Geisteszustand, in welchem die Tiefe des Lebens, all ihrer vielfachen Probleme übervoll, sich ganz enthüllt in dem Schauspiel – so natürlich und trivial es auch sei – das man gerade vor Augen hat; in welchem *der erste beste Gegenstand sogleich zu einem sprechenden Symbole* wird. Fourier und Swedenborg – der eine mit seinen ‚Analogien', der andere mit seinen ‚Beziehungen' – haben sich in dem vegetabilischen oder animalischen Leben inkarniert, das dir vor Augen kommt, und belehren dich, statt durch die Stimme sich verständlich zu machen, durch die Form oder die Farbe. Das Verständnis für die *Allegorie* nimmt in dir Proportionen an, wie sie dir selber nie bekannt waren. – *Tiefen des Raumes, eine Allegorie auf die Tiefe der Zeit* – der Tanz, die Geste oder die Deklamation der Komödianten, falls du in ein Theater hineingeraten bist – die erste beste Phrase, wenn deine Augen auf ein Buch fallen – mit einem Worte: Alles, die *Universalität der Wesenheiten* zeigt sich vor dir in einem neuen Glanze, wie du ihn dir bisher nicht träumen ließest. Die *Grammatik*, die dürre Grammatik sogar, wird so etwas wie ein geisterbeschwörender Zauberspuk, der die Worte auferweckt und sie mit *Fleisch und Bein bekleidet. Das Substantiv schreitet in seiner substantiellen Majestät, das Adjektiv ist sein durchsichtiges Gewand*, das es wie eine Brustwehr umkleidet und ihm Farbe gibt, und das *Verbum ist der Engel der Bewegung*, welcher der Redewendung Flügel verleiht."

Und weiter, die Schilderung eines Literaten aufnehmend, in der sich die bezeichnende *Licht- und Goldmalerei* des Haschisch aufdrängt:

„Sie wissen, daß der Haschisch stets *wundervolle Lichterscheinungen, herrliches Geleucht, Kaskaden flüssigen Goldes* erzeugt; alles Licht ist ihm dabei recht, ob es über ein Tischtuch flutet, ob es wie Strohhalme an Kanten und Winkeln häkelt, die Kandelaber der Salons, die Kerzen im Marienmonat, die rosenroten Wolkenlawinen der Sonnenuntergänge. – – –"

Sodann die traumhaften Haschischerlebnisse einer Dame, die der Rausch alsbald aus ihrem Boudoir in Landschaften mit bezeichnenden *spiegelnden Wassern und glänzenden Flächen* entführt, um sie dann hinabgleiten zu lassen in phantastische Welten mit *zauberhaften Szenerien* und Fabelgetier:

„Ich war zu Anfang sehr erstaunt, als ich *große Flächen* sich breiten sah, vor mir und mir zur Seite und überall. Da waren *klare Flüsse,* und *grünende Landschaften spiegelten* sich in ruhigen Wassern. (Sie erraten hier die Wirkung der Paneele, die von den Spiegeln zurückgestrahlt wurden.) Als ich die Augen aufhob, sah ich eine *untergehende Sonne, gleich flüssigem Metalle,* das gefriert. Das war das Gold des Plafonds; jedoch das Gitternetzwerk ließ mich denken, daß ich mich in einer Art Käfig befinde. Ich betrachtete mich als *eingeschlossen in diesem prachtvollen Käfig, inmitten dieser feenhaften Landschaftsbilder, unter diesen wundervollen Horizonten. Ich träumte*: Die Schöne, die im Walde schläft; sie hat hier eine Sühne zu erdulden; – ich träumte von einer künftigen Befreiung. Und mir zu Häupten flogen *flimmernde Tropenvögel,* und wie mein Ohr den Ton der Glöckchen am Halse der Pferde vernahm, die ferne auf der großen Straße liefen, so verwirrten die beiden Sinne ihre Eindrücke zu einer einzigen Idee und ich schrieb den *Vögeln diese wundersamen kupfernen Klänge* zu und glaubte, sie sängen mit *metallenen Schnäbeln*. Offenbar schwätzten sie über mich und freuten sich meiner Gefangenschaft. *Affen sprangen umher, Satyrn machten ergötzliche Kapriolen*, und alle schienen sich über diese hingestreckte Gefangene zu belustigen, die zur Bewegungslosigkeit verdammt war. Alle *mythologischen Gottheiten* indes blickten auf mich mit einem liebenswürdigen Lächeln, gleichsam als ob sie mich ermutigen wollten, geduldig diesen Zauberspuk zu tragen. – –"

In noch größere Fülle, Weite und Phantastik dieser toxisch traumhaften Gebilde führt uns jener Mann, für den das *Opium* zum grausam beherrschenden Lebenselement wurde, das ihn in gleicher Weise bereicherte wie verarmte, ihm neben beglückendem und beängstigendem Erlebnisreichtum schweren körperlichen und seelischen Verfall, neben der Krankheit das Weiterleben des Namens über den Tod hinaus, neben dem Verlust der seelischen Energien für das praktische Leben den Stoff für originelle Geistesschöpfungen verlieh. Es ist THOMAS DE QUINCEY (1785–1859), der „Opiumesser". Und wenn der pathologische Tröster, den er gegen die Pein eines Zahnleidens gedankenlos zu Hilfe rief, ihn im Leben eng in seinen Fesseln hielt, so führte er ihn dafür im traumhaften Rauschzustand weit hinaus über alle Enge, Einförmigkeit und Gebundenheit des Alltags. Was DE QUINCEY an ungeheuerlichen Veränderungen in Zeit, Raum und Umwelt erlebt, das hat er – preisend und warnend zugleich – in den plastischen Schilderungen seiner „Bekenntnisse" (1821 zum erstenmal erschienen) und später noch in den „Suspiria de profundis" niedergelegt und damit, wenn auch nur in beschränktem Sinne, dem Nacherleben zugänglich gemacht.

Er erlebt zunächst: *Phantastische Bilder schleichen sich in die Vorschlafperiode ein, die schlafeinleitenden Sinnestäuschungen nehmen zu:*

„Das erste Anzeichen, daß sich in der Ökonomie meiner Physis bemerkenswerte Veränderungen vollzögen, erhielt ich durch einen gewissen Zustand des Auges, der im allgemeinen nur in der Kindheit vorkommt. Ich weiß nicht, ob es meinen Lesern bekannt ist, daß viele Kinder, vielleicht die meisten, die Kraft haben, *in die Dunkelheit allerlei Phantome hineinzusehen*. Mitte 1817, glaube ich, wurde diese Fähigkeit bei mir geradezu beängstigend: Nachts, wenn ich wach in meinem Bette lag, schritten *endlose Prozessionen* in düsterem Pomp an mir vorüber, wie Friese unendlicher Geschichten, die mir so traurig und so feierlich vorkamen, als seien es Begebenheiten aus der Zeit noch vor der des Ödipus oder Priamus, vor Tyrus, vor Memphis. Zu gleicher Zeit änderten sich auch meine Träume. Sie öffneten plötzlich und erhellten in meiner Stirn ein Theater, in dem *nächtliche Schauspiele von mehr als irdischer Pracht* aufgeführt wurden."

Ungeahnte Weiten und Zeiten tun sich auf:

„Die Empfindung des Raumes und der Zeit waren beide in sonderbarer Weise erregt. Gebäude, Landschaften usw. erstanden in so *ungeheuren Proportionen* vor mir, wie sie das menschliche Auge sonst nicht umfassen kann. *Der Raum schwoll an und nahm unaussprechliche Weite an.* Dies beunruhigte mich jedoch nicht so sehr, als die *ungeheure Ausdehung der Zeit.* Zuweilen schien es mir, als hätte ich *in einer einzigen Nacht siebzig oder hundert Jahre gelebt.* Ja manchmal hatte ich das Gefühl, als seien *tausend Jahre in der Zeit* vergangen oder jedenfalls eine Dauer, die die Grenzen menschlicher Erfahrung überschreitet." Und weiter: „Sie dehnt sich und streckt sich, die Zeit ... hinein *ins Unendliche, in unausmeßbare verfließende Weiten.* Nach dem Erwachen den Inhalt dieser Weiten durch Ausdrücke wiedergeben zu wollen, die ihren Maßstab im menschlichen Leben haben, wäre unmöglich und lächerlich! Wie wenn man in den Sternenregionen mit dem Durchmesser der Erde oder des Jupiters rechnen wollte! Ja, so lächerlich wäre es, den Zeitraum, den man während eines Traumes durchlebt, nach Generationen zu bestimmen – oder nach Jahrtausenden – oder selbst nach *Äonen*, vorausgesetzt, daß man diese selbst überhaupt bestimmen könnte." – – (BIRNBAUM)

Aber nicht nur Rauschgifte können psychotische Zustände erzeugen, auch *Medikamente* bewirken gelegentlich infolge ihrer Toxizität abnorme Erlebnisse. Dies schildert in einem autobiographischen Roman H. KÖNIGSDORF („Respektloser Umgang"). Offensichtlich leidet die Verfasserin an einer chronischen neurologischen Erkrankung, die sie zur ständigen Einnahme von Medikamenten zwingt. Als Physikerin erlebt sie die Gegenwart einer verstorbenen berühmten Physikerin (LIESE MEITNER) als leibhaftig. Dazwischen sind Beobachtungen ihrer eigenen Schwäche eingestreut:

So gesehen, erhalten meine Phantasiebilder ihre Funktion. Meine Begegnung mit LISE MEITNER ist wie ein Traum, der fremd und scheinbar zufällig daherkommt und in dem doch alles seine tiefere Bedeutung hat. Auch die anscheinende Unabhängigkeit meiner Visionen erklärt sich so. Ich muß nur achtgeben, Traum und Wirklichkeit zu scheiden. Ich muß nur achtgeben, nicht zu tief hineinzugeraten. Kreativ bleiben. Nicht in wieder- und wiederkehrenden Engrammen erstarren.

Durchdenke ich meine übersinnlichen Erlebnisse, so kann ich keine Anzeichen solcher Bedrohung wahrnehmen. Bisher nicht. Im Gegenteil. Es ist, als würde etwas aufgefächert, das bisher im Verborgenen lag. Schon bin ich gespannt. Warte. Gebe im Geist den Gesprächen allerlei Wendungen.

Zunächst kommt es jedoch nicht dazu. Es scheint wie mit den vergessenen Worten zu sein. Je krampfhafter man sich bemüht, ihnen nachzuspüren, desto unerreichbarer ziehen sie sich ins Unbewußte zurück.

... Am frühen Nachmittag befällt mich gewöhnlich eine Erstarrung, die einer übergroßen Müdigkeit verwandt ist. Stundenlang kann ich auf einem Fleck hocken, ohne mich zu bewegen. Es ist, als sei alles in mir festgefroren. Sogar der Ablauf der Gedanken stockt.

Gäbe es die Institution Wissenschaft nicht, wäre ich schon tot. Ich habe meine Medikamente abgesetzt und weiß nun, daß ich ohne diese Chemikalien nicht mehr existieren kann. Bei früheren Versuchen ist es immer gewesen, als sei ich mit einem Mal wieder in mir selbst zu Hause. Als ginge die innere Uhr wieder im rechten Takt. Welche Freude sich wiederzufinden. Diesmal – nichts. Kein Beimirselbstankommen. Alles zerstört. Von der Krankheit und der scharfen Peitsche der Chemie.

Die Lähmungen werfen mich nicht um. Das nicht. Aber der Zusammenbruch aller Energie. Unmöglich, sich nach außen in Beziehung zu setzen. Erstarrung. Leere.

Endlich die körperlichen Schmerzen. Die Gefahr, man könnte sich mit der inneren Kraftlosigkeit abfinden, ist abgewendet.

Wieviel Schmerz muß noch die Menschheit treffen, daß sie die Kräfte durchschaut, die den Fortschritt verderben, daß man ihn nicht einmal mehr zu benennen wagt. Immer dieselben Fragen. Man verschließt die Augen. Und kommt doch nicht vorbei. Ist wieder beim Thema.

Das erste Krankheitszeichen war die Angst. Das Gefühl der Bedrohung. Manchmal scheint es mir, als hätte ich damit erst begonnen, bewußt zu leben. Wenn ich mir ein Schicksal wählen könnte, mag sein, ich entschiede mich genau für dieses.

Angst aus Wissen ist eine produktive Angst. Aber was nützen die schönsten Erkenntnisse?

... Ich bin kleiner, zierlicher, trage ein schwarzes kostümähnliches Gewand mit weißem Spitzenkragen. Ich bin LISE MEITNER. Es ist wie in meinen Träumen, in denen ich immer mehr Beobachter werde. Zwar noch selbst betroffen, aber auch schon außenstehend. Als sähe man einen Film.

Am Fahrstuhl steht die Meitnerin und hält die Tür auf. Wir steigen ein, und die Kabine bewegt sich lautlos nach unten. Sie fällt und fällt. Längst ist die Anzeige erloschen, und immer noch geht es abwärts. Während anfangs der Druck in der Magengegend und das Gefühl, vornüber zu kippen, auf Beschleunigung hinweist, stellt sich allmählich eine gleichförmige Bewegung ein. Das Licht ändert sich. Wird zum fahlen Leuchten, in dem die Haut ein grünfleckiges Aussehen annimmt. Wie im Zustand beginnender Verwesung. Später scheint der Röntgenbereich erreicht zu sein. Jedenfalls ist nur noch die Knochenstruktur sichtbar. Dann wird es dunkel. Die Temperatur sinkt. Ein muffiger Geruch breitet sich aus.

So bin ich also tot. Wie sonst sollte ich meine Lage interpretieren. Zwar ist mir schon früher hin und wieder der Verdacht gekommen, unbemerkt gestorben zu sein. Aber in den imaginären Lebensfortsetzungen war doch immer alles den bekannten logischen Gesetzen unterworfen. Dieses Mal scheint dagegen jeder Zweifel ausgeschlossen. Ich hocke mich auf den Boden und gebe mich dem endlosen Fallen anheim, ...

... Ich kann in den Spiegeln beobachten, wie sich das Flattern meiner Glieder allmählich beruhigt. Nur der starre Blick und das einseitige Flimmern der Oberlippe deuten darauf hin, daß etwas nicht in Ordnung ist.

Ich senke die Augen und versuche, mich zu entspannen, wodurch aber der Schmerz in meiner verkrampften Körperhälfte erst recht Zutritt zum Bewußtsein erlangt. Weder gelingt es mir, an gar nichts zu denken, noch meine Gedanken zu einer logischen Kette zu ordnen. Ich warte. Nichts ist mir im Leben so schwer geworden wie Warten. Vieles habe ich durch Ungeduld verdorben. Auch jetzt zehrt die erzwungene Passivität an meinen Nerven. Einen Moment kommt mir die Idee, die Wände um mich zu zerschlagen. Aber als ich die Hand ausstrecke, erkenne ich die Undurchführbarkeit meiner Absicht. Die Spiegel sind nicht starr. Sie können sich nach Belieben zurückziehen, um mich sofort wieder zu umschließen. Ich bin gefangen. Gefangen mit meinem eigenen Bild. Gezwungen, mich anzusehen. Wie lange schon habe ich das vermieden. Weise Vorsicht, unterstützt durch meine sich verringernde Sehkraft. Aber nun – als trügen die Spiegel dem Rechnung – sehe ich mich scharf und gnadenlos. Es bleibt kein Spielraum für Zurechtrückungen. Nicht nur Krankheit war da verwüstend am Werk. Ich liebe mein Bild nicht. (KÖNIGSDORF)

Wenn wir nun zu den vorübergehenden organischen Psychosen im Sinne des exogenen Reaktionstyps übergehen (ICD), so finden wir da akute und subakute Verwirrtheitszustände. Die internationale Klassifikation sagt dazu: „Zustandsbilder, die charakterisiert sind durch Bewußtseinstrübung, Verwirrtheit, Desorientiertheit, Illusionen und oft lebhafte Halluzinationen. Sie sind meist verursacht durch intra- oder extrazerebrale, toxische, infektiöse oder metabolische Störungen oder eine andere Systemerkrankung. Gewöhnlich sind sie reversibel. Depressive und paranoide Symptome können auch vorhanden sein, prägen aber nicht das Bild." Es kann sich aber auch um einen Verwirrtheitszustand im Rahmen einer Epilepsie handeln.

Über einen selbsterlebten toxischen Zustand im Rahmen einer schweren Lungenentzündung berichtet der berühmte Chirurg BILLROTH (1829–1894) in einem Brief an seinen Freund, den Komponisten JOHANNES BRAHMS (nach BIRNBAUM):

„Als wir uns zum letzten Mal sahen und uns für den Sommer Adieu sagten, hatte ich die Empfindung, daß ich Dich kaum wiedersehen würde, so krank fühlte ich mich schon damals innerlich. Beinahe wäre vor kurzem meine Ahnung in Erfüllung gegangen.
Nun ist das alles wie ein Traum hinter mir.
Ich lag längere Zeit *in einem nicht unangenehmen Halbschlummer*, manchmal wohl dabei ärztlich mich beobachtend, wie die Atemzüge immer rasselnder, immer flacher wurden und mein Geist zu wandern schien. Ich weiß ganz deutlich, wie ich aus einem Deiner Lieder sprach: ‚Mir ist, als ob ich schon gestorben bin'. Und *das alles war so milde und schön, ich schwebte und sah die Erde und meine Freunde so ruhig und freundlich unter mir!* – Mit einem Male rüttelte man mich empor, ich mußte wie ein Soldat auf Kommando atmen, allerlei Zeug schlucken. Ich bat: ‚Laßt mich! mir ist so gut!' Doch umsonst, immer wieder rüttelte man mich auf, und aus vielen Stimmen, dies und das zu tun, hörte ich dann die Stimme meiner Frau: ‚So tue 's doch um der Kinder willen!' So ließ man mich über eine Woche lang nie zum festen Schlaf kommen, – mein Schlaf hatte wohl eine zu große Ähnlichkeit mit seinem Zwillingsbruder. *Die halb träumerische, durch die Krankheit bedingte Stimmung brachte mich über diese Dinge leichter hinweg, als man meinen sollte.* – –"
(BIRNBAUM)

Aber auch Unterernährung und Hunger können zu pathologischen Erlebnissen führen. Dies schildert KNUT HAMSUN (1859–1952) in seinem Roman „Hunger". Detailwahrnehmungen nebensächlichen Inhalts erhalten eine besondere Färbung, der Körper wird anders erlebt. Der Erzähler berichtet über seinen Zustand nach mehrtägigem Hungern:

Der Gedanke an Gott begann mich wieder in Anspruch zu nehmen. Ich fand es höchst unverantwortlich von ihm, mir jedesmal in den Weg zu treten, wenn ich einen Posten suchte, und alles zu zerstören, obwohl es doch nur die Nahrung des Tages war, um die ich bat. Ich hatte es ganz deutlich bemerkt, immer wenn ich längere Zeit hungerte, war es gleichsam, als rinne mein Gehirn langsam aus dem Kopf, und als würde er leer. Das Haupt wurde leicht und abwesend, ich fühlte seine Schwere nicht mehr auf meinen Schultern, und ich hatte das Gefühl, daß meine Augen allzuweit geöffnet glotzten, wenn ich jemand ansah.
Ich saß da auf der Bank und dachte über all dieses nach und wurde immer bitterer gegen Gott wegen seiner andauernden Quälereien. Wenn er glaubte, mich näher an sich zu ziehen und mich besser zu machen, indem er mich peinigte und mir Widerstand auf Widerstand in den Weg legte, griff er ein wenig fehl, das konnte ich ihm versichern. Und ich sah zum Himmel auf, weinend fast vor Trotz, und sagte ihm das im stillen ein für allemal.
Stöße von Musik wurden vom Wind aus dem Studentenhain zu mir heraufgetragen, es war also zwei Uhr vorbei. Ich zog meine Papiere hervor und versuchte etwas zu schreiben, gleichzeitig fiel mein Barbierabonnement aus der Tasche. Ich öffnete es und

zählte die Blätter, es waren noch sechs Karten übrig. Gott sei Dank! sagte ich unwillkürlich; ich konnte mich noch einige Wochen rasieren lassen und anständig aussehen! Und gleich kam ich in eine bessere Gemütsstimmung durch dieses kleine Eigentum, das ich noch besaß; ich glättete die Karten sorgfältig und verwahrte das Buch in der Tasche.

Aber schreiben konnte ich nicht. Nach ein paar Linien wollte mir nichts mehr einfallen; meine Gedanken waren anderswo, ich konnte mich zu keiner bestimmten Anstrengung aufraffen. Alle Dinge wirkten auf mich ein und zerstreuten mich, alles, was ich sah, gab mir neue Eindrücke. Fliegen und kleine Mücken setzten sich auf dem Papier fest und störten mich; ich blies sie an, um sie weg zu bringen, blies fester und fester, aber ohne Erfolg. Die kleinen Biester legen sich nach hinten, machen sich schwer und kämpfen dagegen an, so daß ihre dünnen Beine sich ausbauchen. Sie sind durchaus nicht vom Fleck zu bringen. Sie finden immer etwas, um sich daran festzuhaken, stemmen die Fersen gegen ein Komma oder eine Unebenheit im Papier und stehen unverrückbar still, bis sie selbst es für gut finden, ihren Weg zu gehen.

Eine Zeitlang fuhren diese kleinen Untiere fort, mich zu beschäftigen, ich legte die Beine übers Kreuz und ließ mir gute Weile, sie zu beobachten.

... Mißmutig darüber, daß ich meinen Artikel nicht zustande bringen konnte, steckte ich die Papiere wieder in die Tasche und lehnte mich auf der Bank zurück. In diesem Augenblick ist mein Kopf so klar, daß ich die feinsten Gedanken denken kann, ohne zu ermüden. Während ich in dieser Stellung liege und meine Blicke über Brust und Beine hinuntergleiten lasse, bemerke ich die zuckende Bewegung, die mein Fuß bei jedem Pulsschlag macht. Ich richte mich halb auf und sehe auf meine Füße nieder, und ich durchlebe in dieser Zeitspanne eine phantastische und fremde Stimmung, die ich niemals früher gefühlt hatte. Es gab mir einen feinen und wunderbaren Ruck durch die Nerven, wie wenn Schauer von Licht sie durchzuckten. Als ich die Blicke auf meinen Schuhen weilen ließ, war es, als hätte ich einen guten Bekannten getroffen oder einen losgerissenen Teil meiner selbst zurückerhalten; ein Gefühl des Wiedererkennens durchzittert meine Sinne, die Tränen kommen mir in die Augen, und ich empfinde meine Schuhe wie einen leise sausenden Ton, der auf mich eindringt. Schwachheit! sagte ich hart zu mir selbst, ich ballte die Hände und sagte: Schwachheit. Ich nannte mich selbst einen Narren wegen dieser lächerlichen Gefühle, hielt mich mit vollem Bewußtsein zum besten; ich sprach sehr streng und verständig und kniff die Augen heftig zusammen, um die Tränen zurückzudrängen. Als ob ich nie zuvor meine Schuhe gesehen hätte, beschäftige ich mich jetzt damit, ihr Aussehen zu studieren, ihre Mimik, wenn ich den Fuß bewege, ihre Form und die abgenützten Oberteile, und ich entdecke, daß die Falten und weißen Nähte ihnen Ausdruck verleihen, ihnen Physiognomie geben. Es war etwas von meinem eigenen Wesen in diese Schuhe übergegangen, sie wirkten auf mich wie ein Hauch gegen mein Ich, ein atmender Teil meiner selbst ...

Meine Gedanken wurden klar, ich verstand, daß ich im Begriff war, mich aufzulösen. Ich hielt die Hände vor und stieß mich von der Mauer ab; die Straße tanzte immer noch um mich. Vor Wut begann ich zu schluchzen, und ich stritt aus innerster Seele mit meiner Schwäche, hielt tapfer stand, um nicht umzufallen; ich wollte nicht zusammensinken, ich wollte stehend sterben. Ein Lastkarren rollte langsam vorbei, und ich sehe, daß Kartoffeln auf dem Karren liegen, aber aus Wut, aus Halsstarrigkeit, behaupte ich, daß es durchaus nicht Kartoffeln seien, sondern Kohlköpfe, und ich schwor grausam darauf, daß es Kohlköpfe waren. Ich hörte gut, was ich sagte, und bewußt beschwor ich immer wieder diese Lüge, nur um die angenehme Befriedigung zu haben, daß ich einen groben Meineid begehe. Ich berauschte mich an dieser beispiellosen Sünde, ich streckte meine drei Finger in die Luft und schwor mit zitternden Lippen im Namen des Vaters, des Sohnes und des heiligen Geistes, daß es Kohlköpfe seien.

Die Zeit verging. Ich ließ mich auf eine Stufe niederfallen und trocknete mir den Schweiß von Hals und Stirn, sog die Luft ein und zwang mich, ruhig zu sein. Die Sonne glitt nieder, es ging auf den Abend zu. Wieder begann ich über meine Lage nachzugrübeln; der Hunger wurde schamlos, und in einigen Stunden würde es wiederum Nacht sein. Es galt Rat zu schaffen, solange noch Zeit war. Meine Gedanken fingen wieder an, um das Logishaus zu kreisen, aus dem ich vertrieben worden war; ich wollte durchaus nicht dahin zurückkehren, konnte aber trotzdem nicht unterlassen, immer wieder daran zu denken. (HAMSUN)

Auch ein *Schädel-Hirntrauma* kann zu vorübergehenden Störungen im Sinne des Verwirrtheitszustandes führen. In einer Beschreibung eines Reitunfalls durch BISMARCK (1815–1898) selbst finden sich Hinweise auf traumatisch bedingte Depersonalisationserscheinungen und Verkennung der Wirklichkeit.

„Früher aber, da hatte ich einen merkwürdigen Zufall, der zeigte, wie das *Denken des Menschen doch von seinem körperlichen Gehirn abhängt*. Ich war mit meinem Bruder abends auf dem Heimwege, und wir ritten, was die Pferde laufen wollten. Da hört mein Bruder, der etwas voraus ist, auf einmal einen fürchterlichen Knall. Es war mein Kopf, der auf die Chaussee aufschlug. Mein Pferd hatte vor der Laterne eines uns entgegenkommenden Wagens gescheut und war mit mir rückwärts überschlagen und auf den Kopf gefallen. Ich *verlor die Besinnung*, und als ich wieder zu mir kam, hatte ich sie nur halb wieder. Das heißt: ein Teil meines Denkvermögens war ganz gut und klar, die andere Hälfte war weg. Ich untersuchte mein Pferd und fand, daß der Sattel gebrochen war. Da rief ich den Reitknecht und ließ mir sein Pferd geben und ritt nach Hause. Als mich da die Hunde anbellten – zur Begrüßung –, hielt ich sie für fremde Hunde, ärgerte mich und schalt auf sie. Dann sagte ich, der Reitknecht sei mit dem Pferd gestürzt, man solle ihn doch mit einer Bahre holen und war sehr böse, als sie das auf einen Wink meines Bruders nicht tun wollten. Ob sie denn den armen Menschen auf der Straße liegen lassen wollten? *Ich wußte nicht, daß ich ich war, und daß ich mich zu Hause befand, oder vielmehr, ich war ich selber und auch der Reitknecht.* Ich verlangte nun zu essen, und dann ging ich zu Bette, und als ich ausgeschlafen hatte, am Morgen, war es gut. – Es war ein seltsamer Fall: Den Sattel hatte ich untersucht, mir ein anderes Pferd geben lassen und dergleichen mehr, alles praktisch Notwendige tat ich also. Hierin war durch den Sturz keine Verwirrung der Begriffe herbeigeführt. Ein eigentümliches Beispiel, wie das Gehirn verschiedene Geisteskräfte beherbergt; nur eine davon war durch den Fall länger betäubt worden." (BIRNBAUM)

Zu den eindrücklichsten akuten organischen psychotischen Episoden gehört jedoch der *epileptische Anfall* mit allen seinen Schattierungen des subjektiven Erlebens. Natürlich kann es hier nicht darum gehen, aus den zahlreichen Schilderungen in der schönen Literatur eine Auswahl anzubieten. So beschränke ich mich auf einen einzigen Fall, nämlich denjenigen des Helden in DOSTOJEWSKIS (1821–1881) Roman „Der Idiot". Hier werden anschaulich die verschiedenen Phasen des Anfalls geschildert:

Die Treppe, die der Fürst hinaufeilte, und die zu den Korridoren des ersten und zweiten Stockwerkes führte, war wie in fast allen alten Petersburger Häusern eine schmale, dunkle, steinere Wendeltreppe, die sich um einen dicken, steinernen Pfeiler wand. Auf dem ersten Treppenabsatz befand sich in diesem breiten, steinernen Pfeiler eine Art Nische; sie war etwa einen Schritt breit und einen halben Schritt tief – jedenfalls hätte ein Mensch sich hier verbergen können. Wie dunkel es auch war, so konnte der Fürst doch sofort, als er den Treppenabsatz erreicht hatte, erkennen, daß der Mensch sich hier in der Nische aus irgendeinem Grunde verbarg. Der Fürst wollte zuerst vorübergehen, ...

Zwei Augen, *dieselben* Augen, die ihn den ganzen Tag verfolgt hatten, begegneten seinem Blick. Der Mensch, der sich in der Nische verborgen hatte, war gleichfalls schon einen Schritt vorgetreten. Eine Sekunde lang standen sie sich dicht gegenüber. Plötzlich packte der Fürst ihn an den Schultern und kehrte ihn zurück zur Treppe, zum Licht: er wollte das Gesicht sehen.

Rogoshins Augen funkelten ihn an, und ein irrsinniges Lächeln verzerrte seine Lippen. Seine rechte Hand erhob sich, und es blitze etwas in ihr; der Fürst dachte nicht daran, die Hand aufzuhalten. In der Erinnerung schien es ihm später, daß er ausgerufen habe:

„Parfen, ich glaub's nicht! ..."

Dann war es ihm plötzlich, als täte sich etwas vor ihm auf: unbeschreibliches, nie dagewesenes Licht erstrahlte in seinem Innern und erhellte seine Seele. Das dauerte im ganzen vielleicht nur eine halbe Sekunde, doch entsann er sich später noch deutlich und bewußt des Anfangs, des ersten Tones jenes entsetzlichen Schreis, der sich plötzlich ganz von selbst seiner Brust entrungen hatte, und den er mit keiner Gewalt hätte aufzuhalten, zu unterdrücken oder abzubrechen vermocht. Dann schwand ihm momentan das Bewußtsein und tiefe Finsternis trat ein.

Es war ein epileptischer Anfall, wie er ihn lange nicht mehr gehabt. Bekanntlich kommen solche Anfälle ganz plötzlich, das Gesicht verzerrt sich, namentlich der Blick ist entstellt, Krämpfe und Zuckungen erfassen den ganzen Körper und die Gesichtszüge zucken. Ein entsetzlicher, mit nichts vergleichbarer Schrei, der vielleicht entfernt an das Brüllen eines Tieres gemahnt, entringt sich der Brust; in diesem Schrei verschwindet gleichsam alles Menschliche, und einem Beobachter ist es ganz unmöglich, sich vorzustellen, daß es wirklich ein Mensch ist, der da schreit. Es scheint vielmehr, daß jemand anderes es tut, einer, der sich im Innern dieses Menschen befindet. Wenigstens haben viele mit diesen Worten ihren Eindruck geschildert; in vielen ruft der Anblick eines Menschen im epileptischen Anfall entschieden unerträgliches Entsetzen hervor, ein Entsetzen, dem sogar etwas Mystisches anhaftet. Es ist anzunehmen, daß der unheimliche Schrei des Fürsten und das durch ihn hervorgerufene plötzliche Entsetzen Rogoshin im Augenblick erstarren machte, und das war's, was den Fürsten vor dem Messer bewahrte, das der andere bereits über ihm erhoben hatte. Dann aber, als Rogoshin sah, daß der Fürst plötzlich zurücktaumelte, rücklings die Treppe hinunterfiel und sein Kopf krachend auf die steinernen Stufen schlug, da zuckte er zusammen und stürzte, ohne zu erraten, daß es ein Anfall war, fast besinnungslos die Treppe hinab, am Gefallenen vorüber, hinaus auf die Straße.

Von den krampfartigen Zuckungen und dem Umsichschlagen rutschte der Körper des Kranken immer weiter die Treppe hinab, von Stufe zu Stufe, von denen es bis zum Flur noch ganze fünfzehn waren. Sehr bald, schon nach wenigen Minuten, bemerkte man den Liegenden, und in kürzester Zeit umstand ihn eine Menge Menschen. Die Blutlache, in der der Kopf lag, flößte Schrecken ein: „Hat sich der Mensch selbst beschädigt, oder ist ein Verbrechen geschehen?" fragte man sich. Alsbald jedoch erkannten einige an gewissen Anzeichen den epileptischen Anfall. Einer von den Hotelgästen erinnerte sich, den Liegenden am Morgen im Korridor gesehen zu haben. Der Unbekannte mußte also hier abgestiegen sein. Durch einen Zufall klärte sich die Ungewißheit sehr schnell auf. (DOSTOJEWSKI)

Im weiteren Verlauf des Romangeschehens befindet sich der Fürst in einer Gesellschaft, kommt im Reden immer mehr ins Feuer, ja steigert sich in eine Erregung, so daß wir als Leser unschwer die sich ankündigende Krise erkennen können:

Er hatte mehrmals versucht, sich von seinem Platz zu erheben, doch der Alte, der ihn mit wachsender Unruhe beobachtete, hatte ihn immer wieder zurückgezogen.

„Hören Sie! Ich weiß, daß es nicht gut ist, zu reden: besser ist einfach ein Beispiel, einfach mit der Tat zu beginnen ... ich habe schon begonnen ... und – und wie kann man überhaupt unglücklich sein? Oh, was ist mein kleines Leid, wenn ich doch fähig bin glücklich zu sein? Wissen Sie, ich begreife nicht, wie man an einem Baum vorübergehen kann, ohne glücklich zu sein darüber, daß man ihn liebt! Oh, ich verstehe es nur nicht auszudrücken ... aber wie viel wundervolle Dinge gibt es, auf jedem Schritt und Tritt, Dinge, die selbst der verworfenste Mensch als wundervoll empfindet? Betrachten Sie ein Kind, sehen Sie die Morgenröte, sehen Sie das Gras, oder schauen Sie in die Augen, die Sie ansehen und – Sie leben ..."

Jäh hatte er sich bei den letzten Worten von dem Alten losgerissen und sprach nun aufrechtstehend. Lisameta Prokofiewna war die erste, die erriet, was vor sich ging: „Ach, mein Gott!", stieß sie erschrocken hervor. Da stand aber schon Aglaja neben dem Wankenden, um ihn mit ihren Armen zu stützen, zu halten und mit entsetztem, schmerzverzerrtem Gesicht vernahm sie den wilden, grauenvollen Schrei des „würgenden Dämons", der plötzlich aus der Brust des Unglücklichen drang. Der Kranke lag auf dem Teppich. Irgend jemand schob ihm ein Kissen unter den Kopf.

Diese Wendung hatte niemand erwartet. Nach einer Viertelstunde gaben sich Fürst R., Jewgenij Pawlowitsch und der Alte die größte Mühe, den Abend von neuem zu beleben, doch leider vergeblich: schon nach einer halben Stunde brachen alle auf. (DOSTOJEWSKI)

Daß diese Schilderung der Epilepsie nicht einfach der Einfühlungsgabe des Dichters entspringt, sondern ihren Ursprung im persönlichen Leiden DOSTOJEWSKIS hat, ist leicht zu belegen. Die Übereinstimmung zwischen dem, was der Dichter im Roman verarbeitet und was er selbst über seine epileptische Krankheit zu berichten hat, ist frappant. Es sei hier BIRNBAUM zitiert, der sich auf Fremd- und Selbstzeugnisse stützt:

... die Mathematikerin SONJA KOWALEWSKY bringt in ihren Kindheitserinnerungen alles Wesentliche über seine Anfälle, wie sie es in ihren Mädchenjahren aus DOSTOJEWSKIS eigenem Munde erfahren hat:

„Wir Schwestern wußten, daß Dostojewski an epileptischen Krämpfen litt, aber diese Krankheit war in unseren Augen von solch mystischem Grauen umgeben, daß wir nicht einmal die entfernteste Anspielung darauf wagten. Um so größer war daher unsere Überraschung, als er eines Tages selbst davon anfing und erzählte, unter welchen Umständen er seinen ersten Anfall bekommen hatte.

Es geschah, nachdem er bereits die Gefängnisjahre hinter sich hatte und irgendwo in Sibirien als Kolonist lebte. Er litt fürchterlich unter der Einsamkeit, denn es vergingen manchmal Monate, ohne daß er ein menschliches Wesen sah, mit dem sich ein vernünftiges Wort reden ließ. Plötzlich bekam er ganz unverhofft Besuch von einem seiner früheren Kameraden, es war gerade die Osternacht, aber die Freude über das unerwartete Wiedersehen ließ sie beide das Fest vergessen, und sie saßen plaudernd die ganze Nacht hindurch, ohne müde zu werden, ohne das Verrinnen der Zeit zu merken, und berauschten sich an ihren eigenen Worten. Sie sprachen über das, was ihnen beiden das liebste war, über Literatur, Kunst und Philosophie und kamen schließlich auf die Religion. Dostojewskis Freund war Atheist, er selber gläubiger Christ, und beide waren von der Richtigkeit ihrer Anschauungen fest überzeugt.

‚Es gibt einen Gott, ja, es gibt einen!' brach endlich Dostojewski leidenschaftlich aus.

In demselben Augenblick erklangen in der nahegelegenen Kirche die Osterglocken zur Frühmesse, ‚und ich fühlte', so erzählte Fedor Michailowitsch, ‚wie der Himmel gleichsam zu mir herniederstieg und mich verschlang. *Ich nahm die Gottheit buchstäblich in mich auf und fühlte mich von ihr durchdrungen. ‚Ja, es gibt einen Gott!' rief ich aus, dann verlor ich das Bewußtsein.*

‚Ihr gesunden Menschen', fuhr er fort, ‚könnt euch *die Seligkeit* gar nicht vorstellen, *die wir Epileptiker in dem Augenblick vor dem Anfall empfinden*. Mohammed versichert uns in seinem Koran, er sei im Paradiese gewesen, und alle superklugen Narren halten ihn deswegen für einen Lügner und Betrüger. Aber nein, er hat nicht gelogen! Er ist wirklich im Paradiese gewesen, und zwar während der Krampfanfälle, an denen er litt, ebenso wie ich.'

‚Ob diese Seligkeit Sekunden dauert oder Stunden oder Monate, könnte ich nicht sagen, aber glauben Sie mir, nicht für alles Glück, was das Leben bieten kann, möchte ich sie eintauschen.'

Dostojewski sprach diese letzten Worte in einem ihm eigentümlichen, leidenschaftlichen Flüsterton, wir Schwestern saßen wie verzaubert von der magnetischen Kraft seiner Worte. Plötzlich kam uns beiden derselbe Gedanke: ‚Gewiß wird er jetzt einen Anfall bekommen!' – Sein Mund war krampfhaft verzerrt, und es zuckte in seinem ganzen Gesicht.

Dostojewski mußte wohl diese Befürchtungen in den Augen seiner Zuhörerinnen lesen, denn er brach plötzlich ab, strich sich über das Gesicht und lächelte: ‚Fürchten Sie nichts,' sagte er, ‚ich weiß es immer im voraus, wenn ich einen Anfall bekomme.' Wir Mädchen waren verlegen und beschämt darüber, daß wir unseren Gedanken so deutlich Ausdruck gegeben hatten und wußten nicht, was wir sagen sollten. Bald darauf verabschiedete sich auch Dostojewski, aber am nächsten Tage erzählte er uns, daß er während der Nacht in der Tat einen Anfall gehabt habe."

Psychopathologisch bedeutungsvoll hebt sich aus dieser Schilderung die charakteristische Kennzeichnung der *den Anfall einleitenden* Erscheinungen, der „*psychischen Aura*" heraus: das abnorme Erleben eines *ungeahnt beseligenden Glücksgefühls*, das DOSTOJEWSKI selbst in engste Verbindung mit gewissen *religiösen* Vorstellungen bringt und das gewiß auch im religiösen Leben mancher dieser pathologischen Naturen eine Rolle gespielt hat.

Aus den Erinnerungen anderer Bekannter – MILJUKOWS, SOLOWJEWS – lernen wir weiter außer den Anfallserscheinungen selbst auch ihre *seelischen Nachwirkungen* und überhaupt die *epileptischen Wesensänderungen*, denen auch DOSTOJEWSKI nicht entging, genauer kennen. SOLOWJEW hebt vor allem die besonders wohl nach den Anfällen hervortretende – erhöhte Empfindlichkeit und Reizbarkeit des Dichters heraus:

„Er war manchmal unausstehlich, sein Nervensystem war so erschüttert, daß er in seiner *Reizbarkeit und Absonderlichkeit* ganz unzurechnungsfähig erschien. Er kam herein wie eine schwarze Wolke, oft *vergaß er sogar zu grüßen und schien geradezu eine Gelegenheit zu suchen, um Streit zu beginnen*. In allem, was man ihm gegenüber tat, erblickte er eine Beleidigung, die Absicht, ihn zu kränken und zu erregen. Man mußte ihn allmählich auf eines seiner Lieblingsthemen bringen. Dann fing er sogleich an zu sprechen, sich zu begeistern. Nach einer Stunde schon war er bester Laune, nur das *totenbleiche Gesicht, die glänzenden Augen und der schwere Atem ließen* den krankhaften Zustand, in dem er sich befand, erkennen."

Daß im übrigen auch DOSTOJEWSKIS *Schaffen* von seinen Anfällen nicht unberührt blieb, dies beweist neben manchem anderen sein Brief an APOLLON MAIKOW vom Jahre 1867:

„Von meiner Arbeit schreibe ich Ihnen nichts, denn ich kann darüber noch gar nichts sagen. Nur das eine: Ich muß angestrengt, sehr angestrengt arbeiten. Die *Anfälle nehmen mir inzwischen meine letzten Kräfte, und nach jedem Anfall kann ich mindestens vier Tage lang meine Gedanken nicht sammeln*. Und dabei ist der Roman meine einzige Rettung. Das Unangenehmste ist, daß der Roman unbedingt sehr gut geraten muß. Nicht anders! Dies ist sine qua non. Wie kann er mir aber gut geraten, wenn alle *meine Fähigkeiten durch die Krankheit völlig gelähmt* sind!" (BIRNBAUM)

Es folgen nun gemäß der ICD die anderen (*chronischen*) organischen Psychosen. Dazu gehören Störungen, die nicht auf alkoholischer oder senil-degenerativer Grundlage entstanden sind.

Beispielsweise kann es sich um eine Folgeerscheinung eines Schädelhirntraumas handeln. Hierzu eine frühe Schilderung, die wir einer Novelle von ACHIM VON ARNIM (1781–1831) entnehmen, „Der tolle Invalide von Fort Ratonneau": Ein junger französischer Soldat, Francoeur, bewährt sich in den Napoleonischen Kriegen, wird aber am Kopf verletzt und leidet in der Folge an Störungen, die man als chronisches posttraumatisches Syndrom bezeichnen könnte. Er heiratet eine junge Frau, und diese schildert im ersten Teil der Novelle seine neu aufgetretene Reizbarkeit, Unruhe und Einsichtslosigkeit:

Mit leichtem Herzen zogen wir aus Leipzig und bildeten eine schöne Zukunft in unseren Gesprächen aus. Kaum waren wir aber aus der Not ums tägliche Bedürfnis zum Wohlleben der gut versorgten Armee in die Winterquartiere gekommen, so stieg die Heftigkeit meines Mannes mit jedem Tage, er trommelte tagelang, um sich zu zerstreuen, zankte, machte Händel, der Oberst konnte ihn nicht begreifen; nur mit mir war er sanft wie ein Kind. Ich wurde von einem Knaben entbunden, als der Feldzug sich wieder eröffnete, und mit der Qual der Geburt schien der Teufel, der mich geplagt, ganz von mir gebannt. Francoeur wurde immer mutwilliger und heftiger. Der Oberste schrieb mir, er sei tollkühn wie ein Rasender, aber bisher immer glücklich gewesen, seine

Kameraden meinten, er sei zuweilen wahnsinnig, und er fürchte, ihn unter die Kranken oder Invaliden abgeben zu müssen. Der Oberst hatte einige Achtung gegen mich, er hörte auf meine Vorbitte, bis endlich seine Wildheit gegen den kommandierenden General dieser Abteilung, die ich schon erzählte, ihn in Arrest brachte, wo der Wundarzt erklärte, er leide wegen der Kopfwunde, die ihm in der Gefangenschaft vernachlässigt worden, an Wahnsinn und müsse wenigstens ein paar Jahre im warmen Klima bei den Invaliden zubringen, ob sich dieses Übel vielleicht ausscheide. Ihm wurde gesagt, daß er zur Strafe wegen seines Vergehens unter die Invaliden komme, und er schied mit Verwünschungen vom Regimente. (v. Arnim)

Francoeur wird von seinem Kommandanten auf das kleine Fort Ratonneau in Marseille verlegt, wo er die Aufsicht über 3 Soldaten hat. Er ist aber krankhaft mißtrauisch, vermutet daß seine Frau mit dem Kommandanten eine Affäre habe und äußert dies auch dem Diener Basset gegenüber. Anläßlich des Essens ereignet sich folgendes:

Sie fragte nach den beiden Soldaten, aber Francoeur sagte: „Sie können nachessen, ich habe Hunger, daß ich die Welt zerreißen könnte." Darauf legte sie die Suppe vor und gab Basset aus Artigkeit das Meiste, dann ging sie nach der Küche, um den Eierkuchen zu backen. „Wie hat denn meine Frau dem Kommandanten gefallen?" fragte Francoeur. „Sehr gut," antwortete Basset, „er wünschte, daß es ihm in der Gefangenschaft so gut geworden wäre wie Euch." – „Er soll sie haben!" antwortete er. „Nach den beiden Soldaten, die fehlen, fragte sie; was mir fehlt, das fragte sie nicht; Euch suchte sie als einen Diener des Kommandanten zu gewinnen, darum füllte sie Euren Teller, daß er überfloß, Euch bot sie das größte Glas Wein an, gebt Achtung, sie bringt Euch auch das größte Stück Eierkuchen. Wenn das der Fall ist, dann stehe ich auf, dann führt sie nur fort und laßt mich hier allein." – Basset wollte antworten, aber im Augenblicke trat die Frau mit dem Eierkuchen herein. Sie hatte ihn schon in drei Stücke geschnitten, ging zu Basset und schob ihm ein Stück mit den Worten auf den Teller: „Einen besseren Eierkuchen findet Ihr nicht beim Kommandanten, Ihr müßt mich rühmen!" – Finster blickte Francoeur in die Schüssel, die Lücke war fast so groß wie die beiden Stücke, die noch blieben, er stand auf und sagte: „Es ist nicht anders, wir sind geschieden!" Mit diesen Worten ging er nach dem Pulverturme, schloß die eiserne Türe auf, trat ein und schloß sie wieder hinter sich zu. Die Frau sah ihm verwirrt nach und ließ die Schüssel fallen: „Gott, ihn plagt der Böse; wenn er nur nicht Unheil stiftet im Pulverturm." – „Ist das der Pulverturm?" rief Basset, „er sprengt sich in die Luft, rettet Euch und Euer Kind!" Mit diesen Worten lief er fort, auch der Mönch wagte sich nicht wieder herein und lief ihm nach. Rosalie eilte in die Wohnung zu ihrem Kinde, riß es aus dem Schlafe, aus der Wiege, sie wußte nichts mehr von sich, bewußtlos wie sie Francoeur einst gefolgt, so entfloh sie ihm mit dem Kinde. (v. Arnim)

Francoeur verschanzt sich nun allein in seinem Fort, lädt alle Kanonen und bedroht die Stadt, indem er ankündigt, sich mit allen Pulvervorräten in die Luft zu sprengen.

Seine Frau Rosalie, die zuerst mit dem Kind geflohen war, entschließt sich, dem Wütenden entgegenzutreten und ihn zur Vernunft zu bringen:

Es wurde ihr aber nicht mehr bange, eine Stimme sagte ihr innerlich, daß nichts untergehen könne, was diesen Tag bestanden, und ihre Liebe zum Manne, zum Kinde regte sich noch in ihrem Herzen, als sie ihren Mann vor sich auf dem Festungswerke stehen und laden, das Kind hinter sich schreien hörte; sie taten ihr beide mehr leid als ihr eignes Unglück, und der schwere Weg war nicht der schwerste Gedanke ihres Herzens. Und ein neuer Schuß betäubte ihre Ohren und schmetterte ihr Felsstaub ins Gesicht, aber sie betete und sah zum Himmel. So betrat sie den engen Felsgang, der, wie ein verlängerter Lauf, für zwei mit Kartätschen geladene Kanonen mit boshaftem Geize die Waffe des verderblichen Schusses gegen die Andringenden zusammenzuhalten bestimmt war.

– „Was siehst du, Weib!" brüllte Francoeur, „sieh nicht in die Luft, deine Engel kommen nicht, hier steht dein Teufel und dein Tod." – „Nicht Tod, nicht Teufel trennen mich mehr von dir," sagte sie getrost und schritt weiter hinauf die großen Stufen. „Weib," schrie er, „du hast mehr Mut als der Teufel, aber es soll dir doch nichts helfen." – Er blies die Lunte an, die eben verlöschen wollte, der Schweiß stand ihm hellglänzend über Stirn und Wangen, es war, als ob zwei Naturen in ihm rangen. Und Rosalie wollte nicht diesen Kampf hemmen und der Zeit vorgreifen, auf die sie zu vertrauen begann; sie ging nicht vor, sie kniete auf die Stufe nieder, als sie drei Stufen von den Kanonen entfernt war, wo sich das Feuer kreuzte. Er riß Rock und Weste an der Brust auf, um sich Luft zu machen, er griff in sein schwarzes Haar, das verwildert in Locken starrte, und riß es sich wütend aus. Da öffnete sich die Wunde am Kopfe in dem wilden Erschüttern durch Schläge, die er an seine Stirn führte, Tränen und Blut löschten den brennenden Zundstrick, ein Wirbelwind warf das Pulver von den Zündlöchern der Kanonen und die Teufelsflagge vom Turm. „Der Schornsteinfeger macht sich Platz, er schreit zum Schornstein hinaus!" rief er und deckte seine Augen. Dann besann er sich, öffnete die Gittertüre, schwankte zu seiner Frau, hob sie auf, küßte sie, endlich sagte er: „Der schwarze Bergmann hat sich durchgearbeitet, es strahlt wieder Licht in meinen Kopf, und Luft zieht hindurch, und die Liebe soll wieder ein Feuer zünden, daß uns nicht mehr friert. Ach Gott, was hab ich in diesen Tagen verbrochen! Laß uns nicht feiern, sie werden mir nur wenig Stunden noch schenken, wo ist mein Kind, ich muß es küssen, weil ich noch frei bin; was ist Sterben? Starb ich nicht schon einmal, als du mich verlassen, und nun kommst du wieder, und dein Kommen gibt mir mehr, als dein Scheiden mir nehmen konnte, ein unendliches Gefühl meines Daseins, dessen Augenblicke mir genügen. Nun lebte ich gern mit dir, und wäre deine Schuld noch größer als meine Verzweiflung gewesen, aber ich kenne das Kriegsgesetz, und ich kann nun gottlob in Vernunft als ein reuiger Christ sterben." –

Francoeur übergab ihm seinen Degen; er kündigte Francoeur Verzeihung an, weil seine Wunde ihn des Verstandes beraubt gehabt, und befahl einem Chirurgen, diese Wunde zu untersuchen und besser zu verbinden. Francoeur setzte sich nieder und ließ ruhig alles mit sich geschehen, er sah nur Frau und Kind an. Der Chirurg wunderte sich, daß er keinen Schmerz zeigte, er zog ihm einen Knochensplitter aus der Wunde, der ringsumher eine Eiterung hervorgebracht hatte; es schien, als ob die gewaltige Natur Francoeurs ununterbrochen und allmählich an der Hinausschaffung gearbeitet habe, bis ihm endlich äußere Gewalt, die eigne Hand seiner Verzweiflung die äußere Rinde durchbrochen. Er versicherte, daß ohne diese glückliche Fügung ein unheilbarer Wahnsinn den unglücklichen Francoeur hätte aufzehren müssen. Damit ihm keine Anstrengung schade, wurde er auf einen Wagen gelegt, und sein Einzug in Marseille glich unter einem Volke, das Kühnheit immer mehr als Güte zu achten weiß, einem Triumphzuge; die Frauen warfen Lorbeerkränze auf den Wagen, alles drängte sich, den stolzen Bösewicht kennen zu lernen, der so viele tausend Menschen während drei Tage beherrscht hatte. Die Männer aber reichten ihre Blumenkränze Rosalien und ihrem Kinde und rühmten sie als Befreierin und schwuren ihr und dem Kinde reichlich zu vergelten, daß sie ihre Stadt vom Untergange gerettet habe. (v. ARNIM)

Natürlich entspricht die „Wunderheilung" durch das spontane Durchbrechen eines Fremdkörpers aus der Hirnrinde nicht den modernen klinischen Anschauungen. Trotzdem erscheint mir die Schilderung des jähzornigen, erregbaren, reizbaren Charakters des Posttraumatikers in dieser Novelle sehr einleuchtend. Nicht seine Intelligenzfunktionen oder sein Gedächtnis sind beeinträchtigt, sondern die Kontrolle seiner Affekte. Die Mißtrauenshaltung überschattet alles.

Den Schluß dieses Kapitels der organischen Psychosen soll die *progressive Paralyse*, d. h. die Hirnsyphilis bilden. Ein gewaltiges Thema, das schon der Häufigkeit dieser Krankheit in den vergangenen Jahrhunderten wegen seinen Niederschlag in Romanen und Biographien gefunden hat. Heute wissen jüngere Mitarbeiter psychiatrischer Institutionen kaum mehr, worum es sich handelte, während diese Form der Hirnsyphilis doch seinerzeit die Modellkrankheit im psychischen Bereich war. Modellkrankheit, weil hier in einzigartiger Weise der Zusammenhang zwischen zerstörten Hirnzellen und psychischen Störungen aufgezeigt werden konnte.

Daß in der schönen Literatur und in den Biographien vor allem die expansive, manische Form der progressiven Paralyse auftaucht, verwundert nicht. Sie ist es ja, die durch ihre bizarren Größenideen Aufsehen erregt und die Gemüter beschäftigt. Wie nun aber aus der überreichlichen Fülle von literarischen Dokumenten auswählen? Wiederum soll in erster Linie BIRNBAUM zu Wort kommen, der es verstanden hat, klug zu sondern.

Er wendet sich – begreiflicherweise – in erster Linie FRIEDRICH NIETZSCHE (1844–1900) und dessen 1888 beginnender Psychose zu:

Briefe aus jener Zeit geben klare Kunde davon, daß damals eine *Krankheitswelle des paralytischen Hirnprozesses* einsetzte, die *unter dem Bilde einer manischen Erregung* – mit der bezeichnenden seelischen Trias des *krankhaft gehobenen Wohlgefühls, des maßlos gesteigerten Selbstbewußtseins und der abnormen Erleichterung alles Tuns* verlief. An C. FUCHS schreibt NIETZSCHE am 11. Dezember 1888 die bezeichnenden Worte:

„Inzwischen steht und geht alles wunderbar; ich habe nie annähernd eine solche Zeit erlebt, wie von Anfang September bis heute. Die unerhörtesten Aufgaben *leicht wie ein Spiel*; die Gesundheit, dem Wetter gleich, täglich mit unbändiger Helle und Leichtigkeit heraufkommend. Ich mag nicht erzählen, was alles fertig wurde: Alles ist fertig... Im nächsten Jahre steht die Welt auf dem Kopf; nachdem der alte Gott abgedankt ist, werde ich die Welt regieren... Es grüßt Sie auf das herzlichste das Untier."

Und ähnlichen pathologischen Einschlag trägt der der gleichen Zeit entstammende Brief an GEORG BRANDES, der mit seinen krankhaften Zügen unmittelbar auf das Werk hinweist:

37

„Ich habe jetzt mit einem Zynismus, der welthistorisch werden wird, mich selbst erzählt. Das Buch heißt ‚Ecce homo‘ und ist ein Attentat ohne die geringste Rücksicht auf den Gekreuzigten; es endet in Donnern und Wetterschlägen gegen alles, was christlich und christlich infekt ist, bei denen einem Sehn und Hören vergeht. Ich bin zuletzt der erste Psychologe des Christentums und kann, als alter Artillerist, der ich bin, schweres Geschütz vorfahren, von dem kein Gegner des Christentums auch nur die Existenz vermutet hat. Das Ganze ist ein Vorspiel der ‚Umwertung aller Werte‘, des Werks, das fertig vor mir lieg: Ich schwöre Ihnen zu, daß wir in zwei Jahren *die ganze Erde in Konvulsionen* haben werden. *Ich bin ein Verhängnis.* – ... Ihr Nietzsche, Untier."

Das Werk selbst endlich, das den geistigen Gewinn jener erregten Krankheitswelle darbietet, ist in seinem Inhalt von dem psychotischen Geschehen nicht unberührt geblieben. Auch aus ihm klingen unverkennbar die Zeichen der abnormen euphorischen Erregung heraus. In jenem Abschnitte, der – bedeutsam genug – den Titel führt: „*Warum ich so weise bin*", stehen Sätze, in denen wiederum die manischen Krankheitselemente sich deutlich aussprechen:

„Wer mich in den siebzig Tagen dieses Herbstes gesehen hat, wo ich *ohne Unterbrechung lauter Sachen ersten Ranges gemacht habe*, die kein Mensch mir nachmacht oder vormacht, mit einer Verantwortlichkeit für alle Jahrtausende nach mir, wird keinen Zug von Spannung an mir wahrgenommen haben, um so mehr eine *überströmende Frische und Heiterkeit*. Ich aß nie mit angenehmeren Gefühlen, ich schlief nie besser. Ich kenne keine andere Art, mit großen Aufgaben zu verkehren als das Spiel: Dies ist, als Anzeichen der Größe eine wesentliche Voraussetzung. – In einer absurd frühen Zeit, mit sieben Jahren, wußte ich bereits, daß mich nie ein menschliches Wort erreichen würde; hat man mich je darüber betrübt gesehen? – Ich habe heute noch die gleiche Leutseligkeit gegen jedermann, ich bin selbst voller Auszeichnung für die Niedrigsten: In dem allen ist nicht ein Gran von Hochmut, von geheimer Verachtung." (BIRNBAUM)

Ferner:

„Das eine bin ich, das andere sind meine Schriften. – Hier werde, bevor ich von ihnen selber rede, die Frage nach dem Verstanden- oder Nichtverstandenwerden dieser Schriften berührt. Ich tue es so nachlässig, als es sich irgendwie schickt: denn diese Frage ist durchaus noch nicht an der Zeit. *Ich selber bin noch nicht an der Zeit.* Einige werden posthum geboren. – *Irgendwann wird man Institutionen nötig haben, in denen man lebt und lehrt, wie ich leben und lehren verstehe; vielleicht selbst, daß man dann auch einige Lehrstühle zur Interpretation des Zarathustra errichtet.* – –

Es scheint mir eine der seltensten Auszeichnungen, die jemand sich erweisen kann, wenn er ein Buch von mir in die Hand nimmt, – ich nehme selbst an, er zieht dazu die Schuhe aus, – nicht von Stiefeln zu reden. Als sich einmal der Doktor Heinrich von Stein ehrlich darüber beklagte, kein Wort aus meinem Zarathustra zu verstehen, sagte ich ihm, das sei in Ordnung: sechs Sätze daraus verstanden, das heißt: *erlebt haben*, hebe auf eine *höhere Stufe der Sterblichen hinaus, als ‚moderne‘ Menschen erreichen könnten.*"

In dem Abschnitt „*Warum ich ein Schicksal bin*" heißt es weiter:

„Ich kenne mein Los. Es wird sich einmal an meinem Namen die Erinnerung an etwas Ungeheures anknüpfen, – an eine Krisis, wie es keine auf Erden gab, an die tiefste Gewissenskollision, an eine Entscheidung heraufbeschworen *gegen* alles, was bis dahin geglaubt, gefordert, geheiligt worden war. *Ich bin kein Mensch, ich bin ein Dynamit.* – Und mit alledem ist nichts in mir von einem Religionsstifter – *Religionen sind Pöbelaffären, ich habe nötig, mir die Hände nach der Berührung mit religiösen Menschen zu waschen* ... Ich will keine ‚Gläubigen', ich denke, ich bin zu boshaft dazu, um an mich selbst zu glauben, ich rede niemals zu Massen. – Ich habe eine erschreckliche Angst davor, daß man mich eines Tages heilig spricht; man wird erraten, weshalb ich dies Buch vorher herausgebe; es soll verhüten, daß man Unfug mit mir treibt ... Ich will kein Heiliger sein, lieber noch ein Hanswurst ... *Vielleicht bin ich ein Hanswurst* ..."

Mit dem Briefe, den der Statthalter NAPOLEONS I. in Illyrien, der Herzog von ABRANTÈS, an den Prinzen EUGEN NAPOLEON richtete, und der diesen dazu veranlaßte, dessen Abberufung zu beantragen, enthüllt sich unvermittelt mit wenigen Zeilen das volle Bild einer im blühenden *Höhestadium* stehenden Hirnparalyse (deren charakteristische – *maßlose Größenideen* bezeichnenderweise dem politischen Milieu ihren Inhalt entnehmen):

Speziano, 6. Juli 1813.

„Monseigneur!

Ich habe die Ehre, mit dem tiefsten Respekt vor Euer Kaiserlichen Hoheit der bescheidenste, gehorsamste Diener und Freund von Monseigneur seit sechzehn Jahren zu sein, sowohl von Palmanon, woher ich Ihren Arzt habe, als auch von San Stefano de Pernetti, wo wir Kanonen hatten und wo Eure Kaiserliche Hoheit mit mir zum erstenmal den Säbel in die Hand genommen hat. Damals waren Sie sehr jung und heute sind Sie ein gewaltiger Feldherr und Sie können uns erlauben, Ihren Ruhm zu teilen; aber heut will ich nicht vom Krieg sprechen; ich denke nur an den Frieden, und ich habe ein *ungeheures Projekt*, von dem ich sicher bin, daß es mit allen Herrschern der Welt gelingen wird, und dessen Chef der große Napoleon sein soll.

Ich ernenne Sie kraft meiner Autorität zum König von der Etsch bis nach Cattowo. Ich *schenke* Ihnen alle Besitztümer der Türken in Bosnien, in ..., in ... bis zum thrazischen Bosporus. Ich schenke Ihnen eine Insel im Adriatischen Meer, eine im Schwarzen Meer, eine im Roten Meer, eine im Mittelmeer, eine im Ozean, eine in Indien.

Sechzehn Anteile der Gold-, Silber- und Diamantenminen sollen auf folgende Weise verteilt werden:

Seiner Majestät dem großen Napoleon 4; Seiner Kaiserlichen Hoheit dem Vizekönig, den ich zum Kaiser oder zu was Napoleon Lust hat, ernenne, 2; dem Prinzen von Neuchâtel, den ich zum Kaiser von Österreich mache, ½; den Königen des Bundes, dem Kaiser von Österreich, den Napoleon nach Belieben ernennen wird, dem Kaiser oder König von Spanien, dem König von Neapel, dem König von Holland, dem König von Westfalen, dem König und allen Königen, die der Kaiser noch ernennen wird, 4; den Engländern ½ und mir einen halben Anteil, damit ich Brasilien, Portugal, die Hälfte von Südamerika' – die andere Hälfte sollen die Engländer haben – die Südseeinseln, Ostindien und China regieren kann, wenn der Kaiser es will. Wir werden uns aller dieser Besitztümer bemächtigen und wir werden uns inmitten von zehn Millionen Soldaten *krönen* lassen, die alle unsere Freunde sind, inmitten von Peking und in zehn Jahren wird alles ausgeführt sein. Die Details der Details werde ich Ihnen persönlich und laut schildern.

Der Herzog von Abrantès."

EUGEN NAPOLEON hat nicht voreilig die Amtsentsetzung des Statthalters veranlaßt. Dem ersten Krankheitsdokument folgte schnell der körperliche und geistige Niedergang und der Tod.

Das erste Signal der die menschliche und dichterische Persönlichkeit NIKOLAUS LENAUS [1802–1890] in schnellem Laufe zerstörenden paralytischen Hirnerkrankung wird vom Befallenen selbst registriert. Es ist nur ein leichter Schlaganfall. Am 2. Oktober 1844 schildert er den Vorgang in einem Briefe an die Herzensfreundin SOPHIE LÖWENTHAL:

„Letzten Sonntag vor 4 Tagen saß ich mit Reinbecks am Früchstück. Da fiel mir plötzlich das ganze Gewicht meiner Lage aufs Herz. Ich sprang mit einem Aufschrei des höchstens Zornes und Kummers auf und im gleichen Augenblick fühlt ich *einen Riß durch mein Gesicht*. Ich ging an den Spiegel, sah *meinen linken Mundwinkel in die Höhe gezerrt, und die rechte Wange war total starr und gelähmt* bis ans Ohr. Erst heute kehrt wieder Leben und ein wenig Beweglichkeit in den erstarrten Teil zurück, zugleich ist ein Ausschlag am Hals hervorgetreten, der zur Heilung führen wird."

Einige Tage später berichtet er weiter, die eingetretene *Besserung* von Lähmung und Sprachstörung feststellend:

„Wenn ich nachts erwache und meine Wange, die kranke, berühre, so faßt mich zwar eine große Wehmut über diesen ersten Versuch des Todes an meinem Leibe; doch gewährt es mir auch ein heimliches melancholisches Vergnügen, mit dem Tode in einen näheren Rapport getreten zu sein. Mein Übel bessert sich nur sehr langsam. Heute bemerkte ich die allmähliche *Rückkehr einer gewissen Beweglichkeit* in der rechten Wange, Es wird sich gewiß wieder geben. – Mein Befinden ist heute doch schon merklich besser als gestern. Ich bekomme meine Gedanken schon wieder in meine Gewalt, *verspreche* mich auch nicht so häufig, wie die Tage her, wo ich z. B. statt: ‚Im höchsten Grade' immer sagte: ‚Im tiefsten Grade' und das Wort Skrupel nur nach wiederholten Bemühungen herausbrachte."

Aber schon bald darauf, am 16. Oktober, läßt ein neuer Brief in greller Bedrohlichkeit das pathologische Ergriffensein auch des *geistigen* Lebens erkennen. Die in dem – von sprachlichen Entgleisungen nicht freien – Schreiben sich kundgebende krankhafte *gehobene Erregung mit Größenideen* verrät das Einsetzen eines schweren *psychotischen* Anfalls:

„Es ist ein Wunder geschehen heute früh um 8 Uhr. Alle Mittel Schellings halfen nichts; da nahm ich meinen Guarnerius heraus, spielte einen steirischen Ländler, tanzte dazu selbst und stampfte wütend in den Boden, daß das Zimmer bebte. *Sie werden das alles in den Zeitungen lesen.* Ich wurde heiß und beweglich und, *o Wunder, ich war gesund*. Als Schelling kam, *tanzte ich ihm einen Walzer vor*. Nicht einmal schwach war ich geblieben. Adieu, Herzerl! Vertatur.

Leider aber bin ich dann ausgegangen und hab' mich ein bißchen verdorben. Nun lieg' ich im Bett und schwach; aber alle eigentlichen Nervenzufälle sind gehoben durch meinen göttlichen Guarnerius. Nicht umsonst hab' ich ihn immer so geliebt. Lebt wohl alle! Bald komme ich nach Ischl, aber diesmal ernstlich. –

Aus der Festigkeit meiner Hand, wie gut es mir gut. Diese Geigengeschichte wird durch ganz Europa gehen. Schelling war äußerst verblüfft und er wird diese Tatsache in Journalen zur Sprache bringen. Das ist ein musikalisches Phantasiewunder, wie Sie aus der Allgemeinen Zeitung sehen werden. Auf Wiedersehen!"

Über diesen psychotischen Erregungsanfall LENAUS sind wir auch *objektiv* durch einen Bericht von LENAUS Freundin EMILIE REINBECK, die erschütterte Augenzeugin sein mußte unterrichtet:

„In der Nacht auf den 16. wurden wir gegen 2 Uhr durch einen furchtbaren Lärm an unserer von außen verschlossenen Türe geweckt. Er drang mit Gewalt herein; ließ mir keine Zeit, nur Strümpfe anzuziehen, packte mich fest am Arm und nötigte mich, zu ihm aufs Sofa zu sitzen, wo er dann anfing mit ganz verstörten Zügen und entstellter Stimme: ‚Ich weiß, Ihr habt mich verklagt beim Kriminalamt als Mörder, daß ich festgenommen und gerichtet werde. Ihr habt mein Geheimnis durchschaut, kennt jetzt mein Verhältnis zu dieser Frau, so mögt Ihr auch alles wissen und meine Rechtfertigung anhören.' – Reinbeck kam indessen auch herein und Niembsch rief ihm gleich entgegen: ‚Ich bin verurteilt worden, Ihr habt mich beim Kriminalamt als Mörder verklagt', usw. – Zum Frühstück kam er zu uns herüber, war aber etwas aufgeregt, hastig und sagte, nachdem er mit Appetit gefrühstückt, ‚er müsse nun auch einmal wieder seine Violine vornehmen', die in der letzten Zeit ganz geruht hatte, ging in sein Zimmer und fing an zu spielen. Erst ein Adagio, voll Ausdruck, vortrefflich wie immer, dann kam es an die Ländler und Ungarischen, da wurde er immer aufgeregter, fing an zu tanzen, kam tanzend und springend zu mir herüber und versicherte mich, die Geige habe ihn vollkommen gesund gemacht, er fühle sich durchaus frisch, kräftig und genesen. Darauf ging er wieder hinüber, mehrere Briefe zu schreiben, und ehe wir's uns versahen, war er die Treppe hinunter zum Hof hinaus. – –"

Dann aber geht es dauernd, wenn auch mit Schwankungen, körperlich und seelisch mit NIKOLAUS LENAU bergab. Und was der ihn zuletzt behandelnde Arzt Dr. HEINRICH MECKEL von der Irrenanstalt Döbling, in einem Lebensbild, das als Titel nur den Namen des Dichters trägt, von ihm zu sagen weiß, ist weniger das Bild einer *bestimmt geprägten menschlichen und dichterischen Persönlichkeit* als vielmehr die *typische Krankheitsgeschichte einer fortschreitenden Hirnlähmung*. Dies war der trostlose Schluß:

„Im Befinden des wohlgenährten Kranken wechselte heitere Stimung mit tiefer Versunkenheit; er *erkannte* meist die Umgebung *unvollkommen* oder *gar nicht*, seine *Worte* wurden *unartikuliert, verwirrt, gedankenlos*, er brummte *stumpf* vor sich hin, oder schnaubte gelegentlich und wies Besuchenden die Zähne, lag meist regungslos auf dem Sofa und konnte nur schwer von da aus in Gang gebracht werden, hatte große Scheu vor Baden, verunreinigte sich stets, namentlich im Bett; neue Aufregungen von Manie entstanden im Sommer und Vorfrühling. Im Frühjahr 1849 begann bei gleichzeitiger häufiger Aufregung und schlaflosen Nächten mit lautem unartikulierten Singen, allmählich *Lähmung* des rechten Arms und Beins, später ebenso der linken Körperhälfte; der *Stumpfsinn nahm zu*, der Kranke zeichnete und wimmerte viel, schrie zuweilen angstvoll klagend auf, konnte nur kurze Zeiten mit Unterstützung des Wärters gehen, lag untätig im Bett oder am Tage im Lehnstuhl, knirschte mit den Zähnen, sprach kein deutliches Wort. Noch war das Gesicht schön und ohne den Ausdruck des Blödsinns. *Alle Extremitäten* waren endlich in gleicher Weise *dem Willen völlig unzugänglich* und dabei durch die Innervation des Rückenmarks *krampfhaft kontrahiert*; der Kranke *mußte gefüttert werden*, starke Abmagerung, Hustenreiz beim Lachen entstehend, geringe Eßlust, und am 22. August erfolgte der Tod. – –" (BIRNBAUM)

Zum Abschluß dieser Illustrationen zum Thema der tertiären Syphilis, d. h. der progressiven Paralyse, sei ein moderner Text erwähnt, nämlich Ausschnitte aus dem berühmten Roman „Dr. Faustus" von THOMAS MANN (1875 – 1955). Es besteht kein Zweifel daran, daß TH. MANN sich bei der Schilderung des Schicksals seines Helden von den zahlreichen Zeugnissen syphiliskranker Genies hat inspirieren lassen und auch die medizinische Fachliteratur genauestens verfolgt hat. So finden wir in diesem außerordentlichen Werk die gesamte Symptomatologie dichterisch beschrieben, von den ersten neurologischen Zeichen im Sinne der Akkommodationsstörung bis zu den psychischen Veränderungen:

Es waren für Adrian Leverkühn Jahre einer ungeheueren und hocherregten, man ist versucht, zu sagen: monströsen, den teilnehmenden Anwohner selbst in einer Art von Taumel dahinreißenden schöpferischen Aktivität, und unmöglich konnte man sich des Eindrucks erwehren, als bedeute sie Sold und Ausgleich für den Entzug an Lebensglück und Liebeserlaubnis, dem er unterworfen gewesen war. Ich spreche von Jahren, aber mit Unrecht: nur ein Teil davon genügte, nur die zweite Hälfte des einen und einige Monate des anderen, um das Werk, sein letztes und etwas geschichtlich Letztes und Äußerstes in der Tat, zu zeitigen: die Symphonische Kantate „Dr. Fausti Weheklag", deren Plan, wie ich schon verriet, vor den Aufenthalt Nepomuk Schneideweins in Pfeiffering zurückgeht, und der ich nun mein armes Wort zuwenden will.

Ich darf zuvor nicht unterlassen, auf die persönliche Kondition ihres Schöpfers, eines damals Vierundvierzigjährigen, auf seine Erscheinung und Lebensweise, wie sie sich meiner immer gespannten Beobachtung darstellten, ein Licht zu werfen. Was mir dabei zuerst in die Feder kommt, ist die Tatsache, auf die ich in diesen Blättern schon frühzeitig vorbereitete, daß sein Gesicht, welches, solange er es glatt rasierte, die Ähnlichkeit mit dem seiner Mutter so offen zur Schau getragen hatte, seit Kurzem durch einen dunklen, mit Grau vermischten Bartwuchs verändert war, eine Art von Knebelbart.

... Die Verfremdung, die diese partielle Bedeckung der Züge bewirkte, nahm man in den Kauf, weil der Bart es war, der, wohl zusammen mit einer wachsenden Neigung, den Kopf zur Schulter geneigt zu tragen, dem Antlitz etwas Vergeistigt-Leidendes, ja Christushaftes verlieh. Diesen Ausdruck zu lieben, konnte ich nicht umhin und glaubte mir die Sympathie damit desto eher gewähren zu dürfen, da er ja offenbar nicht auf Schwäche deutete, sondern mit extremer Tatkraft und einem Wohlbefinden einherging, deren Unanfechtbarkeit der Freund mir nicht genug zu rühmen wußte. Er tat es in der etwas verlangsamten, zuweilen zögernden, zuweilen leicht monotonen Sprechweise, die ich neuerdings an ihm feststellte, und die ich gern als Zeichen produktiver Besonnenheit, der Selbstbeherrschung inmitten eines hinreißenden Trubels von Eingebungen auslegte. Die körperlichen Chikanen, deren Opfer er solange gewesen, diese Magenkatarrhe, Affektionen des Halses und qualvollen Migräneattacken, waren von ihm abgefallen, der Tag, die Arbeitsfreiheit waren ihm gewiß, er selbst erklärte seine Gesundheit für vollkommen, für triumphal, und die visionäre Energie, mit der er sich täglich wieder zum Werke erhob, war ihm auf eine Weise, die mich mit Stolz erfüllte und mich auch wieder vor Rückschlägen bangen ließ, an den Augen abzulesen, – Augen, die früher meist vom oberen Lide halb verhängt gewesen waren, deren Lidspalte sich nun aber weiter, fast übertrieben weit geöffnet hatte, sodaß man über der Regenbogenhaut einen Streifen der weißen Augenhaut sah. Dies konnte etwas Drohendes haben, umso eher, als in dem so erweiterten Blick eine Art von Starrheit oder soll ich sagen: von

Stillstand zu bemerken war, an dessen Wesen ich lange herumriet, bis ich darauf kam, daß er auf dem Verharren der nicht völlig runden, etwas unregelmäßig in die Länge gezogenen Pupillen in immer derselben Größe beruhte, so, als seien sie unbeeinflußbar durch irgendwelchen Wechsel der Beleuchtung.

... Eine andere, viel auffallendere und äußerlichere Erscheinung stand zu ihr in Widerspruch – auch der lieben Jeanette Scheurl war sie aufgefallen, und nach einem Besuch bei Adrian wies sie mich, unnötiger Weise, darauf hin. Es war dies die kürzlich angenommene Gewohnheit, in gewissen Augenblicken, beim Nachdenken etwa, die Augäpfel rasch hin und her – und zwar ziemlich weit nach beiden Seiten – zu bewegen, also, wie man sagt, die Augen zu „rollen", wovon man sich denken konnte, daß es manche Leute erschrecken würde. Darum, wenn auch ich es leicht hatte – und mir ist, als hätte ich es leicht gehabt –, solche meinetwegen exzentrischen Merkmale auf das Werk zu schieben, unter dessen ungeheurer Spannung er stand, – so war es mir insgeheim doch eine Erleichterung, daß außer mir kaum jemand ihn sah, – eben weil ich fürchtete, er könnte die Leute erschrecken. Wirklich schied nun jeder gesellschaftliche Besuch in der Stadt für ihn aus. (MANN)

Am Schluß des Romans versammelt Adrian Leverkühn seine Freunde, um ihnen die endlich vollendete Komposition vorzuspielen. Indessen wird seine Einführung immer seltsamer und bizarrer, so daß einzelne Gäste den Raum verlassen. Schließlich steigert sich das Geschehen zur dramatischen Krise, die mit einem paralytischen Schlaganfall endet:

Eine weitere Gruppe von Gästen verließ an dieser Stelle den Raum, nämlich: der kleine Helmut Institoris, der sich, in stillem Protest, bleich und die Unterlippe an die Zähne gezogen, erhob, und seine Freunde, der Glattmaler Nottebohm nebst seiner sehr bürgerlich geprägten, hochbusigen Frau, die wir „die mütterliche Brust" zu nennen pflegten. Diese also entfernten sich stillschweigend. Sie hatten aber wohl draußen nicht geschwiegen, denn wenige Augenblicke nach ihrem Abgang trat leise Frau Schweigestill ein.

... Sie hörte zu, wie Adrian sagte:
– Aber welch ein Sünder ich war, ihr Freunde, ein Mörder, den Menschen feind, der Teufelsbuhlschaft ergeben, so hob ich dem ungeachtet mich immerfort emsig befleißigt als ein Werker und nie geruget – (wieder einmal schien er sich zu besinnen und verbesserte das Wort in „geruht", blieb aber dann bei „geruget") – noch geschlafen, sondern mirs sauer werden lassen und Schweres vor mich gebracht, nach dem Wort des Apostels: „Wer schwere Dinge sucht, dem wird es schwer." Denn wie Gott nicht Großes tut durch uns ohn' unser Salben, so auch der Andre nicht. Nur die Scham und den Spott des Geistes, und was in der Zeit dem Werke zuwider, das hat er von mir beiseite gehalten, das Übrige mußte ich selber tun, wenn auch nach seltsamen Eingießungen. Denn oft erhob sich bei mir ein lieblich Instrument von einer Orgel oder Positiv, dann die Harfe, Lauten, Geigen, Posaunen, Schwegel, Krummhörner und Zwergpfeifen, ein jegliches mit vier Stimmen, daß ich hätte glauben mögen, im Himmel zu sein, wenn ichs nicht anders gewußt hätte. Davon schrieb ich viel auf. Oft waren auch gewisse Kinder bei mir im Zimmer, Buben und Mädchen, die mir von Notenblättern eine Motette sangen, lächelten sonderlich verschmitzt dabei und tauschten Blicke. Es waren gar hübsche Kinder. Zuweilen hob sich ihr Haar wie von heißer Luft, und

sie glätteten es wieder mit ihren hübschen Händen, die hatten Grübchen und waren Rubinsteinchen daran. Aus ihren Nasenlöchern ringelten sich manchmal gelbe Würmchen, liefen zur Brust hinab und verschwanden –

Diese Worte waren nun abermals das Zeichen für einige Zuhörer, den Saal zu räumen: ...

... – Da aber nun die Zeit ausgelaufen ist, die ich mir einst mit meiner Seele erkauft, hab ich euch vor meinem Ende zu mir berufen, günstig liebe Brüder und Schwestern, und euch mein geistlich Hinscheiden nicht wollen verbergen. Bitt euch hierauf, ihr wollet meiner im Guten gedenken, auch andere, die ich etwa zu laden vergessen, von meinetwegen brüderlich grüßen und darneben mir nichts für übel halten. Dies alles gesagt und bekannt, will ich euch zum Abschied ein Weniges aus dem Gefüge spielen, das ich dem lieblich Instrument des Satans abgehört, und das zum Teil die verschmitzten Kinder mir vorgesungen.

Er stand auf, bleich wie der Tod.

– Dieser Mann, ließ sich da in der Stille die klar artikulierende, wenn auch asthmatische Stimme des Dr. Kranich vernehmen, – dieser Mann ist wahnsinnig. Daran kann längst kein Zweifel bestehen, und es ist sehr zu bedauern, daß in unserem Kreise die irrenärztliche Wissenschaft nicht vertreten ist. Ich, als Numismatiker, fühle mich hier gänzlich unzuständig.

Damit ging auch er hinaus. (MANN)

... glättete mit der Rechten die Blätter der Partitur. Wir sahen Tränen seine Wangen hinunterrinnen und auf die Tasten fallen, die er, naß wie sie waren, in stark dissonantem Akkorde anschlug. Dabei öffnete er den Mund, wie um zu singen, aber nur ein Klagelaut, der mir für immer im Ohre hängen geblieben ist, brach zwischen seinen Lippen hervor; er breitete, über das Instrument gebeugt, die Arme aus, als wollte er es damit umfangen, und fiel plötzlich, wie gestoßen, seitlich vom Sessel hinab zu Boden.

Frau Schweigestill, die doch entfernter gestanden, war schneller bei ihm, als wir Näheren, die wir, ich weiß nicht, warum, eine Sekunde zögerten, uns seiner anzunehmen. Sie hob den Kopf des Bewußtlosen, und seinen Oberleib in mütterlichen Armen haltend, rief sie zur Seite ins Zimmer hinein gegen die annoch Gaffenden:

– Macht's euch davon allesamt! Ihr habts ja ka Verständnis net, ihr Stadtleut, und da k'hert a Verständnis her! Viel hat er von der ewigen Gnade geredt, der arme Mann, und i weiß net, ob die reicht. Aber ein recht's ein menschlich's Verständnis, glaubts mir, des reicht für all's!

In der sog. „Nachschrift" wird dann kurz das weitere Schicksal des Adrian Leverkühn geschildert, dasjenige nämlich eines chronisch Hirnkranken im Sinne der progressiven Paralyse. Der Erzähler berichtet über einen Besuch, den er dem Kranken Jahre später machte:

Viel saß er auch, seinem Hindämmern von den Hofleuten bereits mit Seelenruhe überlassen, im Schatten des Baumes auf der Rundbank, dort, wo einst die plärrende Stallhanne Kanons mit uns Kindern geübt hatte. Für seine körperliche Bewegung sorgte die Mutter, indem sie, ihren Arm in seinem, Spaziergänge durch die stille Landschaft mit ihm machte. Begegnenden pflegte er, ungehindert von ihr, die Hand zu reichen, wobei der so Begrüßte und Frau Leverkühn einander nachsichtig zunickten.

Für meine Person sah ich den teueren Mann wieder im Jahre 1935, als ich, schon emeritiert, zu seinem fünfzigsten Geburtstag als trauernder Gratulant mich auf dem Buchelhof einfand. Die Linde blühte, er saß darunter. Ich gestehe, mir zitterten die Knie, als ich, einen Blumenstrauß in der Hand, an der Seite seiner Mutter zu ihm trat. Er schien mir kleiner geworden, was an der schief gebückten Haltung liegen mochte, aus der er ein verschmälertes Gesicht, ein Ecce homo-Antlitz, trotz der ländlich gesunden Hautfarbe, mit weh geöffnetem Munde und blicklosen Augen zu mir emporhob. Hatte er mich zuletzt in Pfeiffering nicht erkennen wollen, so war jetzt unzweifelhaft, daß er mit meiner Erscheinung, ungeachtet einiger Mahnung durch die alte Frau, keinerlei Erinnerungen mehr verband. Von dem, was ich ihm über die Bedeutung des Tages, den Sinn meines Kommens sagte, verstand er augenscheinlich nichts.

Noch einmal sah ich ihn 1939, nach der Besiegung Polens, ein Jahr vor seinem Tode, den seine Mutter als Achtzigjährige noch erlebte. Sie führte mich damals die Treppe hinauf nach seinem Zimmer, in das sie mit den ermunternden Worten: „Kommen Sie nur, er bemerkt Sie nicht!" hineinging, während ich voll tiefer Scheu im Türrahmen stehen blieb. Im Hintergrunde des Zimmers, auf einer Chaiselongue, deren Fußende mir zugekehrt war, sodaß ich ihm ins Gesicht sehen konnte, lag unter einer leichten Wolldecke der, der einst Adrian Leverkühn gewesen war, und dessen Unsterbliches nun so heißt. Die bleichen Hände, deren sensitive Bildung ich immer geliebt hatte, lagen, wie bei einer Grabfigur des Mittelalters, auf der Brust gekreuzt. Der stärker ergraute Bart zog das verschmälerte Gesicht noch mehr in die Länge, sodaß es nun auffallend dem eines Greco'schen Edlen glich. Welch ein höhnisches Spiel der Natur, so möchte man sagen, daß sie das Bild höchster Vergeistigung erzeugen mag, dort, wo der Geist entwichen ist! Tief lagen die Augen in den Höhlen, die Brauen waren buschiger geworden, und darunter hervor richtete das Phantom einen unsäglich ernsten, bis zur Drohung forschenden Blick auf mich, der mich erbeben ließ, aber schon nach einer Sekunde gleichsam in sich zusammenbrach, so, daß die Augäpfel sich nach oben kehrten, halb unter den Lidern verschwanden und haltlos dort hin und her irrten. Der wiederholten Einladung der Mutter, doch nur näher zu treten, versagte ich die Folge und wandte mich in Tränen. – (MANN)

Adrian Leverkühn teilt damit das Schicksal all jener Hirnsyphilitiker, die vor dem Aufkommen der Malariatherapie und der Antibiotika gnadenlos dem Verdämmern in der Demenz ausgeliefert waren. Nur noch Schatten ihrer selbst, vegetierten sie reaktionslos und zunehmend gelähmt ihrem Tod entgegen.

Überblicken wir das in diesem Kapitel ausgebreitete „Material", so stellen wir fest, daß es vorwiegend um querschnittartige Bilder gegangen ist. Wie kann es auch anders sein: Sowohl im biographischen Zeugnis wie auch in der dichterischen Gestaltung tritt das Episodische der organischen Psychose in den Vordergrund, während die in der Zeit sich vollziehende Wandlung – mit Ausnahme der Schilderung von THOMAS MANN – zu kurz kommt.

Das Bild, das der Leser anhand dieser Ausschnitte von den organischen Psychosen erhält, ist somit unvollständig. Deutlich kommt indessen eine Besonderheit der organischen Psychose in den zitierten Stellen zum Ausdruck: Selbst die weitestgehende Zerstörung der geistigen Eigenschaften durch einen hirnorganischen Prozeß vermag das ursprünglich vorhandene Gerüst der Persönlichkeit nicht auszulöschen. GOTTFRIED KELLER behält neben seiner zunehmenden Apathie und „Schlummersüchtigkeit" das Originelle der Persönlichkeit, Adrian Leverkühn ist nicht irgendein dementer Mensch, sondern nach wie vor ein Künstler, auch die Wissenschaftler, wie FARADAY, können sich noch selbstreflektierend über das ihnen Widerfahrene äußern. Darin liegt ja auch das Besondere der „Zeugnisse" über organische Psychosen, daß Selbstbeschreibungen nur solange möglich sind, als die Persönlichkeit noch nicht zu sehr angegriffen wurde. Im übrigen wäre natürlich dem Problem des „Selbstzeugnisses" bei sämtlichen psychischen Störungen, über die wir in dieser Sammlung berichten, besondere Aufmerksamkeit zu widmen im Hinblick auf die Zuverlässigkeit des Ausgesagten, auf den Grad der echten Selbsterkenntnis usw., dazu reicht der Platz jedoch nicht aus.

B. Andere Psychosen

Mit dem Wort „andere" ist gemeint, daß es sich um Psychosen handelt, deren hirnorganische Grundlage bis heute nicht nachgewiesen ist, wenn auch immer wieder Ansätze in dieser Richtung vorhanden sind. Zu dieser Gruppe gehören vor allem die schizophrenen und die affektiven Psychosen sowie die paranoiden Syndrome.

1. Schizophrenien

Als erstes sollen die Schizophrenien behandelt werden. In der ICD finden wir folgende Charakterisierung:

Eine Gruppe von Psychosen mit einer tiefgehenden Persönlichkeitsstörung, charakteristischen Denkstörungen, oft einem Gefühl, von fremden Kräften kontrolliert zu werden. Wahnideen, die bizarr sein können, gestörter Wahrnehmung, abnormem Affekt, der mit der tatsächlichen Situation nicht übereinstimmt, und Autismus. Trotzdem bleiben im allgemeinen klares Bewußtsein und intellektuelle Fähigkeiten erhalten. Die Persönlichkeitsstörung bezieht sich auf die grundlegenden Funktionen, die einer normalen Person das Gefühl von Individualität, Einmaligkeit und Unabhängigkeit geben. Die Patienten haben das Empfinden, ihre intimsten Gedanken, Gefühle und Handlungen sind anderen bekannt oder werden von anderen geteilt. Zur Erklärung können sie Wahnideen entwickeln, daß natürliche oder übernatürliche Mächte am Werk sind, um ihre Gedanken und Handlungen in einer oft bizarren Weise zu beeinflussen. Der Schizophrene kann sich selbst als den Angelpunkt aller Geschehnisse sehen. Halluzinationen, besonders Stimmen, sind häufig; sie können den Patienten kommentieren oder ihn direkt anreden. Die Sinneswahrnehmung ist häufig auch in anderer Art gestört. Eine gewisse Ratlosigkeit kann vorhanden sein, nebensächliche Gesichtspunkte können übermächtige Bedeutung erlangen und können zusammen mit Gefühlen des Ausgeliefertseins den Patienten zu dem Glauben führen, alltägliche Dinge und Situationen besäßen eine speziell auf ihn gerichtete, meist unheimliche Bedeutung. Bei der charakteristischen schizophrenen Denkstörung gelangen periphere und nebensächliche Züge eines Gesamtkonzepts in den Vordergrund, die im normalen Denken gehemmt sind; sie werden anstelle der Elemente benutzt, die für die Situation zutreffend und angebracht sind. So wird das Denken vage, schief und obskur und der sprachliche Ausdruck oft unverständlich. Unterbrechungen und Ablenkungen im fortlaufenden Gedankengang sind häufig; der Patient kann überzeugt sein, daß seine Gedanken von irgendwelchen außenstehenden Kräften entzogen werden. Der Affekt kann flach, launisch und unangepaßt sein. Ambivalenz und Willensstörungen können als Untätigkeit, Negativismus oder Stupor erscheinen. Katatone Symptome können vorhanden sein. Die Diagnose Schizophrenie sollte nur gestellt werden, wenn charakteristische Störungen des Denkens, der Wahrnehmung, der Stimmung, des Verhaltens oder der Persönlichkeit vorhanden sind oder während des Krankheitsverlaufes vorhanden waren; wenigstens in zwei der genannten Gebiete sollten Störungen vorliegen. Die Diagnose sollte nicht auf Fälle beschränkt werden, die einen protrahierten, zum Abbau führenden oder chronischen Verlauf nehmen.

Im Rahmen des Gesamtthemas der schizophrenen Psychosen können Unterteilungen gemacht werden, die sich einerseits auf das vorherrschende Symptom, andererseits aber auch auf die Entwicklung der Psychose beziehen. Wir wissen seit KRAEPELIN und BLEULER, daß es zu unterscheiden gilt zwischen einfacher Schizophrenie (simplex), Katatonie, Hebephrenie und paranoider Schizophrenie. Andererseits müssen wir aber auch unterteilen nach den verschiedenen Verlaufsformen; denn nichts wäre verhängnisvoller, als dem alten Irrglauben anzuhängen, die schizophrenen Psychosen hätten allesamt denselben ungünstigen, zur chronischen Versandung führenden Verlauf.

Wie steht es mit den *Prodromen*, d. h. dem Zustand der später schizophren gewordenen Menschen im Vorfeld der Psychose. Hier muß an die neueste Theorie erinnert werden, die besagt (z. B. nach L. CIOMPI), daß es sich in der Kindheit und Jugend meist um besonders empfindsame, verletzliche Menschen handelt, die dem Stress des Lebens weniger Widerstand entgegensetzen können als andere, die deshalb leicht als Sonderlinge, introvertierte oder eben schizoide Charaktere auffallen. Zum Thema dieser „Vulnerabilitätstheorie" kann nun die Durchmusterung der Literatur und insbesondere der Selbstzeugnisse späterer Schizophrener wesentlich beitragen. Zu denken ist vor allem an die präpsychotische Persönlichkeit des berühmten Dichters FRIEDRICH HÖLDERLIN (1770–1843). In einem Brief, den er 1789 an seinen Freund NEUFFER richtet, beschreibt er in erschütternden Worten seine Anpassungsschwierigkeiten und eben das, was unter „Vulnerabilität" verstanden werden kann:

... Das Lebendige in der Poesie ist jetzt dasjenige, was am meisten meine Gedanken und Sinne beschäftiget. Ich fühle so tief, wie weit ich noch davon bin, es zu treffen, und dennoch ringt meine ganze Seele danach, und es ergreift mich oft, daß ich weinen muß, wie ein Kind, wenn ich um und um fühle, wie es meinen Darstellungen an einem und dem andern fehlt, und ich doch aus den poetischen Irren, in denen ich herumwandele, mich nicht herauswinden kann. Ach! die Welt hat meinen Geist von früher Jugend an in sich zurückgescheucht, und daran leid' ich noch immer. Es gibt zwar ein Hospital, wohin sich jeder auf meine Art verunglückte Poet mit Ehren flüchten kann, – die Philosophie. Aber ich kann von meiner ersten Liebe, von den Hoffnungen meiner Jugend nicht lassen, und ich will lieber verdienstlos untergehen, als mich trennen von der süßen Heimat der Musen, aus der mich bloß der Zufall verschlagen hat. Weißt Du mir einen guten Rat, der mich so schnell wie möglich auf das Wahre bringt, so gib mir ihn. Es fehlt mir weniger an Kraft, als an Leichtigkeit, weniger an Ideen, als an Nuancen, weniger an einem Hauptton, als an mannigfaltig geordneten Tönen, weniger an Licht, wie an Schatten, und das alles aus einem Grunde: ich scheue das Gemeine und Gewöhnliche im wirklichen Leben zu sehr. Ich bin ein rechter Pedant, wenn Du willst. Und doch sind, wenn ich nicht irre, die Pedanten sonst so kalt und lieblos, und mein Herz ist doch so voreilig, mit den Menschen und den Dingen unter [dem] Monde sich zu verschwistern. Ich glaube fast, ich bin aus lauter Liebe pedantisch, ich bin nicht scheu, weil ich mich fürchte, von der Wirklichkeit in meiner Eigensucht gestört zu werden, aber ich bin es, weil ich mich fürchte, von der Wirklichkeit in der innigen Teilnahme gestört zu werden, mit der [ich] mich gern an etwas anderes schließe; ich fürchte, das warme Leben in mir zu erkälten in der eiskalten Geschichte des Tags, und diese Furcht kommt daher, weil ich alles, was von Jugend auf Zerstörendes mich traf, empfindlicher als andere aufnahm, und diese Empfindlichkeit scheint darin ihren Grund zu haben, daß ich im Verhältnis mit den Erfahrungen, die ich machen mußte, nicht fest und unzerstörbar genug organisiert war. Das sehe ich. Kann es mir helfen, daß ich es sehe? Ich glaube, so viel. Weil ich zerstörbarer bin, als mancher andere, so muß [ich] um so mehr den Dingen, die auf mich zerstörend wirken, einen Vorteil abzugewinnen suchen, ich muß sie nicht an sich, ich muß sie nur insofern nehmen, daß sie meinem wahrsten Leben dienlich sind. Ich muß sie, wo ich sie finde, schon zum voraus als unentbehrlichen Stoff nehmen, ohne den mein Innigstes sich niemals völlig darstellen wird. Ich muß sie in mich aufnehmen, um sie gelegentlich (als Künstler, wenn ich einmal Künstler sein will und sein soll) als Schatten zu meinem Lichte aufzustellen, um sie als untergeordnete Töne wiederzugeben, unter denen der Ton meiner Seele um so lebendiger hervorspringt. Das Reine kann sich nur darstellen im Unreinen, und versuchst Du, das Edle zu geben ohne Gemeines, so wird es als das Allerunnatürlichste, Ungereimteste dastehn, und zwar darum, weil das Edle selber, so wie es zur Äußerung kommt, die Farbe des Schicksals trägt, unter dem es entstand, weil das Schöne, so wie es sich in der Wirklichkeit darstellt, von den Umständen, unter denen es hervorgeht, notwendig eine Form annimmt, die ihm nicht natürlich ist, und die nur dadurch zur natürlichen Form wird, daß man eben die Umstände, die ihm notwendig diese Form gaben, hinzunimmt. So ist z. B. der Charakter des Brutus ein höchst unnatürlicher, widersinniger Charakter, wenn man ihn nicht mitten unter den Umständen sieht, die seinem sanften Geiste diese strenge Form aufnötigten. Also ohne Gemeines kann nichts Edles dargestellt werden, und so will ich mir immer sagen, wenn mir Gemeines in der Welt aufstößt: Du brauchst es ja so notwendig, wie der Töpfer den Lehm, und darum nehm es immer auf und stoß es nicht von Dir und scheue nicht daran. Das wäre das Resultat. (HÖLDERLIN)

HÖLDERLIN hat also seine Verletzlichkeit sehr wohl durchschaut und meisterhaft beschrieben. „Ich bin scheu, weil ich mich fürchte von der Wirklichkeit in der innigen Teilnahme gestört zu werden, mit der ich mich gern an etwas anderes schließe, ich fürchte das warme Leben in mir zu erkälten in der eiskalten Geschichte des Tages . . ." Die Härte der Realität also ist es, der er sich nicht gewachsen fühlt und die er als krassen Gegensatz zu seiner inneren phantasiereichen Welt empfindet. Hier liegt sicher der Schlüssel zum Verständnis seiner später ausbrechenden Psychose, die zugleich endgültige Kapitulation vor der Übermacht der „Welt" bedeutet. Ähnliche Zeugnisse der Verletzlichkeit im Vorfeld einer Psychose könnten sicher auch bei anderen später schizophrenen Dichtern gefunden werden, doch wollen wir es bei diesem Beispiel bewenden lassen.

In den folgenden Beispielen handelt es sich nun um manifeste schizophrene Zusammenbrüche und Entwicklungen. Sie sollen mehr oder weniger in geschichtlicher Chronologie dargestellt werden.

Um eine dramatische Episode in der Lebensgeschichte eines Schizophrenen geht es im ersten Beispiel: JAKOB MICHAEL REINHOLD LENZ (1751–1792), ein hochbegabter Dichter, Freund GOETHES, mit dem er in Straßburg zusammentrifft. Dem Dichter und Dramatiker BÜCHNER (1813–1837) verdanken wir die packende Schilderung der schizophrenen Krise von LENZ. Da es an dieser Stelle nicht um pathographische Erörterungen über das Wie und Warum der schweren psychischen Störung von LENZ gehen kann, wozu wir auf die reichliche Fachliteratur (s. z. B. bei IRLE) verweisen, wollen wir einfach die Schilderung als eine für die damalige Zeit erstaunlich objektive Beschreibung auf uns wirken lassen. BÜCHNER hatte sich ja bekanntlich auf die Aufzeichnungen des den unglücklichen LENZ beherbergenden und seelsorgerisch betreuenden Pfarrer OBERLIN gestützt. Zwar schildert BÜCHNER den Zustand mit den Worten seiner Zeitepoche, immerhin können wir das Drama und die inneren Kämpfe des unglücklichen LENZ nachvollziehen.

Wie wir wissen, hat LENZ nicht nur an dieser einmaligen Episode gelitten, sondern wir müssen angesichts der weiteren Lebensgeschichte von einem wellenförmigen Verlauf seiner schizophrenen Psychose im Sinne von M. BLEULER reden.

Wolken zogen rasch über den Mond; bald alles im Finstern, bald zeigten sie die nebelhaft verschwindende Landschaft im Mondschein. Er rannte auf und ab. In seiner Brust war ein Triumphgesang der Hölle. Der Wind klang wie ein Titanenlied. Es war ihm, als könne er eine ungeheure Faust hinauf in den Himmel ballen und Gott herbeireißen und zwischen seinen Wolken schleifen; als könnte er die Welt mit den Zähnen zermalmen und sie dem Schöpfer ins Gesicht speien; er schwur, er lästerte. So kam er auf die Höhe des Gebirges, und das ungewisse Licht dehnte sich hinunter, wo die weißen Steinmassen lagen, und der Himmel war ein dummes blaues Aug, und der Mond stand ganz lächerlich drin, einfältig. Lenz mußte laut lachen, und mit dem Lachen griff der Atheismus in ihn und faßte ihn ganz sicher und ruhig und fest. Er wußte nicht mehr, was ihn vorhin so bewegt hatte, es fror ihn; er dachte, er wolle jetzt zu Bette gehn, und er ging kalt und unerschütterlich durch das unheimliche Dunkel – es war ihm alles leer und hohl, er mußte laufen und ging zu Bette.

Am folgenden Tag befiel ihn ein großes Grauen vor seinem gestrigen Zustand. Er stand nun am Abgrund, wo eine wahnsinnige Lust ihn trieb, immer wieder hineinzuschauen und sich diese Qual zu wiederholen. Dann steigerte sich seine Angst, die Sünde wider den Heiligen Geist stand vor ihm.

Einige Tage darauf kam Oberlin aus der Schweiz zurück, viel früher, als man es erwartet hatte. Lenz war darüber betroffen. Doch wurde er heiter, als Oberlin ihm von seinen Freunden im Elsaß erzählte. Oberlin ging dabei im Zimmer hin und her und packte aus, legte hin. Dabei erzählte er von Pfeffel, das Leben eines Landgeistlichen glücklich preisend. Dabei ermahnte er ihn, sich in den Wunsch seines Vaters zu fügen, seinem Berufe gemäß zu leben, heimzukehren. Er sagte ihm: „Ehre Vater und Mutter!" und dergleichen mehr. Über dem Gespräch geriet Lenz in heftige Unruhe; er stieß tiefe Seufzer aus, Tränen drangen ihm aus den Augen, er sprach abgebrochen. „Ja, ich halt es aber nicht aus; wollen Sie mich verstoßen?

. . . Ich bin abgefallen, verdammt in Ewigkeit, ich bin der ewige Jude." Oberlin sagte ihm, dafür sei Jesus gestorben; er möge sich brünstig an ihn wenden, und er würde teilhaben an seiner Gnade.

Lenz erhob das Haupt, rang die Hände und sagte: „Ach! ach! göttlicher Trost –". Dann frug er plötzlich freundlich, was das Frauenzimmer mache. Oberlin sagte, er wisse von nichts, er wolle ihm aber in allem helfen und raten; er müsse ihm aber Ort, Umstände und Person angeben. Er antwortete nichts wie gebrochne Worte: „Ach ist sie tot? Lebt sie noch? Der Engel! Sie liebte mich – ich liebte sie, sie war's würdig – o der Engel! Verfluchte Eifersucht, ich habe sie aufgeopfert – sie liebte noch einen andern – ich liebte sie, sie war's würdig – o gute Mutter, auch die liebte mich – ich bin euer Mörder!" Oberlin versetzte: vielleicht lebten alle diese Personen noch, vielleicht vergnügt; es möge sein, wie es wolle, so könne und werde Gott, wenn er sich zu ihm bekehrt haben würde, diesen Personen auf sein Gebet und Tränen so viel Gutes erweisen, daß der Nutzen, den sie alsdann von ihm hätten, den Schaden, den er ihnen zugefügt, vielleicht überwiegen würde. Er wurde darauf nach und nach ruhiger und ging wieder an sein Malen.

Den Nachmittag kam er wieder. Auf der linken Schulter hatte er ein Stück Pelz und in der Hand ein Bündel Gerten, die man Oberlin nebst einem Briefe für Lenz mitgegeben hatte. Er reichte Oberlin die Gerten mit dem Begehren, er sollte ihn damit schlagen. Oberlin nahm die Gerten aus seiner Hand, drückte ihm einige Küsse auf den Mund und sagte: dies wären die Streiche, die er ihm zu geben hätte; er möchte ruhig sein, seine Sache mit Gott allein ausmachen, alle möglichen Schläge würden keine einzige seiner Sünden tilgen; dafür hätte Jesus gesorgt, zu dem möchte er sich wenden. Er ging.

Beim Nachtessen war er wie gewöhnlich etwas tiefsinnig. Doch sprach er von allerlei, aber mit ängstlicher Hast. Um Mitternacht wurde Oberlin durch ein Geräusch geweckt. Lenz rannte durch den Hof, rief mit hohler, harter Stimme den Namen Friederike.

. . . er stürzte sich dann in den Brunnentrog, patschte darin, wieder heraus und herauf in sein Zimmer, wieder herunter in den Trog, und so einigemal – endlich wurde er still. Die Mägde, die in der Kinderstube unter ihm schliefen, sagten, sie hätten oft, insonderheit aber in selbiger Nacht, ein Brummen gehört, das sie mit nichts als mit dem Tone einer Haberpfeife zu vergleichen wüßten. Vielleicht war es sein Winseln, mit hohler, fürchterlicher, verzweifelnder Stimme.

Am folgenden Morgen kam Lenz lange nicht. Endlich ging Oberlin hinauf in sein Zimmer: er lag im Bett ruhig und unbeweglich. Oberlin mußte lange fragen, ehe er Antwort bekam; endlich sagte er: „Ja, Herr Pfarrer, sehen Sie, die Langeweile! die Langeweile! o, so langweilig! Ich weiß gar nicht mehr, was ich sagen soll; ich habe schon allerlei Figuren an die Wand gezeichnet." Oberlin sagte ihm, er möge sich zu Gott wenden; da lachte er und sagte: „Ja wenn ich so glücklich wäre wie Sie, einen so behaglichen Zeitvertreib aufzufinden, ja man könnte sich die Zeit schon so ausfüllen. Alles aus Müßiggang. Denn die meisten beten aus Langeweile, die andern verlieben sich aus Langeweile, die dritten sind tugendhaft, die vierten lasterhaft, und ich gar nichts, gar nichts, ich mag mich nicht einmal umbringen: es ist zu langweilig!

O Gott! in deines Lichtes Welle,
In deines glühnden Mittags Helle,
Sind meine Augen wund gewacht.
Wird es denn niemals wieder Nacht?"

Oberlin blickte ihn unwillig an und wollte gehen. Lenz huschte ihm nach, und indem er ihn mit unheimlichen Augen ansah: „Sehn Sie, jetzt kommt mir doch was ein, wenn ich nur unterscheiden könnte, ob ich träume oder wache; sehn Sie, das ist sehr wichtig, wir wollen es untersuchen" – er huschte dann wieder ins Bett.

Den Nachmittag wollte Oberlin in der Nähe einen Besuch machen; seine Frau war schon fort. Er war im Begriff wegzugehen, als es an seine Türe klopfte und Lenz hereintrat mit vorwärts gebogenem Leib, das Gesicht über und über und das Kleid hie und da mit Asche bestreut, mit der rechten Hand den linken Arm haltend. Er bat Oberlin, ihm den Arm zu ziehen: er hätte ihn verrenkt, er hätte sich zum Fenster heruntergestürzt; weil es aber niemand gesehen, wolle er es auch niemand sagen. Oberlin erschrak heftig, doch sagte er nichts; er tat, was Lenz begehrte. Zugleich schrieb er an den Schulmeister Sebastian Scheidecker von Bellefosse, er möge herunterkommen und gab ihm Instruktionen. Dann ritt er weg.

Der Mann kam. Lenz hatte ihn schon oft gesehen und hatte sich an ihn attachiert. Er tat, als hätte er mit Oberlin etwas reden wollen, wollte dann wieder weg. Lenz bat ihn zu bleiben, und so blieben sie beisammen. Lenz schlug noch einen Spaziergang nach Fouday vor. Er besuchte das Grab des Kindes, das er hatte erwecken wollen, kniete zu verschiedenen Malen nieder, küßte die Erde des Grabes, schien betend, doch mit großer Verwirrung, riß etwas von der auf dem Grab stehenden Krone ab, als ein Andenken, ging wieder zurück nach Waldbach, kehrte wieder um, und Sebastian mit. Bald ging er langsam und klagte über große Schwäche in den Gliedern, dann ging er mit verzweifelnder Schnelligkeit; die Landschaft beängstigte ihn, sie war so eng, daß er an alles zu stoßen fürchtete. Ein unbeschreibliches Gefühl des Mißbehagens befiel ihn; sein Begleiter ward ihm endlich lästig, auch mochte er seine Absicht erraten und suchte Mittel, ihn zu entfernen. Sebastian schien ihm nachzugeben, fand aber heimlich Mittel, seinen Bruder von der Gefahr zu benachrichtigen, und nun hatte Lenz zwei Aufseher, statt einen. Er zog sie wacker herum; endlich ging er nach Waldbach zurück, und da sie nahe am Dorfe waren, kehrte er wie ein Blitz wieder um und sprang wie ein Hirsch gen Fouday zurück. Die Männer setzten ihm nach. Indem sie ihn in Fouday suchten, kamen zwei Krämer und erzählten ihnen, man hätte in einem Hause einen

Fremden gebunden, der sich für einen Mörder ausgäbe, der aber gewiß kein Mörder sein könne. Sie liefen in dies Haus und fanden es so. Ein junger Mensch hatte ihn, auf sein ungestümes Dringen, in der Angst gebunden. (BÜCHNER)

Unschwer erkennen wir in dieser Schilderung die immer mehr überhandnehmende Ratlosigkeit, die sich zur zerstörenden Qual steigert. Ein Konflikt (die Liebe einer Frau) erhält eine unangemessene Dimension, Nebensächliches wird bedeutungsvoll, das Denken wird zerfahren.

Neben BÜCHNERS LENZ gehört die Novelle „Barthleby" von HERMANN MELVILLE (1819–1891) zu den eindrücklichsten Schilderungen einer schizophrenen Psychose. MELVILLE läßt den Erzähler, einen Notar, berichten, wie er einen unscheinbaren, anspruchslosen Schreiber angestellt hat, der aber durch sein Verhalten immer mehr auffällt. Er redet kaum, ernährt sich kaum, schläft im Büro des Notars und leistet allen Aufforderungen, die Stelle zu verlassen, Widerstand. Aus der Schilderung geht deutlich hervor, daß Bartleby, der Sonderling, zwar nicht an eigentlichen Wahnideen oder an Halluzinationen leidet, aber in einer völlig autistischen Haltung der Realität trotzt und sich in eine versteinerte, katatone Abwehrhaltung allen Ansprüchen von außen gegenüber verkriecht.

Sein Brotgeber, der Erzähler in MELVILLES Novelle, sucht seine Verantwortung für den Unglücklichen loszuwerden, verstrickt sich aber immer mehr angesichts des beharrlichen Widerstandes des Kranken, der jede Veränderung ablehnt:

Als ich die Treppe zu meiner alten Kanzlei erstieg, sah ich Bartleby: Er sass stumm droben auf dem Geländer am Treppenabsatz. – „Was machen Sie hier, Bartleby" fragte ich. – „Ich sitze auf dem Geländer", antwortete er sanft.

Ich beförderte ihn in die Kanzlei, und der Anwalt liess uns allein. – „Bartleby", sagte ich, „sind Sie sich darüber klar, daß die Art, wie Sie sich nach Ihrer Entlassung hier im Hause festsetzen, mir ernste Ungelegenheit verursacht?" – Keine Antwort. – „Sie haben jetzt die Wahl zwischen zwei Dingen. Entweder Sie müssen etwas unternehmen, oder es wird etwas gegen Sie unternommen. Also: Was für eine Art von Beschäftigung möchten Sie haben? Möchten Sie wieder für irgendwen Abschreibarbeiten übernehmen?" – „Nein; ich möchte mich lieber nicht verändern."

... – „Ich möchte lieber keinen Verkäuferposten", versetzte er in einem Tone, als wollte er diese kleine Frage erst einmal endgültig regeln. – „Und wenn Sie es mit einer Tätigkeit als Schankkellner versuchten? Dabei brauchen Sie ihre Augen nicht anzustrengen." – „Das würde mir ganz und gar nicht zusagen; wenn ich auch, wie ich schon bemerkte, nicht wählerisch bin." – Seine ungewohnte Beredsamkeit regte meine Phantasie an. Ich ging abermals zum Angriff über. „Schön – und wenn Sie nun im Lande umherirren und Rechnungen für die Kaufleute einziehen würden? Dabei würde sich ihre Gesundheit kräftigen." – „Nein, ich möchte lieber etwas anderes tun." – „– Oder möchten Sie als Reisebegleiter eines jungen Herrn nach Europa fahren und ihm als Gesellschafter dienen? Wie würde Ihnen das gefallen?" – „Gar nicht. Ich glaube nicht, daß dabei etwas Gescheites herauskommt. Ich möchte lieber sesshaft sein. Aber ich bin nicht wählerisch."

... „Wenn Sie nicht bis zum Abend aus dem Haus verschwinden, bin ich gezwungen – ja, dann bin ich tatsächlich gezwungen, selber – selber das Haus zu verlassen", schloss ich einigermassen hilflos, da mir keine Drohung einfiel, die ihn bewegen konnte, seine Unbeweglichkeit aufzugeben. An jedem weiteren Versuch verzweifelnd, wollte ich ihn in überstürzter Eile verlassen, als mir ein letzter Einfall kam – über den ich schon vorher dann und wann nachgedacht hattte. – „Bartleby", sagte ich in dem freundlichsten Tone, der mir unter so ärgerlichen Umständen gelingen konnte, „wollen Sie mit mir kommen – ich meine: in meine Wohnung, nicht in meine Kanzlei – und bei mir bleiben, bis wir uns in aller Ruhe über eine Lösung geeinigt haben, die Ihnen zusagt? Kommen Sie, wir wollen gehen, jetzt gleich." – „Nein. Ich möchte mich im Augenblick lieber überhaupt nicht verändern."

Ich antwortete nichts darauf; in jäher und rascher Flucht, die mich vor jeder Begegnung bewahrte, stürzte ich aus dem Hause, rannte die Wall Street hinaus bis zum Broadway, sprang in den ersten besten Omnibus und war bald vor jeder Verfolgung sicher. Sobald ich wieder ruhig überlegen konnte, erkannte ich klar, dass ich nun alles getan hatte, was in meinen Kräften stand, um den Forderungen des Hauswirts und der Mieter zu genügen, meinen eigenen Wunsch und mein Pflichtgefühl zufriedenzustellen und Bartleby zu helfen ... (MELVILLE)

Schließlich kommt es so weit, daß Barthleby ins Gefängnis gesteckt wird, wo er weiterhin stumm und steif herumsteht und jeden Vorschlag nach Änderungen, Arbeit usw. ablehnt:

Da man ihm nichts Ehrenrühriges vorzuwerfen hatte, und da er völlig ruhig und harmlos war, so durfte er ungehindert im ganzen Gefängnis und besonders in den mit Mauern umgebenen, grasbewachsenen Höfen umhergehen. Und da fand ich ihn denn auch: Er stand ganz allein im stillsten der Höfe, das Gesicht einer hohen Mauer zugekehrt, während überall aus den schmalen Fensterschlitzen des Gefängnisses – ich meinte es deutlich zu sehen – die Augen von Mördern und Dieben nach ihm spähten.

„Bartleby!" – „Ich weiss, wer Sie sind", sagte er, ohne sich umzuwenden – „und ich habe Ihnen nichts zu sagen."

„Nicht ich bin es, der Sie hierhergebracht hat, Bartleby", sagte ich, da die unausgesprochene Verdächtigung mich empfindlich schmerzte. „Und für Sie sollte das eigentlich kein so übler Aufenthalt sein. Kein Vorwurf gegen Sie ist mit Ihrem Hiersein verknüpft. Und dann: Ich finde es hier gar nicht so trostlos, wie man vielleicht meinen möchte. Blicken Sie auf: Droben sehen Sie den Himmel, und zu Ihren Füssen wächst Gras." – „Ich weiss, wo ich bin", antwortete er; und da er nichts weiter sagen wollte, verliess ich ihn.

Als ich wieder in den Flur kam, sprach ein breiter, wie lauter Fleisch aussehender, mit einer Schürze angetaner Mann mich an.

... – „Wer sind Sie?" fragte ich, da ich mir für eine so unamtlich redende Erscheinung in dieser Umgebung keine Deutung wusste. – „Ich bin der Speisenmann. Herren, die Freunde hier sitzen haben, geben mir Geld, damit ich ihnen etwas Gutes zu essen bringen kann." – Ich wandte mich an den Schliesser: „Stimmt das?" – Ja, sagte er, es stimmte.

„Also schön", sagte ich und liess ein paar Silberstücke in die Hand des Speisenmannes (denn so wurde er genannt) gleiten, „ich möchte, dass Sie sich um meinen Freund da drüben besonders kümmern; geben Sie ihm das beste Essen, das Sie liefern können. Und dann müssen Sie gegen ihn so höflich wie nur möglich sein." – „Stellen Sie mich

53

ihm vor, ja?" sagte der Speisenmann, und sein Gesichtsausdruck verriet, dass er darauf brannte, eine Probe seiner guten Erziehung geben zu können.

Da ich meinte, dass es für den Schreiber von Vorteil sein würde, willigte ich ein; ich liess mir den Namen des Speisenmannes sagen und ging mit ihm zu Bartleby. – „Bartleby, der Herr hier ist ein guter Freund; er wird sich Ihnen als sehr nützlich erweisen." – „Ihr Diener, Sir, Ihr Diener", sagte der Speisenmann und machte eine tiefe Verbeugung hinter seiner Schürze. „Hoffe, es gefällt Ihnen hier bei uns, Sir; ...

... – hoffe, Sie bleiben eine Zeitlang bei uns – versuchen, es sich hier angenehm zu machen. Was möchten Sie heute essen?" – „Ich möchte heute lieber gar nichts essen", sagte Bartleby und wandte sich ab. „Es würde mir nicht bekommen; ich bin nicht gewöhnt an Mittagessen." Damit entfernte er sich langsam von uns und ging auf die andere Seite des Hofes, um sich vor der fensterlosen Mauer aufzustellen.

„Was ist das?" sagte der Speisenmann und glotzte mich erstaunt an. „Er ist'n bisschen komisch, was?" – „Ich glaube, er ist etwas verstört", sagte ich traurig. – „Verstört? Ach so – verstört ist er? Ja, also, auf mein Wort, ich hab' gemeint, Ihr Freund da wäre ein Urkundenfälscher; die sehen immer blass und wie feine Herren aus, die Urkundenfälscher. Mir tun sie immer leid, ob ich will oder nicht – kann's nicht ändern, Sir. Haben Sie Monroe Edwards gekannt?" fügte er in gerührtem Ton hinzu und machte eine Pause. Dann legte er mir mit kläglicher Miene die Hand auf den Arm und seufzte. „Er ist in Sing-Sing an der Schwindsucht gestorben. Sie waren also nicht mit Monroe bekannt?" – „Nein, ich habe mit Urkundenfälschern nie gesellschaftlich verkehrt. Aber ich muss jetzt gehen. Kümmern Sie sich um meinen Freund da drüben. Es soll Ihr Schaden nicht sein. Ich komme wieder."

Ein paar Tage später verschaffte ich mir abermals Einlass ins Gefängnis ...

„Ich hab' ihn vor nicht langer Zeit aus seiner Zelle kommen sehen", sagte ein Schliesser. „Vielleicht geht er in den Höfen spazieren." – Also wandte ich mich dorthin.

„Suchen Sie den stummen Mann?" fragte ein anderer Schliesser im Vorbeigehen. „Da drüben liegt er – schläft im Hof. Vor noch nicht zwanzig Minuten hab' ich gesehen, wie er sich hinlegte."

Der Hof war völlig still. Die gewöhnlichen Gefangenen durften ihn nicht betreten. Die Mauern, die ihn umgaben, waren erstaunlich dick und schlossen ihn gegen alle Geräusche ab. Wie altägyptische Bauwerke waren diese Mauern, und ihre düstere Wucht lastete schwer auf meiner Seele. Unter den Füssen aber wuchs, auch er umengt von der Haft, ein weicher Rasen. Man hätte meinen können, im Innern der ewigen Pyramiden zu sein: und wie durch seltsamen Zauber wäre zwischen den Mauerspalten Grassamen, den Vögel verstreuten, gekeimt.

Seltsam zusammengekauert am Fusse der Mauer, die Knie emporgezogen, auf die Seite geneigt, so dass sein Kopf die kalten Steine berührte: so lag der abgezehrte Bartleby da. Aber er rührte sich nicht. Ich wartete eine Weile; dann trat ich dicht an ihn heran; ich beugte mich über ihn und sah, dass seine trüben Augen geöffnet waren; sonst aber sah er aus, als läge er in tiefem Schlaf. (MELVILLE)

In der Hilflosigkeit des Notars wird uns lebhaft vor Augen geführt, wie schwierig der Umgang mit einem Schizophrenen für die Umgebung werden kann. Der wohlmeinende Brotgeber kann die Kluft, die Barthleby von der Realität trennt, nicht überbrücken. Was wir in der psychiatrischen Praxis immer wieder mit Angehörigen erleben, wird hier verdeutlicht: Der psychotische Mensch erregt Ärgernis, sein Verhalten bewirkt im Gegenüber einen ständigen Kampf zwischen Auflehnung, Wohlwollen, Zorn, Mitleid. Nicht er, Barthleby, hat sich der Welt anzupassen, sondern umgekehrt: Die Welt muß sich nach ihm richten.

Die Bescheidenheit und Anspruchslosigkeit Barthlebys verbirgt offensichtlich, man ist versucht zu sagen in raffinierter Weise, den geheimen Wunsch, sich über alle Regeln des Zusammenlebens hinwegzusetzen. Diese Unmöglichkeit, „vernünftig", d. h. angepaßt zu handeln, überspielt sogar den Selbsterhaltungstrieb und führt Barthleby in den Tod.

Bei gewissen Künstlern wird die Verschmelzung von Werk und Psychose ganz besonders deutlich, so bei Gérard de Nerval (1808–1855), dem berühmten Dichter und Goethe-Übersetzer. Dieser machte in seinem Leben mehrere schizophrene Episoden durch, wurde mehrere Male in der Privatklinik des Dr. Blanche in Paris behandelt und hielt diesen Arzt zeitlebens in großen Ehren. In seinen Werken äußert sich das Phantastisch-Wahnhafte in gebändigter und strukturierter Form, ja man wird nicht fehlgehen anzunehmen, daß G. de Nerval zu den seltenen Dichtern gehört, denen es gelang, dichterisch reflektierend Distanz zu gewinnen zu dem überwältigenden Erlebnis der Psychose. Benedetti hat ihm in seinem bereits erwähnten Buch ein ausführliches Kapitel gewidmet. So schreibt er: „Später, nach der Remission, kann der Kranke an der Wirklichkeit seiner traumhaften Wahrnehmungen zweifeln. Das tut ja auch Nerval, der in seinen eigenen Erzählungen immer wieder von einem ‚eigenen' Wahn spricht. Aber die weltanschauliche Überzeugung, daß alles, was im Traum geschieht, an irgendeinem Ort des Seins in einer geheimnisvollen, für uns undurchsichtigen Weise real sei, begünstigt bei Nerval das Verbleiben in einer Wahnstimmung, aus der sich allerdings gerade seine visionäre Größe ergibt: denn nie schrumpft nach der Verwirrung das krankhafte Erlebnis zu einem kleinen Haufen Elend zusammen, wie dies bei durchschnittlichen Kranken der Fall ist, welche dann nur ungern erzählen, was sie alles in der psychotischen Episode erlebt haben."

Wie sehr sich Nerval seiner Grenzsituation bewußt ist, ergibt sich auch daraus, wenn er schreibt: „Ich bitte Gott nicht darum, daß er an den Ereignissen etwas ändere, sondern daß er mich in Bezug auf die Dinge ändere, daß er mir die Kraft lasse, um mich herum eine Welt zu schaffen, die mir angehört, und meinen Traum zu lenken, statt ihn zu erleiden."

In seinem Roman „Aurelia" wird sein eigenes psychotisches Erleben gestaltet. Wir lesen beispielsweise: „Hinter den vom Winde rasch dahinjagenden Wolken sah ich mehrere Monde mit großer Geschwindigkeit am Himmel vorbeiziehen. Ich dachte, die Erde sei aus ihrer Bahn geraten und irre am Firmament dahin wie ein Schiff ohne Masten, wobei sie sich den wechselweise größeren oder kleiner erscheinenden Sternen nähern oder aber von ihnen entfernen ..."

Dies als Beispiel eines schizophrenen Weltuntergangserlebnisses, in welchem der Untergang der inneren Ordnung auf die Außenwelt projiziert wird. An einer anderen Stelle sagt er: „Die ewige Nacht beginnt, sagte ich mir, sie wird fürchterlich sein. Was wird geschehen, wenn die Menschen bemerken, daß es keine Sonne mehr gibt? Ich empfand Mitleid mit den verspäteten Bauern, denen ich noch begegnete – wie werden sie staunen, wenn sie sehen, daß die Nacht kein Ende nimmt ... indessen bellten da und dort die Hunde und die Hähne krähten."

Der Ichverlust oder das Dünnerwerden der Ichgrenzen ruft dann aber auch nach Gegenkräften, und der Wahn übernimmt eine schützende Funktion, indem er dem Kranken kompensierend übernatürliche Möglichkeiten vorspiegelt. Im Roman „Aurelia" heißt es: „Von dem Augenblick an, da ich mir die Gewißheit verschafft hatte, daß ich den der Weihe vorausgehenden Prüfungen unterworfen werde, zog eine unüberwindliche Kraft in meine Seele ein. Ich hielt mich für einen Helden, der unter den Augen der Götter lebte. Alles in der Natur nahm neue Aspekte an. Geheimnisvolle Stimmen gingen von der Pflanze, dem Baum, den Tieren, den unscheinbarsten Insekten aus, um mich zu warnen oder zu ermutigen. Die Sprache meiner Gefährten enthielt geheimnisvolle Wendungen, deren Sinn sich mir offenbarte. Leblose Dinge boten sich von selbst für die Berechnungen meines Geistes an. Aus den Gruppierungen von Kieseln, den Formen von Ecken, Spalten oder Öffnungen, der Gestalt von Blättern, aus Farben und Tönen ergaben sich für mich bis dahin unbekannte Harmonien."

Und an anderer Stelle: „... als ob die Wände des Saales sich zu unendlichen Perspektiven aufgetan hätten, meinte ich eine ununterbrochene Kette von Männern und Frauen zu sehen, in denen ich war und die ich selber waren."

Oder: „Den Gesprächen der Wärter und denen meiner Gefährten legte ich einen mystischen Nebensinn bei. Es erschien mir, als ob sie Repräsentanten aller Rassen auf Erden seien und daß es für uns alle darum gehe, den Gang der Gestirne von neuem zu ordnen, jedoch grandioser zu entwickeln ..." (DE NERVAL)

Nun könnte freilich eingewendet werden, daß dieses dramatische Schildern der inneren Spaltung einfach der visionären Fähigkeit eines sensiblen Dichters entspräche, der sich in die Welt des Schizophrenen einfühlen und sie gestalten kann. Daß indessen G. DE NERVAL diese psychotischen Episoden wirklich durchlitten hat und sie erst nachträglich im Wort gestalten konnte, geht aus den zeitgenössischen Zeugnissen eindeutig hervor. So beschreibt z. B. ALEXANDRE DUMAS (1802–1870) die Psychose NERVALS, wie sie von seiner Umgebung erlebt wurde:

„Die Wahngebilde Gérards sind verschiedener Art. Bald bildet er sich ein, der König Salomo zu sein und er rühmt sich der Gewalt, die Geister zu beschwören. Er erwartet die Königin von Saba und es gibt kein Feenmärchen, keine Geschichte aus Tausend und eine Nacht, die es an Kühnheit der Phantasie und Farbenpracht dem gleich täte, was Gérard seinen Freunden dann erzählt. Die Freunde hören zu und wissen nicht, ob sie den Unglücklichen beklagen oder beneiden sollen, wenn er ihnen berichtet von den geschäftigen und mächtigen Geistern, von der Schönheit und der Pracht seiner Königin. Bald ist er der Sultan von der Krim, Graf von Abessynien, Herzog von Ägypten, Baron von Smyrna, dann gesteht er seinen Freunden wiederum, daß er einfach verrückt ist, und er setzt ihnen gewissenhaft auseinander, wie er es geworden ist – mit einer solchen schwunghaften Lustigkeit und unter Anführung von so heiteren und ergötzlichen Verwickelungen, daß man beinahe Lust hätte, ihm in das wunderbare *Land der Träume, der Chimären, der Täuschungen, der Halluzinationen*, das die verlockendsten Oasen darbietet, zu folgen. Dann aber erfaßt ihn plötzlich wieder eine tiefe Schwermut, eine unbezwingliche Melancholie, und wer alsdann seinen Worten lauscht, möge es nur versuchen, seine Tränen zurückzuhalten. Werther und René haben für ihren Schmerz keinen ergreifenderen Akzent, kein herzzerreißenderes Schluchzen, keine rührenderen Laute, keinen poetischeren Aufschrei gefunden, als der unglückliche Gérard." (BIRNBAUM)

Wie übrigens nicht selten zu beobachten ist, wird die Qual der akuten Wahnkrankheit nach einer überstandenen Episode oft verdrängt, ja es entsteht das Gefühl einer besonders reichen und farbigen Erlebniswelt während der Psychose. So kommt es vor, daß Schizophrene von Heimweh nach der durchgemachten Krankheit reden. Auch bei GÉRARD DE NERVAL finden wir solche nachträglichen Umdeutungen, so wenn er schreibt (nach BIRNBAUM):

„Bisweilen werfe ich auf den Zustand, in dem ich mich befunden habe, Blicke des Neides zurück, denn solange er angedauert hat, habe ich viele Stunden reinen Glückes genossen. Glauben Sie nicht, Coleridge, die Größe und Vollkraft der Phantasie erfahren zu haben, wenn sie nicht irrsinnig gewesen sind. Alles erscheint mir jetzt fade."

„Ich will versuchen, die Eindrücke einer langen Krankheit niederzuschreiben, die sich ganz in den Mysterien meines Geistes abgespielt hat; und ich weiß nicht, warum ich mich des Ausdrucks Krankheit bediene; denn niemals habe ich mich, was mich selbst betrifft, wohler gefühlt. Mitunter hielt ich meine Kraft und meine Fähigkeit für verdoppelt. Es schien mir, als wüßte ich und verstände ich alles; die Einbildungskraft brachte mir unendliche Wonnen. Soll man bedauern, sie verloren zu haben, wenn man das, was die Menschen Vernunft nennen, wiedererlangt hat?" – – (BIRNBAUM)

Die alte Frage, ob eine schizophrene Prädisposition oder gar die akute Psychose eine künstlerische Produktion fördere oder hemme, ist nach wie vor aktuell. Sicher kann man annehmen, daß die zuvor geschilderte Persönlichkeit HÖLDERLINS vor der Erkrankung, seine übergroße Sensibilität und Verletzlichkeit mit seinem Werk in einer inneren Beziehung stehen. Andererseits sehen wir aber gerade auch bei ihm, daß das Fortschreiten der Erkrankung im Sinne der Abkapselung auch zu einer Verarmung der schöpferischen Kraft geführt hat.

Hier wäre auch ROBERT WALSER zu erwähnen, bei dem der Ausbruch der schizophrenen Psychose zusammenfällt mit dem Stillstand, dem völligen Versiegen seiner dichterischen Tätigkeit. Anders nun bei GÉRARD DE NERVAL, bei

57

dem aber wohl der wellenförmige Verlauf, d. h. das Untergehen und wieder Auftauchen aus der Psychose zu einem Stimulans werden konnte.

Wenn also der Dichter sich in seinem Werk mit den inneren psychotischen Erlebnissen auseinandersetzen, das Unheimliche und Zerstörerische bis zu einem Kippunkt bannen kann, so stellt sich die Frage, wie es mit der Beziehung zwischen Wahn und Wirklichkeit stehe bei Menschen, denen das Schicksal außergewöhnliche Mittel zur Realisation ihrer Wahngedanken gegeben hat.

Zu denken ist da an Herrscher und Führer der Völker. Ein bekanntes Beispiel ist König LUDWIG II. von Bayern (1845–1886), an dessen schizophrener Erkrankung wohl heute kein Zweifel mehr besteht. Es lohnt sich hier, einen Tatsachenbericht einzuschalten, auch wenn er nicht im Sinne einer dichterischen Bearbeitung, sondern als Zeugnis eines Nahestehenden erscheint. Fürst CHLODWIG VON HOHENLOHE, der spätere deutsche Kanzler, schreibt unmittelbar nach dem tragischen Tod von LUDWIG II. und seinem Arzt Prof. VON GUDDEN im Jahre 1886 (zitiert nach BIRNBAUM):

– – „Dort (in München) ging ich in die auf 12 Uhr anberaumte Sitzung der Reichsräte und wurde nun in die Kommission gewählt, die beauftragt war, die Tatsachen zu prüfen und sich über die Regentschaft auszusprechen. Mittwoch mittag fand die erste Sitzung der Kommission statt. Hier berichtete erst Minister Lutz über den Hergang, sagte, daß das Ministerium erst im Frühjahr dieses Jahres die Überzeugung von der Geisteskrankheit des Königs gewonnen habe, erklärte, warum man in der bekannten Weise vorgegangen sei, und las dann die Aktenstücke vor, die über den Zustand des Königs Auskunft gaben. – Der Kabinettsrat Müller brachte einiges Neue; so den Wunsch des Königs, ein anderes Land zu finden, wo er ohne Kammern regieren könne, die *düstere Gemütsstimmung,* den *Lebensüberdruß* des Königs und eine Reihe von Briefen, darunter solche, in denen er dem Kabinettsrat *schwärmerische Freundschaftsversicherungen* macht. Der Bericht von Hornig gab Auskunft für die Manie des Königs, *Leute zur Bastille zu verurteilen,* dann über die Aufträge, die er gab, *durch Einbruch aus den Banken Geld zu nehmen,* über *Wutausbrüche des Königs, über Mißhandlungen der Diener,* über die Aufträge den Kronprinzen von Italien zu fangen, ihn einzusperren und zu *peinigen,* dann über die *Schlaflosigkeit* des Königs, seine steten Kopfschmerzen u. a. In ähnlicher Weise deponierte auch der Kammerdiener Wilker, der das Zeremoniell beschrieb, das die Diener beobachten mußten, die *Einrichtung eines Burgverließes,* die Abneigung des Königs gegen München, den Kultus Ludwigs XIV. und Ludwig XV. . . .

Wenden wir uns nun aber jener Situation zu, die als plötzlich auftretende akute Dekompensation, als erste Krise beschrieben werden kann. Hierzu ein Beispiel aus dem zeitgenössischen, sicher auch autobiographisch zu verstehenden Roman von ERICA JONG „Angst vorm Fliegen". Sie schildert, wie ihr Mann Brian innerhalb von Tagen akut schizophren wird. Wir gelangen damit in den Bereich der modernen Literatur.

Ich weiß nicht mehr genau, wann es anfing, doch irgendwann Mitte Juni fiel mir auf, daß er noch manischer und exzentrischer war als sonst. Er schlief nun überhaupt nicht mehr und wollte, daß auch ich die ganze Nacht wach bleibe und über Himmel und Hölle mit ihm rede. Nicht, daß das für Brian so ungewöhnlich gewesen wäre. Himmel und Hölle hatten ihn schon immer brennend interessiert. Doch nun begann er, häufig über die Wiederkunft Christi zu sprechen, und zwar auf eine mir bisher nicht geläufige Weise.

Was wäre, wenn Christus als ganz gewöhnlicher Marktforschungsangestellter auf die Erde zurückkäme?

Was wäre, wenn Ihm auch heute niemand Glauben schenken würde?

Was wäre, wenn er seine Identität damit unter Beweis stellen wollte, daß er auf dem Wasser des Central Park-Sees wandelte? Würden die Abendnachrichten im Fernsehen das Ereignis bringen? Würde die Ansage lauten: *Ein Mensch wie du und ich?*

Ich lachte. Auch Brian lachte.

Was wäre, wenn er Zeus und ich Hera wäre? Oder er Dante und ich Beatrice? Wenn es uns beide doppelt gäbe – als Materie und als Antimaterie, dreidimensional und nulldimensional? Wenn nun die Leute in der U-Bahn tatsächlich auf telepathischem Wege mit ihm in Verbindung stünden und ihn bäten, sie zu erretten? Was wäre, wenn Christus wiederkäme und allen Tieren im Central Park-Zoo die Freiheit schenkte? Wenn die Damhirsche auf der Fifth Avenue hinter Ihm herliefen und die Vögelchen sich singend auf Seine Schultern niederließen? Würden die Menschen *dann* glauben, wer Er war? Was wäre, wenn Er die Computer segnete und sie plötzlich, statt Informationen darüber, welche Hausfrauen die meisten Waschmittel kauften, Brotlaibe und Fische ausspien? Wenn die Welt in Wirklichkeit von einem gigantischen Computer gelenkt würde und niemand, außer ihm, Brian, wüßte es? Wenn dieser Computer, statt mit Elektrizität, mit Menschenblut arbeitete? Wenn wir alle, wie Sartre gesagt hat, bereits in der Hölle wären? Wenn wir alle von komplizierten Maschinen gelenkt würden, die von anderen komplizierten Maschinen gelenkt würden, die wiederum von anderen komplizierten Maschinen gelenkt würden? Was wäre, wenn es so etwas wie Freiheit für uns gar nicht gäbe? Wenn der Mensch sich seiner Freiheit nur durch den Kreuzestod versichern könne? Was wäre, wenn man eine ganze Woche lang mit geschlossenen Augen die New Yorker Straßenkreuzungen bei Rotlicht überquerte und nicht *eine* Schramme davontrüge? Würde das beweisen, daß man Gott sei? Was wäre, wenn in jedem Buch, das man willkürlich aufschlägt, einem die Buchstaben GOTT entgegenleuchten? Wäre das kein sicherer Beweis?

So ging es nun Nacht für Nacht. Brian betete seine Fragen immer wieder herunter – wie die Fragen des Katechismus. Was wäre, wenn? Was wäre, wenn? Was wäre, wenn? Hör mir zu. Schlaf nicht ein! Hör mir zu! Das Ende der Welt ist nahe, du wirst es noch verschlafen! Hör mir zu!

Nach der fünften Nacht stand es für mich fest, daß Brian nichts mit Science-fiction im Sinn hatte. Er selbst war die Wiederkunft. Es dauerte eine Weile, bis mir diese Erkenntnis aufging. Und als ich so weit war, war ich nicht einmal vollkommen sicher, daß er *nicht* Gott sei. Wenn er jedoch Christus war, so war ich, seinem Gedankengang folgend, der Heilige Geist. Und wie verquollen meine Augen auch sein mochten – daß *das* irre war, wußte ich.

Am Freitag verließ Brians Chef übers Wochenende die Stadt und bevollmächtigte Brian, einen bedeutenden Geschäftsabschluß mit den Herstellern eines Herdreinigungsmittels, genannt ‚Wunderschaum', zu tätigen. Es war vorgesehen, daß die ‚Wunderschaum'-Leute am Sonnabend mit Brian im Computer-Zentrum zusammentreffen sollten, doch wer nicht erschien, war Brian. Die ‚Wunderschaum'-Leute warteten. Dann riefen sie mich an. Dann riefen sie noch einmal an. Von Brian keine Spur. Ich rief nun meinerseits jeden, der mir einfiel, an, und dann saß ich bloß noch herum, kaute an den Nägeln und wußte, daß etwas Schreckliches passieren würde.

Um fünf Uhr ging das Telefon. Es war Brian, der mir ein ‚Gedicht' vorlesen wollte, das er angeblich geschrieben hatte, während er zu Fuß den Central Park-See überquerte.

„Wie gefällt es dir, Schatz?" fragte er in aller Unschuld.

„Brian – ist dir eigentlich klar, daß die ‚Wunderschaum'-Leute den ganzen Tag versucht haben, dich zu erreichen?"

„Ist es nicht großartig? Ich finde, das ist das Ganze *in nuce*. Ich werde es an die *New York Times* schicken. Die Frage ist nur, ob die *Times* ein Gedicht abdruckt, in dem das Wort ‚verdammtnochmal' vorkommt. Was glaubst du?"

„Brian – ist dir eigentlich klar, daß ich den ganzen Tag hier hocke und dauernd rufen diese Leute an? Wo zum Teufel steckst du denn?"

„Bei ihm."

„Bei wem?"

„Bei ihm. Beim Teufel. In der Hölle. Ebenso wie du und alle anderen Menschen. Wie kannst du dir da noch Gedanken über so was wie ‚Wunderschaum' machen?"

„Und was, in Gottes Namen, wird aus dem Abschluß?"

„Ein Abschuß."

„Ein was?"

„Ein Abschuß. Ich habe, in Gottes Namen, nicht weiter vor, mich weiter darum zu kümmern. Warum kommst du nicht in die Stadt, dann zeige ich dir mein Gedicht."

„Wo bist du?"

„In der Hölle."

„Okay, das weiß ich. Aber wo soll ich dich *treffen*?"

„Das solltest du wissen. Du hast mich doch hierhergeschickt."

„Wohin?"

„In die Hölle. Wo ich jetzt bin. Wo du jetzt bist. Du hast'ne ziemlich lange Leitung, Baby."

„Brian, bitte, sei vernünftig –"

„Ich bin durchaus vernünftig. Du bist diejenige, die sich wegen so 'nem bißchen Schaum aufregt.

„Sag mir genau, *wo* du dort bist, in der Hölle, und ich komme. Ich schwöre es. Nur sag mir genau, wo."

„*Weißt* du das denn nicht?"

„Nein. Wirklich, ich weiß es nicht. Sag's mir."

„Ich glaube, du hältst mich zum Narren."

„Brian, Darling, ich möchte dich sehen. Bitte."

„Du kannst mich im Geiste sehen, jetzt in diesem Augenblick. Deine Blindheit ist dein eigenes Werk. Wie bei König Lear."

„Bist du in einer Telefonzelle? Oder in einer Bar? Bitte sage es mir."

„Du weißt es genau!"

So ging das Gespräch noch geraume Weile weiter. Brian hängte zweimal ein und rief dann wieder an. Schließlich war er bereit, die Telefonzelle, von der aus er sprach, näher zu bezeichnen, aber das geschah in Form eines Ratespiels. Ich mußte dabei die verschiedenen Möglichkeiten auf ihren Wahrscheinlichkeitsgrad prüfen. Das kostete weitere zwanzig Minuten und diverse 5-Cent-Stücke. Endlich stellte sich heraus, daß er in der Gotham-Bar war. Ich stürzte aus dem Haus und in ein Taxi und fuhr hin. Er erzählte mir, wie er den Tag verbracht habe: er habe im Central Park puertoricanische und schwarze Kinder zu Ruderpartien auf dem See eingeladen, ihnen Eis spendiert, irgendwelchen Leuten im Park Geld geschenkt und Pläne für seine Flucht aus der Hölle geschmiedet. Er sei nicht wirklich auf dem Wasser gewandelt, habe jedoch ausgiebig darüber nachgedacht. Nun sei er bereit, ein neues Leben zu beginnen. Er hätte entdeckt, daß er über einen Schatz von übermenschlichen Energien gebiete. Andere Sterbliche brauchten Schlaf. Er nicht. Andere Sterbliche brauchten Jobs und Amt und Würden und all den andern Schnickschnack des täglichen Lebens. Er nicht. Er habe vor, das zu erfüllen, was ihm vom Schicksal schon immer vorherbestimmt gewesen sei: die Welt zu erretten. Und ich müsse ihm dabei helfen.

Als wir an diesem Samstagabend durch die Straßen gingen, beunruhigte mich sein Verhalten weitaus stärker als seine wilden Reden. Er wollte, daß wir beide mit geschlossenen Augen bei Rotlicht die Kreuzungen überquerten (um zu beweisen, daß wir Götter waren). Er ging in Geschäfte hinein und bat den Inhaber, ihm verschiedene Gegenstände zu zeigen, die er dann längere Zeit betastete und über den grünen Klee lobte, worauf er, ohne etwas zu kaufen, den Laden verließ. Er betrat ein Café und befingerte erst alle Zuckerstreuer auf allen Tischen, bevor er sich hinsetzte. Die Leute starrten ihn an. Manchmal sagte der Besitzer oder ein Kellner: „Immer mit der Ruhe, Chef, immer mit der Ruhe", oder sie warfen ihn hinaus. Alle spürten, daß da irgend etwas nicht stimmte. Seine innere Erregung teilte sich der Atmosphäre mit. Für Brian war das lediglich ein Beweis für seine Göttlichkeit.

„Sie wissen, daß ich Gott bin, verstehst du", sagte er, „und haben keine andere Möglichkeit der Reaktion."

Schluchzend lag ich auf dem Bett. Was sollte ich denn nur tun? Ich wollte nicht mit ihm allein bleiben, aber wo sollte ich hin? Zum erstenmal kam mir die Überzeugung, daß er gemeingefährlich war. Plötzlich brach Brian zusammen und begann ebenfalls zu weinen. Er wolle sich selbst entmannen, sagte er. Er wolle, daß unsere Ehe geläutert, von jeder Fleischeslust befreit werde. Er würde Abälard sein und ich seine Heloise. Er wolle allen fleischlichen Begierden entsagen, um die Welt erretten zu können. Er wolle sanft und begierdelos sein wie ein Eunuch. Er wolle sanft wie Christus sein. Er wolle von Pfeilen durchbohrt werden wie der Heilige Sebastian. Er umklammerte mich mit beiden Armen und schluchzte in meinen Schoß. Ich strich ihm übers Haar und hoffte, er würde nun endlich einschlafen. Statt dessen schlief *ich* ein.

Ich weiß nicht genau, wann ich wieder erwachte, doch Brian war hellwach, offensichtlich hatte er überhaupt nicht geschlafen. Ich taumelte ins Badezimmer, und das erste, was ich sah, war eine obszöne, mit Klebeband am Spiegel befestigte Zeichnung.

Ich ging ins Schlafzimmer zurück und trat an meinen Schreibtisch. Auf dem Boden lag, wie Konfetti verstreut, der zerfetzte Inhalt meiner Zettelkästen (die alle Notizen für meine Doktorarbeit enthielten) und auf dem Tisch eine Reihe aufgeschlagener Bücher: die gesammelten Werke von Shakespeare und Milton. Bestimmte Worte, Sätze und Buchstaben waren in verschiedenen Farben mit Filzstift umrandet. Ich konnte zunächst kein System oder so etwas wie einen Code darin entdecken, doch dafür gab es hastig an den Rand geworfene zornige Anmerkungen, wie: ‚O Hölle!' oder ‚Das Tier mit den zwei Rücken!' oder ‚Weibervolk ist kein Volk!' Über Shakespeare und Milton verstreut lagen die Überreste einer in kleine Stücke gerissenen 20-Dollar-Note, dazu aus Kunstbüchern herausgerissene Reproduktionen – alles Darstellungen von Gott oder Jesus Christus oder dem Heiligen Sebastian.

Ich lief ins Wohnzimmer und fand dort Brian vor, der am Lautstärkeregler des Plattenspielers herummurkste. Er hatte die Goldbergvariationen, gespielt von Glenn Gould, aufgelegt und drehte den Apparat auf volle Lautstärke und dann wieder auf ganz leise, womit er eine Art Sirenen-Effekt erzeugte.

„Brian, was hast du mit meiner Doktorarbeit gemacht?" Es war eine rein rhetorische Frage. Ich wußte genau, was er damit gemacht hatte. Brian murkste weiter am Plattenspieler herum und tat, als hätte er mich nicht gehört.

„Was hast du mit meiner *Doktorarbeit* gemacht?"

„Was glaubst du, wie laut kann man Bach in unserer Gesellschaft spielen, ohne daß man die Polizei auf den Hals bekommt?"

„Was hast du mit meiner *Doktorarbeit* gemacht?"

„So laut?" Er drehte den Knopf nach rechts.

„Was hast du mit meiner *Doktorarbeit* gemacht?"

„So leise?" Er drehte den Knopf nach links.

„Was hast du mit meiner *Doktorarbeit* gemacht?"

„So laut?"

„Brian!" schrie ich gellend. Ohne jeden Erfolg. Ich ging an meinen Schreibtisch zurück, setzte mich hin und starrte auf das von Brian arrangierte Stilleben. Am liebsten hätte ich ihn (oder mich selbst) umgebracht. Statt dessen weinte ich.

Brian kam herein.

„Wer, glaubst du, kommt in den Himmel?" frage er.

Ich gab keine Antwort.

„Kommt Bach in den Himmel? Oder Milton? Kommt Shakespeare in den Himmel? Oder Shakeswoof? Oder der Heilige Sebastian, der Bastard? Kommt Abälard der Hämling in den Himmel? Oder Sindbad der Seefahrer? Oder Tindbad der Teefahrer? Oder Rindbad der Reefahrer? Und Norman Mailer? Und Stindbad der Stehler? Und Hindbad der Hehler? Und Zindbad der Zähler? Oder Joice? Oder James? Kommt Dante in den Himmel, oder war er schon dort? Und Homer? Und Yeats? Und der Prinz Kalender mit 'm Ständer? Kommt Rabelais in den Himmel, mit Raben? Und Villon mit schönen Knaben? Und Mozart, zart wie ein Federwölkchen? Und Scheerbart mit oder ohne Bart? Fährt El Greco auf einem Blitzstrahl gen Himmel? Und die Glühbirnen da?"

„Hör auf!" brüllte ich, nun völlig hysterisch. „Ich kann es nicht mehr aushalten!" und damit begann ich ihn zu schütteln. Er war nun wohl wirklich erschrocken, denn er legte die Hände um meinen Hals und drückte zu.

„Hör auf!" schrie er gellend. „Sonst kommt die Polizei!" Doch ich schrie nicht mehr. Er drückte noch stärker zu. Mir wurde es schwarz vor den Augen.

Warum er losließ, bevor ich tot war, weiß ich nicht. Vielleicht hatte ich einfach Dusel gehabt? Ich weiß keine Erklärung dafür. Ich weiß nur, daß ich, als er mich endlich losließ, am ganzen Leibe zitterte und nach Atem rang (und daß ich später große blaue Flecken an meinem Hals entdeckte). Ich stürzte in den Flur hinaus und in den Wandschrank, wo ich dann im Dunkeln hockte, mich in die Knie biß, schluchzte und ‚o Gott, o Gott, o Gott' vor mich hin stöhnte. Und dann gelang es mir irgendwie, mich zusammenzureißen und den Hausarzt meiner Eltern anzurufen. Er war in East Hampton. Ich rief den Psychiater meiner Mutter an. Er war in Fire Island. Ich rief meinen eigenen Psychiater an. Er war in Wellfleet. Ich rief eine Freundin meiner Schwester

Randy an, die Sozialarbeiterin mit psychiatrischer Ausbildung war. Sie sagte, ich müsse die Polizei kommen lassen oder einen Arzt – irgendeinen, Brian sei geistesgestört und möglicherweise gefährlich. Ich dürfe nicht mit ihm allein bleiben. Wenn Sie vorhaben, an einem Sonntag im Juni krank zu werden, so begeben Sie sich dazu am besten in einen Badeort. Es war kein Arzt aufzutreiben. Schließlich hatte ich den Mann an der Strippe, der meinen Internisten vertrat. Er käme sofort, sagte er. Er kam fünf Stunden später. Diese ganze Zeit verhielt Brian sich erstaunlich friedlich. Er saß wie in Trance im Wohnzimmer und hörte sich Bach an. Ich saß im Schlafzimmer und versuchte, das Geschehene zu verarbeiten. Wir taten beide, als gäbe es den anderen nicht. Die Stille nach dem Sturm. (JONG)

Jedem Kliniker ist das hier geschilderte Geschehen und der zunehmende Verlust der Realitätskontrolle vertraut. Mehr und mehr überwuchern Größenideen das Denken, dieses wird zerfahren, es kommt zu spielerisch-ernsten Wortumbildungen, zugleich steigt Angst und Schuldgefühl auf, was sich aber wiederum in grotesk überspannter und wirklichkeitsfremder Form äußert. Die Ambivalenz dem Partner gegenüber wird zur brutalen Aggression. Deutlich wird hier auch die ungebremste Kraft, die diesem ersten „Schub", wie man früher zu sagen pflegte, innewohnt. Ausgehend von derartigen erstmaligen dramatischen Krisen ist das ganze Spektrum möglicher späterer Entwicklungen vor uns ausgebreitet, von der dauernden Rückkehr zu einem leidlichen Gleichgewicht bis zu einem völligen Versanden in der negativen Symptomatik.

Mit dem folgenden Beispiel, der Novelle „Die Angst des Torwarts vor dem Elfmeter" von PETER HANDKE treten wir in den Bereich des subjektiven Erlebens des Schizophrenen ein. HANDKE schildert das Schicksal eines Mannes, der in einer plötzlichen Anwandlung eine junge Frau getötet hat, seinen Beruf aufgibt und planlos aufs Land gereist ist. Während der begangene Mord ihn in seinen Gedanken kaum beschäftigt, kommt es zu einem immer stärkeren Verlust dessen, was BLANKENBURG das Gefühl des Selbstverständlichen genannt hat. Banale Objekte, banale Gespräche im Wirtshaus erhalten unheimliche und bedeutungsvolle Konturen, nichts ist mehr „zufällig", alles bezieht der Mann letztlich auf sich selbst. Wir erleben seinen inneren Dialog und wie er sich immer wieder an Worte klammern will, mit deren Bedeutung ringt, Wortspielereien, sinnvoll-sinnlos. Er gleitet, je länger die Erzählung fortschreitet, immer mehr in ein selbstversunkenes Netz von bizarren Gefühlen und Gedanken. Äußerlich spielt sich die Handlung in einem banalen Rahmen ab, er wird nicht im engeren Sinne „auffällig", was aber gerade auch bei einer beginnenden Schizophrenie durchaus häufig ist. Während im Inneren sich ein Chaos ausbreitet, gelingt es dem Kranken noch, wenn auch mit Mühe, eine äußere Fassade aufrechtzuerhalten.

HANDKE gelingt es offensichtlich, sich in das gespaltene Seelenleben des Schizophrenen zu versetzen, ohne daß wir annehmen müssen, der Dichter hätte eben diese Spaltung selbst erlebt:

Er stand auf und ging zur Tür; er öffnete die Tür und ging hinaus – es war alles in Ordnung.

Um sicher zu sein, blieb er eine Zeitlang so stehen. Ab und zu kam einer heraus und verrichtete die Notdurft.

Andere, die neu dazukamen, fingen schon draußen, wenn sie die Musicbox hörten, mitzusingen an. Bloch entfernte sich.

Zurück im Ort; zurück im Gasthof; zurück im Zimmer. Ganze neun Wörter, dachte Bloch erleichtert. Er hörte, wie über ihm das Badewasser abgelassen wurde; jedenfalls hörte er ein Gurgeln, zuletzt ein Schnaufen und Schmatzen.

Er mußte kaum eingeschlafen sein, als er wieder aufwachte. Es kam ihm im ersten Moment vor, als sei er aus sich selber herausgefallen. Er bemerkte, wie er in einem Bett lag. Nicht transportfähig! dachte Bloch. Ein Auswuchs! Er nahm sich selber wahr, als sei er plötzlich ausgeartet. Er traf nicht mehr zu; war, mochte er auch noch so still liegen, ein einziges Getue und Gewürge; so überdeutlich und grell lag er da, daß er auf kein einziges Bild ausweichen konnte, mit dem er vergleichbar wäre. Er war, wie er da war, etwas Geiles, Obszönes, Unangebrachtes, durch und durch Anstoßerregendes; verscharren! dachte Bloch, verbieten, entfernen! Er glaubte sich selber unangenehm zu betasten, merkte dann aber, daß nur sein Bewußtsein von sich so heftig war, daß er es als Tastsinn auf der ganzen Körperoberfläche spürte; als ob das Bewußtsein, als ob die Gedanken handgreiflich, ausfällig, tätlich gegen ihn selber geworden seien. Wehrlos, abwehrunfähig lag er da; ekelhaft das Innere nach außen gestülpt; nicht fremd, nur widerlich anders. Es war ein Ruck gewesen, und mit einem Ruck war er unnatürlich geworden, war er aus dem Zusammenhang gerissen worden.

... Sein Bewußtsein von sich selber war so stark, daß er Todesangst hatte. Er schwitzte. Eine Münze fiel zu Boden und rollte unter das Bett; er horchte auf: ein Vergleich? Dann war er eingeschlafen.

Wieder das Aufwachen. Zwei, drei, vier, fing Bloch zu zählen an. Sein Zustand hatte sich nicht verändert, aber er mußte sich im Schlaf an ihn gewöhnt haben. Er steckte die Münze ein, die unter das Bett gefallen war, und ging hinunter. Wenn er aufpaßte und sich vorstellte, gab noch immer ein Wort schön das andere. Ein regnerischer Oktobertag; ein früher Morgen; eine staubige Fensterscheibe: es funktionierte. Er grüßte den Wirt; der Wirt legte gerade die Zeitungen in ihre Halter; das Mädchen schob ein Tablett in die Durchreiche zwischen Küche und Wirtsstube: es funktionierte noch immer. Wenn er sich in acht nahm, konnte es, eins nach dem andern, weitergehen: er setzte sich an den Tisch, an den er sich immer setzte; er schlug die Zeitung auf, die er jeden Tag aufschlug; er las die Notiz in der Zeitung, die besagte, daß man im Mordfall Gerda T. eine heiße Spur verfolgte, die in den südlichen Landesteil führte; die Kritzeleien auf dem Rand der in der Wohnung der Toten gefundenen Zeitung hätten die Untersuchung weitergebracht. Ein Satz ergab den nächsten Satz.

Nach einiger Zeit ertappte sich Bloch, obwohl er eigentlich immer noch in der Wirtsstube saß und vor sich aufzählte, was draußen auf der Straße vor sich ging, daß ihm ein Satz bewußt wurde, der lautete: ‚Er war eben zu lange unbeschäftigt gewesen.' Da Bloch der Satz als ein Abschlußsatz erschien, überlegte er zurück, wie er daraufgekommen war. Was war vorher gewesen? Ja! Vorher, wie ihm jetzt einfiel, hatte er gedacht: ‚Vom Schuß überrascht, hatte er den Ball durch die Beine rollen lassen.' Und vor diesem Satz hatte er an die Fotografen gedacht, die ihn hinter dem Tor irritierten. Und davor: ‚Hinter ihm war jemand stehengeblieben, hatte dann aber nur seinem Hund gepfiffen.' Und vor diesem Satz? Vor dem Satz hatte er an eine Frau gedacht, die in einem Park stehengeblieben war, sich umgedreht hatte und etwas hinter ihm angeschaut hatte, wie man nur ein unfolgsames Kind anschauen konnte. Und davor? Davor hatte der Wirt von dem stummen Schüler erzählt, der von einem Zollwachebeamten kurz vor der Grenze tot aufgefunden worden sei. Und vor dem Schüler hatte er an den Ball gedacht, der kurz vor der Linie aufgesprungen war. Und vor dem Gedanken an den Ball hatte er auf der Straße das Marktweib von ihrem Schemel aufspringen und einem Schüler nachlaufen sehen.

... Der Briefträger hatte Bloch, noch während dieser sprach, den Rücken zugekehrt und unterhielt sich leise mit der Postbeamtin, in einem Gemurmel, das Bloch hörte wie jene Stellen in ausländischen Filmen, die man nicht übersetzte, weil sie ohnedies unverständlich bleiben sollten. Bloch kam mit seiner Bemerkung nicht mehr durch. Mit einem Mal erschien ihm die Tatsache, daß es gerade ein Postamt war, in dem er ‚nicht mehr durchkam', nicht als Tatsache, sondern als schlechter Witz, als eine jener Wortspielereien, die ihm von jeher, etwa bei Sportreportern, äußerst zuwider waren. Schon die Erzählung des Briefträgers von dem Zigeuner war ihm ja als plumpe Zweideutigkeit, als ungeschickte Anspielung vorgekommen, ebenso das Glückwunschtelegramm, in dem die Wörter so geläufig waren, daß sie einfach nicht so gemeint sein konnten. Und nicht nur, was geredet wurde, war eine Anspielung, sondern auch die Gegenstände ringsherum sollten ihm etwas andeuten. ‚Als ob sie mir zuzwinkern und Zeichen geben!' dachte Bloch. Denn was sollte es bedeuten, daß der Verschluß des Tintenglases dick daneben auf dem Löschpapier lag und daß man das Löschpapier auf dem Schreibpult offensichtlich heute neu eingelegt hatte, so daß erst wenige Abdrücke darauf zu lesen waren? Und mußte man nicht statt ‚so daß' richtiger ‚damit' sagen? *Damit* also die Abdrücke zu lesen waren? Und jetzt hob die Postbeamtin den Hörer ab und buchstabierte das Glückwunschtelegramm durch.

... ‚Mit herzlichen Grüßen': was sollte das heißen? Für was standen diese Floskeln? Für wen waren ‚Die stolzen Großeltern' ein Deckname? Schon am Morgen hatte Bloch in der Zeitung die kleine Anzeige ‚Warum telefonierst Du nicht?' sofort für eine Falle gehalten.

Es kam ihm vor, als ob der Briefträger und die Postbeamtin im Bilde seien. ‚Die Postbeamtin und der Briefträger', verbesserte er sich. Jetzt hatte ihn am hellichten Tag selber diese verhaßte Wortspielkrankheit befallen. ‚Am hellichten Tag?' Er mußte irgendwie auf dieses Wort verfallen sein. Der Ausdruck kam ihm witzig vor, auf unangenehme Weise. Waren aber die anderen Wörter in dem Satz weniger unangenehm? Wenn man sich das Wort ‚Krankheit' vorsagte, konnte man nach ein paar Wiederholungen nur doch darüber lachen. ‚Eine Krankheit befällt mich': lächerlich. ‚Ich werde krank': genauso lächerlich. ‚Die Postbeamtin und der Briefträger'; ‚Der Briefträger und die Postbeamtin'; ‚Die Postbeamtin und der Briefträger': ein einziger Witz. Kennen Sie schon den Witz vom Briefträger und der Postbeamtin? ‚Alles kommt einem wie eine Überschrift vor', dachte Bloch: ‚Das Glückwunschtelegramm', ‚Der Verschluß des Tintenfasses', ‚Die Löschpapierkrümel auf dem Fußboden'. Den Ständer, an dem die verschiedenen Stempel hingen, sah er wie gezeichnet. Er schaute ihn lange an, kam aber nicht darauf, was an dem Ständer witzig sein sollte; andererseits mußte ein Witz daran sein: denn warum kam er ihm sonst gezeichnet vor? Oder war es wieder eine Falle?

. . .Bloch schaute woandershin, schaute wieder woandershin, schaute wieder woandershin. Sagt Ihnen dieses Stempelkissen etwas? Was denken Sie, wenn Sie diesen ausgefüllten Scheck sehen? Was verbinden Sie mit dem Herausziehen der Schublade? Es kam Bloch vor, als sollte er das Inventar des Raums aufzählen, damit die Gegenstände, vor denen er beim Aufzählen stockte oder die er ausließ, als Indizien dienen könnten. Der Briefträger schlug mit der flachen Hand auf die große Tasche, die er noch immer umgehängt hatte. ‚Der Briefträger schlägt auf die Tasche und hängt sie ab‘, dachte Bloch, Wort für Wort. ‚Jetzt stellt er sie auf den Tisch und geht in den Paketraum‘. Er beschrieb sich die Vorgänge, als könnte er sie sich dadurch erst vorstellen, wie ein Rundfunkreporter dem Publikum. Nach einiger Zeit half es.

. . . Die Pächterin setzte sich an die andere Seite des Tisches und redete weiter.

Er wollte etwas sagen, aber dann fiel ihm nicht ein, was er sagen wollte. Er versuchte, sich zu erinnern: er erinnerte sich nicht, worum es ging, aber es hatte etwas mit Ekel zu tun. Dann erinnerte ihn eine Handbewegung der Pächterin an etwas anderes. Wieder fiel ihm nicht ein, was es war, aber es hatte etwas mit Scham zu tun. Was er wahrnahm, Bewegungen und Gegenstände, erinnerte ihn nicht an andere Bewegungen und Gegenstände, sondern an Empfindungen und Gefühle; und an die Gefühle erinnerte er sich nicht, wie an etwas Vergangenes, sondern er erlebte sie wieder, wie etwas Gegenwärtiges: er erinnerte sich nicht an Scham und Ekel, sondern schämte und ekelte sich jetzt, als er sich erinnerte, ohne daß ihm die Gegenstände von Scham und Ekel einfielen. Ekel und Scham, beides zusammen war so stark, daß ihn der ganze Körper zu jucken anfing.

Auf seine Frage antwortete die Pächterin, es handle sich um den Draht des Blitzableiters, der locker sei. Bloch, der schon an der Schule einen Blitzableiter beobachtet hatte, faßte diese Wiederholung sofort als Absicht auf; es konnte kein Zufall sein, daß er zweimal hintereinander auf einen Blitzableiter traf. Überhaupt kam alles ihm ähnlich vor; alle Gegenstände erinnerten ihn aneinander. Was war mit dem wiederholten Vorkommen des Blitzableiters gemeint? Was sollte er an dem Blitzableiter ablesen? ‚Blitzableiter‘? Das war wohl wieder ein Wortspiel? Hieß es, daß ihm nichts passieren konnte? Oder wurde angedeutet, daß er die Pächterin alles erzählen sollte? Und warum hatten die Kekse dort auf dem Holzteller die Form von Fischen? Auf was spielten sie an? Sollte er ‚stumm wie ein Fisch‘ sein? Durfte er nicht weiterreden? Sollten ihm die Kekse auf dem Holzteller das andeuten? Es war, als ob er das alles nicht sah, sondern es irgendwo, von einem Plakat mit Verhaltensmaßregeln, ablas.

Ja, es waren Verhaltensmaßregeln. Der Abwaschfetzen, der über dem Wasserhahn lag, befahl ihm etwas. Auch der Verschluß der Bierflasche auf dem inzwischen sonst leergeräumten Tisch forderte ihn zu irgend etwas auf. Es spielte sich ein: überall sah er eine Aufforderung: das eine zu tun, das andere nicht zu tun. Alles war ihm vorformuliert, das Regal mit den Gewürztiegeln, ein Regal mit Gläsern frisch eingekochter Marmelade . . . es wiederholte sich. Bloch bemerkte, daß er schon seit einiger Zeit nicht mehr mit sich selber sprach: . . .

. . . Man müsse alles hinter ihm wegräumen, sagte sie, nicht einmal die Tischlade mache er zu, aus der er das Besteck hole, Bücher, in denen er blättere, lasse er aufgeklappt liegen, er ziehe den Rock aus und lasse in einfach fallen.

Bloch antwortete, er habe wirklich das Gefühl, er müsse alles fallen lassen. Es fehle nur wenig, daß er zum Beispiel diesen Aschenbecher in seiner Hand loslasse; es wundere ihn selber, den Aschenbecher noch in seiner Hand zu sehen. Er war aufgestanden, wobei er den Aschenbecher vor sich hinhielt. Die Pächterin schaute ihn an. Er schaute eine Zeitlang auf den Aschenbecher, dann stellte er ihn weg. Wie um den Andeutungen ringsherum, die sich wiederholten, zuvorzukommen, wiederholte Bloch, was er gesagt hatte. Er war so hilflos, daß er es noch einmal wiederholte. Er sah, wie die Pächterin den Arm über dem Waschbecken schüttelte. Sie sagte, ein Stück Apfel sei ihr in den Ärmel gefallen, das jetzt nicht herauswolle. Nicht herauswolle? Bloch ahmte sie nach, indem er gleichfalls den Ärmel ausschüttelte. Es kam ihm vor, wenn er alles nachahmte, könnte er wie in einem Windschatten stehen. Aber es fiel ihr gleich auf, und sie machte ihm vor, wie er sie nachahmte.

Dabei kam sie in die Nähe des Kühlschranks, auf dem eine Tortenschachtel stand. Bloch schaute ihr zu, wie sie, indem sie ihn immer noch nachahmte, von hinten die Tortenschachtel berührte. Da er ihr so aufmerksam zuschaute, stieß sie noch einmal mit dem Ellbogen nach hinten.

Während die Pächterin sich nach der Schachtel bückte, ging er hierhin und dorthin, schob, wo er hinkam und stehenblieb, die Dinge von sich weg in den Winkel, einen Stuhl, ein Feuerzeug auf dem Herd, einen Eierbecher auf dem Küchentisch. „Ist alles in Ordnung?" fragte er. Er fragte sie das, was er von ihr gefragt werden wollte. Aber bevor sie antworten konnte, klopfte es draußen an die Fensterscheibe, wie ein Blitzableiterdraht nie an die Scheibe klopfen würde. Bloch hatte es schon einen Augenblick vorher gewußt.

Die Pächterin machte das Fenster auf. Draußen stand ein Zollwachebeamter, der für den Heimweg in den Ort um einen Schirm bat. Bloch meinte, er könne gleich mitgehen, und ließ sich von der Pächterin den Schirm geben, der unter der Arbeitshose am Türrahmen hing. Er versprach, ihn am nächsten Tag zurückzubringen. Solange er ihn nicht zurückgebracht hatte, konnte nichts dazwischenkommen.

Auf der Straße spannte er den Schirm auf; der Regen prasselte gleich so laut, daß er nicht hörte, ob sie ihm etwas geantwortet hatte. Der Zollwachebeamte kam an der Hauswand entlang unter den Schirm gelaufen, und sie gingen weg. (HANDKE)

Ebenso erstaunlich wie bei HANDKE ist die Fähigkeit TH. BERNHARDS, sich in die Mentalität und Erlebniswelt des Schizophrenen einzufühlen. In seinem Roman „Das Kalkwerk" wird die Existenz eines Eigenbrötlers geschildert, der sich mit seiner Frau in ein altes Kalkwerk zurückgezogen hat, um dort abstruse Gehörexperimente mit ihr durchzuführen und darüber eine Studie zu schreiben. Der ganze Roman ist in seiner Monotonie ein einziges Grübeln über die Unmöglichkeit, diese Studie zu vollenden. Das Absurde nimmt hier alle Bereiche des Lebens ein.

Wie bei HANDKE handelt es sich um einen träge fließenden Monolog eines sich eingekreist fühlenden, einsamen Menschen, der in seiner Selbstschilderung auch auf die Jugend zu reden kommt, allerdings nur im negativen Sinne. Einfaches wird kompliziert, Selbstverständliches wird bedeutungsvoll, immer wieder wird der Erzähler von seinen Ambivalenzen zwanghaft gequält, will ihnen entgehen und kann sie doch nicht abschütteln. Es handelt sich um ein Dokument, das durchaus der Selbstschilderung eines Schizophrenen, der die Gefahr der Leere und Verödung auf sich zukommen sieht, entsprechen könnte. Aus dem einförmigen, handlungsarmen Roman sollen einige Textstellen der Illustration dienen:

„Alles, soll Konrad zu Fro gesagt haben, sei in seiner Kindheit wie in seiner Jugend wie auch später im Grunde immer über seine Kräfte gegangen. Tummelten sich beispielsweise seine Geschwister im Wasser, fühlten sie sich wohl darin, getraute er sich nicht einmal in das Wasser hineinzuschauen, ihn fröstelte sofort, allein der Anblick des Wassers genügte, um ihn zu verkühlen. Die ganze Kindheit, wie die ganze Jugend, seien ihm gekennzeichnet gewesen durch ununterbrochene Ängstlichkeit, nicht Angst, Ängstlichkeit. Auch hatte er unter dem Umstand zu leiden gehabt, daß seine Schwester wie sein Bruder Franz nur ein einziges Jahr auseinander und also gleichaltrig und dadurch naturgemäß immer miteinander gewesen waren, während er als der viel Ältere, dadurch aber viel Schwächere, ständig von ihnen durch mehrere ihn tatsächlich ununterbrochen bis in die Tiefe seiner Existenz hinein schmerzende Jahre, und das heißt, auf die zerstörerische Distanz mehrerer Jahre zwischen ihm und ihnen getrennt aufwachsen habe müssen. Er sei immer allein gewesen. Als den so viel älteren Bruder hätten ihn die Geschwister ständig abgedrängt von sich, von allem sie Betreffenden auf das Natürlichste fürchterlich ausgeschlossen in eine für ihn immer kompliziertere Vereinsamung und in ein ihn mehr und mehr elementar schwächendes Alleinsein hinein. Das Unglück, soll er zu Fro gesagt haben, sechs Jahre älter als seine Schwester, sieben Jahre älter als sein Bruder Franz zu sein, habe eine andauernde Isolation seinerseits bewirkt. Alle seine Körper- und Geisteskräfte seien mindestens drei Jahrzehnte, jedenfalls bis zu dem Zeitpunkt, in welchem er seine Frau geheiratet hat, auf nichts anderes konzentriert gewesen, als aus dieser ungerechtfertigten Isolation herauszukommen. Während seiner Kindheit habe er immer befürchtet, den natürlichen Zusammenhang zu seinen Geschwistern wie überhaupt zu seiner Familie durch deren fortgesetzte instinktive Ablehnung seiner Person gänzlich zu verlieren.

... den Verstand nicht zu verlieren, müsse er aus dem Zustand der beinahe vollkommenen Isolierung von seinen Geschwistern, Eltern, Verwandten, letzten Endes Mitmenschen überhaupt, heraus. Abgeschlossen für sich, habe er zuschauen müssen, wie sich schließlich alles gegen ihn richtete. Und seine Eltern, habe er zu Fro gesagt, erzogen ihn und seine Geschwister, solange sie sie erzogen, wenn man überhaupt in diesem Zusammenhang von Erziehung seiner Eltern sprechen könne, in größter Bewußtlosigkeit. Es sei, alles in allem, soll er zu Fro gesagt haben, alles in allen Eltern von der Natur in der Weise angelegt, daß es das Erstgeborene immer nur deprimieren und abstoßen und schließlich verkümmern und verkommen lassen und vernichten müsse. Welche ungeheueren Kräfte aber hätte es erfordert, mit dieser Ungerechtigkeit fertig zu werden, soll Konrad gesagt haben. Herauszukommen aus der Schwere und Schwüle einer völlig gedankenlosen Erziehung. In dieser, von ihm schließlich als skrupellos bezeichneten Erziehung sei die Ursache dafür zu suchen, habe er zu Fro gesagt, daß er die Studie, an welcher er zwei Jahrzehnte mehr oder weniger am intensivsten arbeite, nicht aufschreiben könne, immer sei er nur nahe daran, sie aufschreiben zu können, könne sie aber nicht aufschreiben, alles Folge dieser skrupellosen Erziehung, soll er zu Fro gesagt haben. Alles sei, und die Ursachen seien die frühesten, gegen die Niederschrift. Lauter entsetzensvolle Abschnitte, habe Konrad zu Fro gesagt, die sich jetzt unheilvoll gegen die Niederschrift seiner Studie auswirkten. Sagen könne er nicht, aber doch denken, daß er in seine Kindheit hineinschauen müsse wie in eine Unheimlichkeit, von wo aus immer hinein, er schaue in seine Kindheit nur in eine Unheimlichkeit, wie wenn er in eine Hölle hineinschaute, hinein. Er könne, wann immer, eine Tür in seine Kindheit hinein aufmachen und er mache doch nur eine Tür in die finsterste Finsternis hinein auf. Aus seiner Kindheit komme nichts als Kälte und Rücksichtslosigkeit heraus.

... Größtmögliche Einsamkeit gerade in dem Augenblick habe ihn befallen, in welchem ihm das genaue Gegenteil von größtmöglicher Einsamkeit notwendig gewesen wäre. Schon allein in dem Gedanken, sich für ein bestimmtes Studium entscheiden zu sollen, sei er beinahe umgekommen durch völliges Alleinsein in diesem Gedanken und er habe so, dem Wunsche seiner Eltern entsprechend, auch nicht studiert, keine Hochschule besucht, keinerlei ordentliches staatliches Examen gemacht, weil er nicht die Kraft gehabt habe, sich bei seinen Eltern in dem Willen, Naturwissenschaft zu studieren oder Medizin zu studieren, durchzusetzen, allein später, im Mannesalter, habe er sich deshalb immer in fast allen Notwendigkeiten durchsetzen können, weil er sich im Kindes- und im Jugendalter niemals auch nur in der geringsten Sache habe durchsetzen können, also auch nicht mit dem Willen, Naturwissenschaft, Medizin zu studieren, zwei Richtungen, die schon sehr früh sein Interesse erweckt hatten, seine Eltern wären von Anfang an gegen einen Hochschulbesuch seinerseits gewesen und keinesfalls hätten sie ihm ein naturwissenschaftliches Studium, das der Medizin, erlaubt, eher noch wären sie dafür zu gewinnen gewesen, daß er die Hochschule für Bodenkultur besuche, die sein Vater absolviert hatte, sie hatten ihn betreffend niemals auch nur irgendein höheres Studium eingeplant und ihn immer nur als den Erben ihres doch recht ansehnlichen, auch noch nach den sogenannten Wirren des Ersten Weltkrieges und seiner Erschütterungen, stattlichen Grund- und Bodenbesitzes und anderweitigen Reichtums angesehen, auf dem Höhepunkte des Lebens sollte er, so hatten sie sich vorgestellt und gar keine andere Vorstellung jemals gehabt, die riesige weitverzweigte Erbschaft machen und diese Erbschaft den Rest seines Lebens verwalten ... (BERNHARD)

Es ist wohl nicht abwegig, in dieser Schilderung ähnliche Zeichen einer kindlichen Vereinsamung, eines Eigenbrötlertums zu erkennen, wie es für später schizophren gewordene Menschen tatsächlich charakteristisch ist.

In den folgenden Abschnitten des Romans geht es um die Unmöglichkeit, einen Plan zu verwirklichen und auszuführen, d. h. um das tägliche Ringen mit einer psychotischen Hemmung und Ambivalenz:

..., längst habe er alle Abschnitte der Studie in seinem Kopf fertig und das sei eine ungeheuerliche Geistesanstrengung, eine solche komplette Studie über Jahrzehnte im Kopf zu haben, ununterbrochen im Kopf behalten zu müssen in der ständigen, sich naturgemäß immer noch mehr verstärkenden Angst, daß sie von einem Augenblick auf den anderen auseinanderfallen und zunichte gemacht werden könne, weil man den Augenblick der Niederschrift immer wieder verpaßt. Die ersten zwei Jahre habe er allein auf den ersten Abschnitt der Studie aufgewendet, in den letzten achtzehn Jahren habe er die restlichen Abschnitte entwickelt und komplettieren können, daß man dadurch leicht und zwar ganz leicht für immer, wie er an sich selber habe erfahren müssen, in den Verdacht und in den Verruf absoluter Verrücktheit, ja selbst des Wahnsinns komme, liege auf der Hand. Von allen neun Abschnitten sei der fünfte der schwierigste, der noch immer titellose. Es wäre natürlich nichts leichter, soll Konrad gesagt haben, als einfach wirklich wahnsinnig zu werden, aber die Studie ist mir wichtiger als der Wahnsinn.

Plötzlich wahnsinnig zu sein, ohne vorher verrückt zu sein, sofort wahnsinnig zu sein. Solange er aber die Studie nicht aufgeschrieben habe, sei die Studie zwecklos und jeden Tag sage er seiner Frau, daß die Studie zwecklos sei, solange er sie nur im Kopf, nicht aber auf dem Papier habe und sie sage immer, warum er sie dann nicht endlich aufschreibe, jahrelang sagt sie das in dem immer gleichen Tonfall, soll Konrad gesagt haben, weil sie noch immer nicht begriffen habe, daß man eine Studie durchaus jahrelang und, wie ich weiß, jahrzehntelang im Kopf haben kann, ohne sie zu Papier bringen zu können. Darin seien alle Frauen gleich, daß sie Merkwürdigkeiten wie diese nicht begreifen, sie akzeptieren sie einfach nicht und sie akzeptieren sie Jahrzehnte nicht. Eine Studie, die einer nur im Kopf, aber nicht auf dem Papier habe, existiere ja gar nicht, soll Konrad zum Baurat gesagt haben, sagt Wieser. Sie aufschreiben, sie einfach aufschreiben, denke er immer, dieser Gedanke sei es, die Studie einfach aufschreiben, hinsetzen und die Studie aufschreiben, der seine Existenz voll ausfülle, nicht mehr der Gedanke an die Studie, nur der Gedanke, die Studie aufschreiben, von einem Augenblick auf den andern die Studie aufschreiben; je mehr er aber von diesem Gedanken besessen sei, desto unmöglicher werde es ihm, die Studie aufzuschreiben. Die Schwierigkeit bestehe ja nicht darin, etwas im Kopf zu haben, im Kopf hätten alle das Ungeheuerlichste und zwar ununterbrochen bis an ihr Lebensende, das Ungeheuerlichste, sondern die Schwierigkeit sei, dieses Ungeheuerliche aus dem Kopf heraus auf Papier zu bringen. Im Kopf könne man alles haben und tatsächlich habe auch jeder alles im Kopf, aber auf dem Papier habe fast keiner etwas, soll Konrad zum Baurat gesagt haben, sagt Wieser.

... Ein völlig von der Außenwelt abgeschlossener Kopf könne die Studie leichter niederschreiben als ein an die Außenwelt, an die Gesellschaft gebundener. Um wieviel mehr Konzentration aber wäre notwendig, soll Konrad zum Baurat gesagt haben, sagt Wieser um eine solche Studie wie die seinige zuerst in einem solchen Kopf wie in dem seinigen zu entwickeln und dann in einem solchen Kopf zu behalten, ohne daß dieser Kopf von der Außenwelt, sagen wir von der Gesellschaft, vollkommen abgeschlossen ist, weil er an die nicht von der Gesellschaft abgeschlossene Person gebunden ist. Kopf und Person sind ja, wie Sie wissen, soll Konrad zum Baurat gesagt haben, sagt Wieser, eine Zwangseinheit, Körper und Kopf seien natürlich rettungslos miteinander verbunden, oft, wie er denke, auf das Grauenhafteste ineinander verkeilt. Die Natur und ihre Machenschaften wären ja auch eine ganz schöne Aufgabe zur Beschreibung, soll Konrad zum Baurat gesagt haben. Im Kalkwerk schließlich, soll er gesagt haben, habe er, Konrad, die Studie betreffend, seine Höchstmöglichkeit. Und ohne Rücksichtslosigkeit gehe nichts, fragen Sie meine Frau, soll Konrad gesagt haben, mir ist bekannt, daß man überall sagt, sie, meine Frau, sei die Rücksichtsvollste, ich aber, ihr Mann, sei der Rücksichtsloseste, das ist mir bekannt, das erschüttert mich auch nicht, denn da hätten mich diese Meinungen längst zu Tode erschüttert, soll Konrad zum Baurat gesagt haben, keine Meinung erschüttert mich mehr, ganz im Gegenteil, alle Meinungen, und alle Meinungen richten sich naturgemäß gegen mich, bringen mich fortgesetzt einen Schritt weiter. Man müsse eine Ungeheuerlichkeit oder gar ein Verbrechen an der ganzen sogenannten Menschheit oder an einem einzelnen Menschen in Kauf nehmen, soll Konrad gesagt haben, um ans Ziel zu kommen.

... Natürlich werde man von Anfang an für verrückt gehalten, gerade weil man das genaue Gegenteil von verrückt sei, und man werde ununterbrochen verhöhnt. Man mache einen unendlichen Verhöhnungsprozeß durch. Kein Mensch gehe mit, wenn man nicht einen Menschen zwinge, mitzugehen, zum Beispiel eine Frau ganz einfach zwinge, kein Mensch gehe mit. Aber auch dann, wenn ein Mensch mit einem mitgeht, soll Konrad gesagt haben, gehe man allein, man gehe allein und in ein immer größeres Alleinsein hinein. Und in immer größere Finsternis hinein allein, denn der Denkende gehe immer nur allein in immer größere Finsternis. Nur diese Studie! sage er sich und: keine Ausflüchte! Aber selbst im Kalkwerk, wo beinache nichts ist, sei dauernde Ablenkung. Und tatsächlich keine Freunde, soll Konrad gesagt haben, tatsächlich keine wirklichen Freunde, nur Neugierige, Schadenfrohe, keine Freunde, lauter Feinde im Grunde und der erbittertste Feind sei man sich selbst. Aber doch Fortschritt, wo man ständig behindert sei und oft sei Unterlassung entscheidend, wie überhaupt Unterlassung immer entscheidender sei, als das Gegenteil von Unterlassung. Etwas nicht tun und dadurch tun, soll er gesagt haben. Etwas nicht tun beispielsweise, das getan werden könnte und von dem gesagt wird (von allen Seiten!), daß es getan werden müsse, sei Fortschritt. Es ist zum Verrücktwerden, soll er gesagt haben, aber ich gestatte mir den Wahnsinn nicht. Dann: diese Studie sei zuerst nichts als ein einsamer Entschluß, später nichts als die einsamste Arbeit gewesen. Von außen soviel wie nichts, soll er gesagt haben. Das Zerbrechlichste. Ununterbrochen habe ein solcher Mensch, wie er, Angst, daß ihm dieses Zerbrechlichste seinen Kopf zerbricht und umgekehrt. Daß ihm alles zerbricht. Oft suche ein solcher wie er Schutz, finde aber keinen, denn alles sei Schutzlosigkeit. Alles sei ihm ununterbrochen das Absolute, das ihn zu vernichten drohe.

... er komme immer nur in die Irritation, an die Irritation. Aber nichts sei komischer als alles und dadurch, soll er gesagt haben, ist ja alles erträglich, weil es so komisch ist. Wir haben nichts anderes als den Inbegriff der Komödie auf der Welt und wir können tun, was wir wollen, wir kommen aus der Komödie nicht heraus, der Versuch der Jahrtausende, die Komödie zu einer Tragödie zu machen, hat naturgemäß scheitern müssen, soll er gesagt haben. Denn das mit dem Kalkwerk, soll Konrad zum Baurat gesagt haben, sagt Wieser, ist ja auch nichts anderes als Komödie. Um diese Komödie aber aushalten zu können, müsse man von Zeit zu Zeit das Hirn ablassen, den Gehirninhalt abschlagen, wie man das Wasser abschlägt, nichts weiter, mein lieber Baurat, das Gehirn wie die Blase entleeren, austreten, mit dem Gehirn wie mit der Blase auf die Seite gehen, mein lieber Baurat. Oder, soll er gesagt haben, das Gehirn als die Geisteslunge. Dann habe er den Baurat vollkommen betrunken gemacht und gesagt: wahrscheinlich sind es gerade die Störungen, die der Studie von Vorteil sind. Zu Fro: daß alles Unsinn sei, was er, Konrad, sage, zu mir, Unsinn, alles Unsinn, zu Wieser: naturgemäß alles Unsinn, Wieser. Fro sagt, er, Konrad, mache das Fenster auf und höre die Äste der Fichten, er mache das Fenster über dem Wasser auf und höre das Wasser. Vollkommene Windstille bedeute aber nicht, daß er die Äste der Fichten nicht höre, das Wasser nicht höre, das Auge nehme keinerlei Bewegung in den Fichten wahr, keinerlei Wasserbewegung, trotzdem höre er Fichten und Wasser. Er höre die unaufhörliche Bewegung der Luft. Nimmt auch das Auge nicht die geringste Bewegung auf der Wasseroberfläche wahr, so höre er doch die Bewegung der Wasseroberfläche, oder: die Bewegung in der Tiefe des Wassers, Geräusche von Bewegungen in der Wassertiefe.

... das auf diese tiefste Stelle geschulte Gehör, ein anderes Gehör hört aus dieser tiefsten Wassertiefe nichts, alle meine Versuchspersonen hören nichts herauf, ich kann mit wem immer hier am Fenster stehen, soll er zu Fro gesagt haben und fragen, hören Sie etwas aus dem Wasser herauf?, und der Gefragte antwortet, nein, er höre nichts. Und naturgemäß höre ich nicht nur ein einziges, ich höre viele Tausende von Geräuschen herauf und alle diese Tausende von Geräuschen kann ich untereinander unterscheiden. Allein über die Wahrnehmungen dieser Tausende von Geräuschen aus der tiefsten Wasserstelle unter meinem Fenster habe ich mehrere Dutzend Hefte vollgeschrieben, soll Konrad zu Fro gesagt haben, er, Fro, sei an diesen Heften außerordentlich interessiert, eines Tages könne er an diese Hefte kommen, meint Fro, wenn man wisse, wo sie sind, und wenn Konrad ihm, Fro, die Erlaubnis gebe, die Hefte an sich zu nehmen, zu Studienzwecken.

... Einer dieser seltenen Geisteszustände, in welchem einem auf einmal wieder alles möglich ist, soll Konrad zu Fro gesagt haben. Plötzlich entwickelte sich wieder alles aus mir und ich entwickelte alles, ich hatte also Möglichkeit, Fähigkeit. Diesen Geisteszustand versuchte ich mir naturgemäß möglichst lange Zeit zu erhalten, aber schon nach kurzer Zeit hatte ich diesen Geisteszustand gar nicht mehr, diese frühere Selbstverständlichkeit, die gerade wieder da gewesen war, war auf einmal wieder weg gewesen, die Idealkonstellation, Idealkonstruktion des Mechanismus des Widerwillens war wieder das Gegenteil der Idealkonstellation, Idealkonstruktion des Mechanismus des Widerwillens. Wie leicht sei das früher gewesen, in einen Gedanken hineinzugehen, mein Gehirn fürchtete sich nicht, jetzt fürchtet sich das Gehirn vor jedem Gedanken und es gehe nur unter den größten Anherrschungen hinein und naturgemäß komme es gleich darin um, das sei ganz natürlich. Zuerst: natürlicher Aufwand aller möglichen Kräfte in der Jugend, soll Konrad gesagt haben, dann, im Alter, das plötzlich da gewesen war, der unnatürliche Aufwand aller unmöglichen Kräfte. Während ich früher nicht wehrlos in die Gedanken hineingegangen bin, gehe ich jetzt völlig wehrlos in die Gedanken hinein, schutzlos, obwohl schwerbewaffnet, völlig unbewaffnet, während ich früher völlig unbewaffnet, aber nicht wehrlos in die Gedanken hineingegangen bin. Jetzt seien sein Gehirn und sein Kopf voreingenommen, befangen, während sie früher nicht voreingenommen, die Unbefangensten gewesen wären, jetzt seien sein Kopf und sein Gehirn in allen Beziehungen, in allen Erscheinungsmöglichkeiten wie Erscheinungsmöglichkeiten befangen und ein solches befangenes Gehirn müsse sich zweifellos aus einem solchen befangenen Kopf wie das seinige aus dem seinigen zurückziehen, ...
(BERNHARD)

Denn alles sei „Schutzlosigkeit", sagt der Erzählende und spricht damit ein wesentliches Element der schizophrenen Psychologie an. In der Abkapselung, im Autismus, wird der Schutz vor der Schutzlosigkeit und Zerbrechlichkeit gesucht und gefunden, aber eben um den Preis der Realitätsanpassung. Im übrigen kann hier gelten, was wir eingangs bei KEITEL fanden, daß nämlich das lähmende Gefühl, das der Autor vermittelt, zu Leseabbrüchen führen kann.

Die *paranoide* Form der schizophrenen Psychose findet sich in Selbstzeugnissen, wie z. B. in denjenigen von AUGUST STRINDBERG (zitiert nach BIRNBAUM):

AUGUST STRINDBERG (1849–1912), eine von jeher abnorm geartete Persönlichkeit und nicht zum wenigsten auch dadurch sich als Dichter so schroff von anderen abhebend, erlebt um 1895 unter schwersten seelischen Erschütterungen die pathologischen Geschehnisse einer *halluzinatorischen Wahnpsychose*. Sein eigenes, krankhaft verstärktes Bedürfnis sich durch innerliche Verarbeitung von dem lastenden seelischen Drucke zu befreien, läßt in autobiographischer Niederschrift diese psychotisch verfälschte Lebensepisode mit allen ihren gigantischen Ausmaßen und beklemmenden Ungeheuerlichkeiten wieder aufleben und gibt dem Lesenden die Möglichkeit, nachfühlend und miterlebend Schritt für Schritt dem STRINDBERGS inneres Leben schwer bedrohenden Gange der Wahnereignisse jener Zeit zu folgen. Es ist jener Lebensabschnitt, dessen Steigerung zu pathologischer Höhe auch den ihm damals Nahestehenden nicht entgangen ist und an dessen Beginn es um STRINDBERG nach den Erinnerungen ADOLF PAULS, dem er Freund – und Feind! – war, folgendermaßen stand:

„Strindberg war jetzt am Anfang der *schwersten Periode seines Lebens*, in der er allein, von allem abgeschnitten und ohne Schaffensfreude, leben sollte, bis er sich endlich nach Jahren zu der befreienden Tat aufraffte der großen Abrechnung mit sich selbst, die er in seinem ‚Inferno' und ‚Nach Damaskus' schildert.

Sein Mißtrauen und seine Angst waren ins Unermeßliche gewachsen. Er wähnte sich überall von Feinden umgeben und war stets parat, einem Überfall aus dem Hinterhalt zu begegnen! Er unterschied da nicht mehr zwischen der Wirklichkeit und dem, was allein in seiner Vorstellung existierte; er war von einer einmal gefaßten Meinung durch nichts abzubringen und beging manche Ungerechtigkeit, die nicht mehr zu entschuldigen war.

Im Jahre 1894 stand er auf Kriegsfuß mit fast allen seinen Freunden, brach mit vielen von ihnen ohne sichtlichen Grund und kämpfte wieder gegen das Gespenst des unfreiwilligen Wahnsinns." – –

Alles dies schallt uns vielfältig abgestuft und wechselnd in gellenden Tönen aus dem psychotischen Hexensabbath des *grandiosesten Dokument psychotisch verzerrter Lebenswirrnis*, dem „Inferno" entgegen. Wir können das Werk als volle Wirklichkeit hinnehmen. Der Dichter selbst hat es am Schluß bezeugt: „Wer dieses Buch für eine Dichtung halten sollte, möge mein Tagebuch vergleichen, das ich seit 1895 Tag für Tag geführt habe und von dem dieses Buch nur eine ausgeführte und geordnete Bearbeitung ist."

Vielfach wechselnde *Truggebilde der Sinne* bedrängen und verwirren STRINDBERG. Der ordnende und denkende Geist verlangt nach Klarheit und Verständnis, nach voller Erfassung der befremdend unheimlichen Geschehnisse, nach restloser Einordnung in den Zusammenhang der Erlebnisse: Der *Erklärungswahn*, die *wahnhafte Ausdeutung* folgt den Sinnestäuschungen auf dem Fuße:

„ – – Ich sinke auf den Lehnstuhl nieder, eine ungewohnte Schwere bedrückt meinen Geist, ein *magnetisches Fluidum* scheint von der Wand auszuströmen, der Schlaf übermannt meine Glieder. Ich sammle meine Kräfte und stehe auf, um auszugehen. Als ich durch den Korridor komme, höre ich *Stimmen*, die in dem Zimmer neben meinem Tisch flüstern.

Warum flüstern sie? In der Absicht, sich vor mir versteckt zu halten.

Ich gehe die Rue d'Assas hinunter und trete in den Luxemburggarten. Ich schleppe meine Beine, ich bin von den Hüften bis zu den Füßen gelähmt, ich sinke hinter dem Adam mit seiner Familie auf eine Bank.

Ich bin vergiftet! Das ist der erste Gedanke, der mir kommt. Und Popoffsky, der Weib und Kind mit giftigen Gasen getötet hat, ist hierher gekommen. *Er ist es, der nach dem berühmten Experiment von Pettenhofer einen Gasstrom durch die Wand geleitet hat.*

Abends wage ich aus Furcht vor einem neuen *Attentat* nicht mehr an meinem Tisch zu bleiben. Ich lege mich zu Bett, ohne daß ich mich getraue einzuschlafen.

Da schleicht sich ein beunruhigendes Gefühl durch meinen Körper: Ich bin das *Opfer eines elektrischen Stroms*, der zwischen den beiden benachbarten Zimmern läuft. Die Spannung wächst, und trotzdem ich Widerstand leiste, verlasse ich das Bett, von diesem Gedanken besessen:

Man tötet mich! Ich will mich nicht töten lassen!

Ich gehe hinaus, um den Diener in seiner Zelle am Ende des Korridors zu suchen, Aber, ach, er ist nicht da. *Also entfernt, fortgeschickt, geheimer Mitschuldiger, gekauft.*

Als ich die Vorhänge des Alkovens zurückziehe, höre ich über mir meinen Feind, wie er aus dem Bett steigt und einen schweren Gegenstand in einen Koffer fallen läßt, dessen Deckel er mit einem Schlüssel abschließt.

Er verbirgt also etwas; vielleicht die Elektrisiermaschine." –

Reale Dinge erscheinen wahnhaft verändert im Sinne des krankhaft erregten Wahndenkens: *Illusionäre Wahrnehmungstäuschungen* gesellen sich bestätigend hinzu:

„Von Visionen wurde ich niemals heimgesucht, wohl aber erschienen mir *wirkliche Gegenstände unter menschlichen Formen* und hatten eine Wirkung, die oft großartig war.

So fand ich mein *Kopfkissen*, das durch den Mittagsschlaf aus der Form gekommen war, wie ein *Marmorkopf im Stil des Michelangelo* modelliert.

Eines Abends, als ich mit dem Doppelgänger des amerikanischen Arztes nach Hause komme, entdecke ich im Halbschatten des Alkovens einen *riesenhaften Zeus*, der auf meinem Bett ruht. Je mehr man sie betrachtet, desto mehr *verkörperlicht sich die lebendige und furchtbare Erscheinung.*

Es ist entschieden kein Zufall, daß an gewissen Tagen das *Kopfkissen häßliche Ungeheuer, gotische Drachen zeigt*; . . . (BIRNBAUM)

Über STRINDBERGS Psychose sind zahlreiche Arbeiten erschienen, die immer wieder zum Schluß kamen, daß an einer paranoiden Schizophrenie nicht zu zweifeln sei. Eine der neuesten, mir zu Gesicht gekommenen ist diejenige von E. W. ANDERSON.

Auch die Moderne liefert uns Hinweise auf unser Thema. Ein eindrückliches Beispiel einer paranoiden Entwicklung findet sich in ARTHUR SCHNITZLERS (1862–1931) Roman „Flucht in die Finsternis". Robert, ein höherer Beamter, verlobt sich mit Paula, macht Pläne für seine Zukunft, wobei sein Bruder Otto, ein Arzt, eine bedeutende Rolle in seinem Leben spielt. Im nachfolgend zitierten Kapitel nehmen wir an der sich allmählich verstärkenden Überzeugung teil, daß er überwacht werde, ja daß der Arzt-Bruder mit Hilfe seines Professors ihn internieren wolle:

Dieser erste Besuch im Hause des Bruders ließ sich vortrefflich an. Die Kinder waren von der neuen Tante, die Bilderbücher und Näschereien mitbrachte, sofort entzückt, Mariannes kühle Liebenswürdigkeit erwärmte sich allmählich, und Ottos Wesen wirkte auf Paula grade durch den freundlich-spöttischen Ton, der ihm in oberflächlicher Unterhaltung eigen war, vom ersten Augenblick an wie längst vertraut. In diesem Dunstkreis wechselseitiger Herzlichkeit und Sympathie, darin Robert sich bewegte, verloren auch die unruhevollen Gedanken allmählich ihre Macht über ihn, und manchmal, unter einem nach allen Seiten aufgehellten Himmel, glaubte er sich unbedenklich der Zukunft entgegenfreuen zu dürfen.

Doch in einer Nacht, nach einem geselligen Abend im Hause seines Bruders, geschah es ihm nach geraumer Zeit zum ersten Male wieder, daß kein Schlaf über ihn kommen wollte. Viertelstunde auf Viertelstunde hörte er vom Kirchturm schlagen, und er dachte nach, ob ihm nicht im Laufe des verflossenen Abends etwas Unangenehmes oder Peinliches begegnet wäre.

. . . Der Abend war ungetrübt verlaufen. Robert und Paula als erklärtes Brautpaar hatten von allen Seiten unfeierlich-warme Glückwünsche entgegengenommen; es war ein wenig musiziert worden, endlich, bei Kaffee und Zigarre, hatte man in zwanglos-wechselnden Gruppen geplaudert. Ein engerer Fachkollege Ottos hatte Robert in ein anscheinend harmloses Gespräch gezogen, und dieser erinnerte sich, daß er dem Professor in irgendeinem Augenblick für dessen Zigarre Feuer gegeben und daß ihm bei dieser Gelegenheit das Streichhölzchen aus der Hand geglitten war. Offenbar hatte seine Hand ein wenig gezittert. Nun wurde ihm auch der eigentümliche, prüfende Blick gegenwärtig, den der Professor bei diesem Anlaß auf ihn gerichtet hatte. Robert war sich auch bewußt, sehr rasch geredet und sich ein paarmal versprochen zu haben, wie es ihm nach zwei oder drei Glas Wein leicht begegnete. Es war gewiß nicht undenkbar, daß einem ärztlichen Beobachter alle diese Nichtigkeiten und überhaupt eine gewisse Veränderung in seinem Wesen und in seinen Zügen, vor allem die unleugbare, immer noch vorhandene Ungleichheit der Lidspalten, aufgefallen sein konnten. Und er erwog, ob nicht Otto, dem eigenen Scharfblick grade in diesem Falle nicht völlig vertrauend, seinen Kollegen ersucht hatte, Robert unauffällig zu beobachten.

Von plötzlicher Unruhe gepackt, schaltete Robert das Licht ein, sprang aus dem Bett und trat vor den Spiegel. Das Antlitz, das ihm entgegensah, mit fahlen Wangen, weitaufgerissenen Augen und zerrauftem Haar, einen fremden Zug um die Lippen, erschreckte ihn tief. War das überhaupt sein eigenes Gesicht? Ja, das war es wohl, aber so, wie es sich einem offenbaren mußte, dem es gegeben war, hinter den gepflegten Masken des Alltags das echte, das wahrhaftige zu erkennen, in das die Spuren all der Ängste eingegraben waren, die ihn sein halbes Leben lang verfolgt und endlich durch die Welt gejagt hatten. Wenn auch ihre Macht in den letzten Wochen gemildert schien – seiner Umgebung mußte das keineswegs ebenso einleuchtend sein wie ihm selbst, und es war sehr naheliegend, daß Otto, der seit Jahren eine ernstere Nervenerkrankung, vielleicht den Ausbruch einer Geistesstörung bei ihm befürchtet hatte, ihn fortdauernd beobachtete und beobachten ließ.

. . . Gewiß war Otto beunruhigt, hatte Sorge um ihn und in diesen guten Tagen mehr als je zuvor. Grade jetzt, da Roberts Schicksal äußerlich und innerlich eine günstigere Wendung zu nehmen begann, da er zum erstenmal seit zwanzig Jahren erhobenen Hauptes in die Zukunft schauen durfte, war er seinem Bruder immer nur verdächtiger geworden. Aber ob die Gründe für dieses wachsende Mißtrauen nicht ebensosehr, ja eher noch mehr bei Otto gelegen sein konnten als bei ihm? Ob es sich nicht so verhielt, daß Otto, der in seiner eigenen Seele die ersten Zeichen einer Verstörung zu erkennen glaubte und davor zurückscheute, sie sich einzugestehen, das Unheil in satanischer Weise von sich abzuwenden versuchte, indem er es in eine andere, seiner Ansicht nach längst dafür vorbestimmte Seele, in die des eigenen Bruders hinüberdeutete? Wie oft schon hatte man gehört und gelesen, daß ein Wahnsinniger die Gesunden in seiner Umgebung für wahnsinnig hielt, daß ein geistig völlig normaler

Mensch fälschlich als irrsinnig erklärt und ins Narrenhaus gesperrt wurde? Und nichts erweist sich schwerer, als einen Irrtum solcher Art auch für Außenstehende aufzuklären, wenn die Aufmerksamkeit einmal in die falsche Bahn gelenkt worden ist.

... Und wie nahe lag ein solcher Irrtum grade in seinem eigenen Fall. Sein Leben lang, mindestens seit Höhnburgs Erkrankung, war er von allerlei Zwangsvorstellungen und schlimmerem Wahn gequält worden und hatte das seinem Bruder nicht nur eingestanden, sondern ihn gradezu gebeten, mit ihm ein Ende zu machen, wenn das Furchtbare Wahrheit würde; nicht gebeten nur, er hatte ihm ein Dokument übergeben, das Otto dazu verpflichtete und zugleich jeder Verantwortung entband. War es nicht vielleicht grade dieses unglückselige Schriftstück gewesen, das in die Seele Ottos zuallerst den Keim der Verstörung gelegt hatte, und hätte sich andernfalls dessen Wahnsinn nicht nach einer ganz anderen Richtung entwickeln können? Glücklicherweise schien Otto selbst seiner Sache nicht ganz sicher, sonst hätte er es wohl nicht darauf angelegt, sich Verbündete zu suchen, um mit seiner Diagnose nicht allein zu stehen. Verbündete waren freilich immer leicht zur Hand, und nun gar hier, wo derjenige, der den Verdacht aussprach, ein Arzt, ein hochgeschätzter Nervenarzt war, von dem keiner ahnte, daß es mit seinen eigenen Nerven nicht zum besten stand, und der Verdächtige des Arztes Bruder war und ein Mensch dazu, der von Jugend auf als nervös, als ein Sonderling, bei vielen als verrückt gegolten hatte ...

Doch so bedenklich die Angelegenheit in diesem Augenblick zu stehen schien, so sehr man auf der Hut sein mußte, verloren war sie noch lange nicht. Für tatsächlich, für im wahren Wortsinn verrückt hielt ihn heute doch niemand, es sei denn, daß Otto selbst schon so weit war. Und wenn die anderen, sogar die Ärzte, die schwere Verstörung Ottos – es mußte ja noch keineswegs Wahnsinn sein – noch nicht zu erkennen vermochten; – er, Robert, der einzige, der klar sah, hatte wohl das Recht, ja die Pflicht, die Menschen in nächster Umgebung auf die drohende Gefahr hinzuweisen; und keineswegs nur darum, um von sich selber eine abzuwenden. Freilich galt es vorsichtig zu sein; und wenn Otto sich seine Verbündeten gesucht hatte, es war ihm, Robert, gewiß nicht verwehrt, das gleiche zu tun, ja, es war seine Pflicht und Schuldigkeit, vor allem um Ottos willen. Er dachte an Doktor Leinbach. Wurde auch dessen ärztliche Gediegenheit, vielleicht sogar die Schärfe seines Verstandes von manchen Fachleuten einigermaßen angezweifelt, er war Robert doch von Jugend auf verbunden, war ihm Freund, liebte ihn in seiner Weise.

... Er, besser als jeder andere, würde die Eigentümlichkeit und Schwierigkeit von Roberts Lage zu erfassen imstande und am ehesten bereit sein, ihm helfend zur Seite zu stehen. Es war ja nicht notwendig, ihm sofort alles zu sagen, und man brauchte anfangs nicht weiterzugehen, als dringend geboten schien. So nahm sich Robert denn vor, schon am nächsten Tag mit Leinbach zu reden, sonst aber keinen Menschen, nicht einmal Paula, ins Geheimnis zu ziehen. (SCHNITZLER)

Wie aus den letzten Abschnitten zu ersehen ist, versucht der kranke Robert die eigene Psychose abzuwehren, indem er sie auf den Bruder projiziert. Der Schluß des Romans berichtet dann, daß Robert seine Braut zur Flucht auffordert, sich mit ihr in einem abgelegenen Hotel einlogiert. Der Arzt-Bruder, beunruhigt, findet ihn dort; Robert bringt den ihm zu Hilfe Geeilten um.

Während die meisten schizophrenen Psychosen in der ersten Lebenshälfte sich manifestieren, kann es gelegentlich auch zu einem *späten* Auftreten kommen. Man spricht dann von *Spätschizophrenie*. Ein Beispiel dafür ist IMMANUEL SWEDENBORG (1688–1772), der durch seine Theosophie bis heute in bestimmten Kreisen Ansehen genießt. Er wandte sich zuerst den Naturwissenschaften zu. Erst im sechsten Lebensjahrzehnt hat er krankhafte Offenbarungserlebnisse, die wir heute als Ausdruck einer schizophrenen Psychose verstehen müssen. Nachfolgend die Äußerungen, die er einem Zeitgenossen, dem Geistlichen ARWED FORELIUS, gegenüber getan hat (nach BIRNBAUM):

„Sie wissen ja, wie oft Studierende, besonders Theologen, welche sich in unnötige Grübeleien vertieft haben, verrückt geworden sind. Ich hatte nie daran gedacht, in den geistigen Zustand zu kommen, in dem ich bin. Aber der Herr hatte mich dazu ausersehen, den geistigen Sinn darzustellen, den er in den Propheten und in der Offenbarung Johannis zu erklären verheißen hat. Mein früherer Beruf war in den Naturwissenschaften, z. B. in der Chemie, Mineralogie und Anatomie forschen."

Und weiter auf FERELIUS Frage, wo und wie ihm ein *Einblick in die Geisterwelt* gegeben worden sei:

„Ich war in London, und speiste eben in meinem gewöhnlichen Quartier zu Mittag, in dem ich mir ein Zimmer gemietet hatte. Meine Gedanken waren mit den Gegenständen beschäftigt, die wir soeben besprochen haben. Ich war hungrig und aß mit großem Appetit. Gegen das Ende der Mahlzeit bemerkte ich, daß eine Art von *Nebel* sich über meine Augen breitete. Der Nebel wurde dichter, und ich sah den Boden meines Zimmers mit *den scheußlichsten kriechenden Tieren* bedeckt, wie Schlangen, Kröten u. dgl. Ich war darüber erstaunt, denn ich war ganz bei Sinnen und vollem Bewußtsein. Die Finsternis nahm nun immer mehr überhand, verschwand jedoch plötzlich, und ich sah jetzt in einer Ecke des Zimmers einen *Mann* sitzen, der mich, da ich ganz allein war, durch seine Worte in Schrecken setzte. Er sagte nämlich: Iß nicht soviel! Alles verdunkelte sich jetzt wieder, aber plötzlich wurde es wieder hell, und ich sah mich allein im Zimmer. Ein so unerwarteter Schrecken beschleunigte meine Heimkehr. Ich ließ gegen meinen Hauswirt nichts merken, überdachte aber, was mir begegnet war, sehr genau, und konnte es nicht als eine Wirkung des Zufalls oder irgendeiner physischen Ursache ansehen. Ich ging nach Hause; aber in der folgenden Nacht stellte sich mir derselbe Mann noch einmal dar. Ich war jetzt durchaus nicht erschrocken. Der Mann sagte: *Er sei Gott der Herr,* der Welt Schöpfer und Erlöser. Und daß er *mich erwählt habe,* den Menschen den geistigen Sinn der Heiligen Schrift auszulegen; daß er mir selbst diktieren werde, was ich schreiben solle über diesen Gegenstand. In der nämlichen Nacht wurden zu meiner Überzeugung die *Geisterwelt, die Hölle und der Himmel mir geöffnet,* wo ich mehrere Personen meiner Bekanntschaft aus allen Ständen fand. *Von diesem Tage entsagte ich aller weltlichen Gelehrsamkeit und arbeitete nur in geistlichen Dingen, gemäß dem, was der Herr mir zu schreiben befahl. Täglich öffnete mir der Herr die Augen meines Geistes, bei völligem Wachen zu sehen, was in der anderen Welt vorging und ganz wach mit Engeln und Geistern zu reden."*

Wie SWEDENBORGS *äußeres Verhalten* sich unter diesen halluzinatorischen Einflüssen gestaltete, darüber berichtet FERELIUS weiter:

„Über seine Anfechtungen haben mir die bescheidenen Dienstleute, der alte Gärtner und seine Frau, voll teilnehmenden Mitleids erzählt, daß Swedenborg nachts sehr *oft in seinem Zimmer laut spreche und gegen die ihn besuchenden bösen Geister eifere.* Auf die Frage, was ihn in der Nacht so beunruhige, antwortete er, die bösen Geister hätten ihn

77

geschmäht und er hätte gegen sie geeifert. Oft bat er Gott, ihn in der Versuchung nicht verlassen zu wollen. Dann rief er unter bittern Tränen laut aus: ‚Herr, Gott, hilf mir! Mein Gott, verlasse mich nicht!' Fragten ihn die Leute, wenn die Versuchung vorüber war, nach der Ursache seines Jammers, so gab er zur Antwort: Gott sei gelobt! Jetzt ist alles überstanden, ihr müßt euch meinetwegen nicht beunruhigen, denn was mir begegnet, ist Gottes Fügung, und er läßt es nicht weiter kommen, als er sieht, daß ich es tragen kann!" (BIRNBAUM)

Um dieses Kapitel der schizophrenen Psychosen abzuschließen, soll nochmals auf HÖLDERLIN eingegangen werden, und zwar im Hinblick auf das Wesen der schizophrenen Endzustände mit ihrer affektiven Entleerung und Versandung. Deutlicher noch als in seinen letzten Gedichten, die uns erstarrt und unlebendig erscheinen, äußert sich der Zerfall in seinem Gehaben, das uns durch seinen Freund WAIBLINGER beschrieben wird. HÖLDERLIN lebt, wie bekannt, die letzten Jahre seines Lebens im Turm in Tübingen, beim Tischler ZIMMER. WAIBLINGER, der ihn besuchen will, sagt (zitiert nach BIRNBAUM):

... Schon hört man innen reden, man glaubt, daß dort Gesellschaft sei. Der brave Tischler sagt aber, er sei ganz allein und *rede Tag und Nacht mit sich selbst*. Man besinnt sich, man zaudert anzupochen, man fühlt sich innerlich beunruhigt. Zuletzt klopft man an, und ein heftiges, lautes ‚Herein!' wird gehört. Man öffnet die Türe, und eine hagere Gestalt steht in der Mitte des Zimmers, welche sich aufs tiefste verneigt, *nicht aufhören will, Komplimente zu machen, und dabei Manieren zeigt*, die voll Grazie wären, wenn sie nicht etwas Krankhaftes an sich hätten. Man bewundert das Profil, die hohe gedankenschwere Stirne, das freundliche, freilich erloschene, aber noch nicht seelenlose, liebe Auge; man sieht die verwüstenden Spuren der geistigen Krankheit in den Wangen, am Mund, an der Nase, über dem Auge, wo ein drückender, schmerzlicher Zug liegt, und gewahrt mit Bedauern und Trauer die *konvulsivische Bewegung*, die durch das ganze Gesicht sich zuweilen verbreitet, die ihm die Schultern in die Höhe treibt und besonders die Hände und Finger zucken macht. Er trägt ein einfaches Wams, in dessen Seitentaschen er gern die Hände steckt. Man sagt einige einleitende Worte, die mit den verbindlichsten Verbeugungen und einem *Schwall von Worten* empfangen werden, die *ohne allen Sinn* sind und den Fremden verwirren. Hölderlin fühlt jetzt, artig, wie er war, und wie er der Form nach es noch ist, die Notwendigkeit, dem Gaste etwas Freundliches zu sagen, eine Frage an ihn zu richten. Er tut es; man vernimmt einige Worte, die verständlich sind, die aber meist unmöglich beantwortet werden können. Hölderlin selbst erwartet nicht im mindesten Antwort, und *verwirrt* sich im Gegenteil aufs äußerste, wenn der Fremde sich bemüht, einen Gedanken zu verfolgen. Der Fremde sieht sich *eure Majestät, eure Heiligkeit, gnädiger Herr Vater betitelt*. Allein Hölderin ist äußerst *unruhig*, er empfängt solche Besuche sehr ungern und ist nachher immer verstörter als früher."

„Er spielt noch richtig Klavier, aber höchst sonderbar. Wenn er daran kommt, so bleibt er *tagelang sitzen*. Alsdann verfolgt er einen Gedanken, der kindisch simpel ist, und kann ihn *viele hundertmal hindurchdrehen* und dermaßen abspielen, daß man es nicht mehr aushalten kann. Zudem kommt noch ein schnelles Aufzucken von Krampf, das ihn nötigt, *manchmal blitzschnell über die Tasten wegzufahren*, und das unangenehme Klappern seiner langgewachsenen Nägel. Hat er eine Zeitlang gespielt und ist seine Seele ganz weich geworden, so fällt plötzlich sein Auge zu, sein Haupt richtet sich empor, er scheint vergehen und verschmachten zu wollen und er beginnt zu singen. *In welcher Sprache, das konnte ich nie erfahren,* so oft ich es auch hörte; aber er tat es mit überschwenglichem Pathos, und das schauderte einen in allen Nerven, ihn so zu sehen und zu hören. Schwermut und Trauer war der Geist seines Gesanges; man erkannte einen ehemals guten Tenor." (BIRNBAUM)

Nichts könnte besser die innere Abkapselung, die Kapitulation und Resignation und damit das Erlöschen der schöpferischen Kräfte bei HÖLDERLIN illustrieren als ein Gedicht, das er in seinem Todesjahr 1843 geschrieben hat. Auch das gestörte Zeiterleben des Schizophrenen wird hier deutlich, hat er doch das Gedicht auf den 14. Mai 1748 datiert.

Griechenland.

Wie Menschen sind, so ist das Leben prächtig,
Die Menschen sind der Natur öfters mächtig,
Das pracht'ge Land ist Menschen nicht verborgen,
Mit Reiz erscheint der Abend und der Morgen.
Die offenen Felder sind als in der Erndte Tage
Mit Geistigkeit ist weit umher die alte Sage.
Und neues Leben kommt aus Menschheit wieder
So sinkt das Jahr mit einer Stille nieder.

Den 14. Mai 1748.   Mit Untertänigkeit
                                                    Scardanelli.

Zum Abschluß dieses Kapitels kann nochmals gesagt werden, daß uns in den verschiedenen Texten die Mannigfaltigkeit der schizophrenen Psychose deutlich wird. Wir finden die Wahnstimmung, die sich schließlich zum Wahn verdichtet, den abnormen Affekt, die veränderten Bedeutungszusammenhänge, wir finden Stupor und Ambivalenz, die autistische Anpassungsunfähigkeit. Es wird aber auch deutlich, wie vielfältig die Formen der schizophrenen Psychose sein können, wie sich äußere Lebensumstände und inneres Erleben bunt mischen, wie das Zeiterleben sich verändert und wie jede psychotische Entwicklung den untrüglichen Stempel des Einmaligen und Persönlichen trägt.

2. Affektive Psychosen

a) Manie

Diese werden als kürzer oder länger dauernde schwere Verstimmungen, sei es im manischen oder depressiven Sinne, verstanden. Dauerhaftigkeit, d.h. Chronifizierung dieser Psychosen ist selten, kommt aber vor.

In der ICD finden wir folgende etwas lapidare Definition der affektiven Psychosen:

Häufig sind wiederholende psychische Störungen, bei denen eine ausgeprägte Affektstörung vorliegt (meistens als Depression und Angst, aber auch als gehobene Stimmung und Erregung). Eines oder mehrere der folgenden Symptome sind zusätzlich vorhanden: Wahnideen, Ratlosigkeit, gestörte Selbsteinschätzung, Wahrnehmung- und Verhaltensstörungen; sie alle stehen in Zusammenhang mit der vorherrschenden Stimmung des Patienten (so auch Halluzinationen, wenn sie auftreten).

Es kann eine starke Suizidtendenz bestehen. Aus praktischen Gründen sollen hierzu auch leicht Stimmungsschwankungen gerechnet werden, wenn sie der gegebenen Beschreibung weitgehend entsprechen; dies bezieht sich besonders auf leicht hypomanische Zustände.

Endogene Manie
Psychische Störungen mit gehobener Stimmung oder Erregung, die mit den augenblicklichen Verhältnissen des Patienten nicht im Einklang stehen. Sie variieren von gesteigerter Lebhaftigkeit (Hypomanie) zu heftiger und fast unkontrollierbarer Erregung. Aggression und Gereiztheit, Ideenflucht, Ablenkbarkeit, beeinträchtigte Urteilsfähigkeit und Größenideen sind häufig.

Endogene Depression
Eine affektive Psychose mit einer allgemeinen depressiven Verstimmung mit Angst, in der die Patienten sich trübsinnig und erbärmlich fühlen. Häufig ist die Aktivität herabgesetzt, aber Unruhe und Agitiertheit können vorhanden sein. Die Rückfalltendenz ist hoch; bei manchen Fällen sogar in regelmäßigen Abständen.

Wie steht es mit Hinweisen zur Manie und Depression in der Literatur und in Biographien?

Zur Manie finden wir weniger zahlreiche Zeugnisse als zur Depression. Ein Beispiel einer manischen Episode (die übrigens später einer Depression mit geglücktem Suizid Platz machte) ist der Schweizer Maler KARL STAUFFER (1857–1891). In der von BRAHM veröffentlichten Biographie werden einige authentische Briefe zitiert. KARL STAUFFER hatte sich als Maler in Berlin in den achtziger Jahren des letzten Jahrhunderts einen bedeutenden Namen geschaffen, vor allem als Porträtist. So hatte sein Porträt des Schriftstellers G. FREYTAG großen Erfolg. Er erhielt nun einen Auftrag, die Gattin eines sehr einflußreichen und begüterten Zürcher Juristen, Frau LYDIA WELTI-ESCHER zu porträtieren. Im Laufe dieser Arbeit verliebten sich die beiden, es kam zu einer Liaison und schließlich entschloß sich das Paar, zu fliehen und die Scheidung und Heirat anzustreben. Bald darauf geriet jedoch STAUFFER in einen sich steigernden Zustand von Erregung und Verlust der Selbstkontrolle, machte unsinnige Pläne, wollte einen riesigen Tempel mit dem Vermögen seiner zukünftigen Frau errichten lassen usw. Aus seinem Tagebuch jener Zeit sei folgender kennzeichnender Abschnitt zitiert:

„Carl Stauffer's Tagebuch, angefangen am 4. November 89.

Das Kunstwerk ist die krystallisirte individuelle Erkenntniß der sichtbaren Natur.

Bei mir galt es, ehe ich an die Verwirklichung meiner künstlerischen Pläne schreiten konnte mein Leben als Kunstwerk zu gestalten.

Der Verwirklichungsmöglichkeit bin ich jetzt sicher, jetzt werden sie bearbeitet und über den Haufen gerannt.

Hülfskräfte besorge ich.

Bildung einer Akademie durch Ausarbeitung eines zu proklamirenden Programmes.

Bemächtigung der zukünftigen Generation, daher Villone, Ateliers, Gießer, Marmorarbeiter jeder Sorte.

Meine Direktion

Question des Dieners und Gärtners. Ursache der Wahl des Villone.

Glaube absolut an meine und Ihre Mission überhaupt an den unfreien Willen.

Schopenhauers Einfluß ist zu markiren. Goethe's Einfluß desgleichen Winckelmann Lessing, Plato, Socrates, Aristides.

Perchè captatio benevolentiae.

Definitives gedrucktes Programm des Unternehmens wird mit der Einladung ins Haus geschickt mit einem Diener nicht mit der Post.

Das Belvoir wird abgerissen.

Ich habe sie heut Morgen instinktiv von Eindrücken besoffen gemacht, damit ihr Naturell absolut zum Vorschein komme.

Die Rechnung klappte auffallend.

La verità è una sie hat nur verschiedene Röcke an, d. h. ist rund wie die Plastik und man kann sie immer nur von seinem Standpunkt aus übersehen.

Du mußt es dreimal sagen.

Ecclesia militat.

Und als die Zeit erfüllt war, denn sie ist erfüllt, denn das faule Ei was man heutzutage für Kunst hält verbreitet einen Mordgestank. Dem Adler der sich Mensch heißt einen Photographischen Kasten statt der Augen einzusetzen und mit dieser Maschine zuzumuthen gen Himmel zu fliegen ist einfach lächerlich.

Ich ringe mit dem Engel des Herrn und lasse ihn nicht er segne mich denn und gegen den Teufel wo er sich zeigt wird sofort ein Dintenfaß angeschmissen und mit der Bibelübersetzung angefangen. – Meine Wartburg wohin ich mich wie Luther geflüchtet ist die Akropolis. Meiner Seele habe ich den Berlinerstaub abgewaschen. Sie glänzt wieder wie ein Berner Milchgeschirr und die Milch der frommen Denkungsart, Zeitungen lese ich keine, zur Gesellschaft habe ich nur Dr. Schliemann. Meine Adresse wird nicht verrathen – und wenn sie doch verrathen würde, so werden die anlangenden Briefe zuerst von Schliemann aufgemacht, das Dumme in den Papierkorb, das Gute auf's Präsentirteller. Also Hohn oder Mitleid.

m'è lo stesso

hier stehe ich, ich kann nicht anders. Gott helfe mir Armen, aber zum Reichstag gehe ich nicht.

Akropolis.

Karl Stauffer

und ich halte meine Reden lieber vor den Geistern der klassischen Hellenen als vor den Parlamentariern des photographischen Zeitalters. . . .

Erst muß das Unkraut ausgerottet werden, ehe der Garten angelegt wird.

Ich gehe nicht wie die Katze um den heißen Brei um, sondern wie die Bluthunde auf die Feinde um sie zu zerreißen.

Hoher Gott, Wonne der Welt, sie haben dich verscheucht mit ihrem Lärm.

Ich habe meine Phantasie gebändigt 32 Jahre und geredet um meine Gedanken zu verbergen. Der liebe Gott hat aus mir einen Baumeister machen wollen. O wunderbare Baukunst, in welche Lumpen hüllen die Barbaren deine classischen Glieder, es ist eine Schande. Du bist meine Liebe und ich will für dich kämpfen zu Fuß und zu Pferd mit Lanze und Schwert, bis sie mich umbringen. Zwar haben sie die Göttinnen alle gefangen, dich aber haben sie außerdem zur Hure gemacht, aber deine Jugend ist ewig.

Ich bin ein Prophet, aber ihr könnt mich nur platonisch ans Kreuz schlagen, dafür habe ich gesorgt ... Ob die Chose von der ich hier reden will, Bibel, Homer, Kirche, Philosophie, Baukunst, Richard Wagner, oder Palaestrina heißt, ist ganz Wurscht, gebt dem Kinde jeden Namen, es wird geboren lebt und stirbt. Seht ich möchte wieder Feuer schlagen und das Räthsel der Form lösen, denn sie ist ein Geheimniß den Meisten.

Mägdlein ich sage dir
stehe auf –
ich

habe mich auf diesen 30jährigen Krieg gehörig vorbereitet, denn ich bin nicht umsonst 7 Jahre in Berlin – thue überhaupt nichts ohne Bezug auf meinen Lebensplan, und wie die Alten gehe ich vor dieser schweren That nach Delphi, und Erz geheimnisvoll erklang, der heilige Raum, das räthselhafte Erz –

Alles Vergängliche
Ist nur u. u.

P. S. Ich schreibe übrigens nicht aus Eitelkeit noch aus Noth, ich kenne zwar beide und wer wäre völlig davon frei, – nein, weil ich muß.

Der Bien muß –
Als die Zeit erfüllet war

K. Stauffer

(Brahm)

Aus einem Brief Karl Stauffers:

„Wir haben die Absicht hier in Italien, dem Lande der Zukunft, Landwirthschaft im allergrößten Sinne zu treiben. Südfrüchte, Oel und Wein. Lydia ist ein finanzielles Genie. Denke Dir die Sache so:

Das Haupt der zu errichtenden Firma bin ich, Dein Bruder Karl.

Mein *erster* Secretär ist Lydia.

Der eigentliche Landwirth Petri.

Die Rechtsbeistände für die Schweiz seid ihr.

Ferner brauche ich noch zwei Agenten, Italiener, für eventuelle Ankäufe und Geschäfte hier in Italien." (Brahm)

Es wird aus diesen sich überstürzenden Plänen und Gedanken klar, daß Karl Stauffer, der sich vorher einer guten Gesundheit erfreut hatte und seiner Umgebung nie als exaltiert aufgefallen war, an den typischen Symptomen der Manie litt: sprunghaftes Denken, Verlust der Kohärenz, Größenideen, übermäßiges Gefühl von Kraft und Energie.

Das Schicksal STAUFFERS war im übrigen tragisch: Auf Betreiben des betrogenen Ehemannes WELTI wurde er der Unterschlagung angeklagt, dann in ein psychiatrisches Spital verbracht. Die Ehe der WELTIS wurde zwar geschieden, aber seine Geliebte trennte sich von ihm. Seine Familie holte ihn in die Schweiz zurück, wo er versuchte, seine künstlerische Laufbahn fortzusetzen, was aber nicht mehr gelang. In einer depressiven Phase nahm er sich das Leben.

Die Atmosphäre der manischen Stimmung hat WOLFGRUBER in seinem zeitgenössischen Roman „Die Nähe der Sonne" festgehalten. Wir folgen dem Erzähler, dem es in subtiler Weise gelingt, das sich allmählich immer mehr steigernde Gefühl des Überschwanges und der unendlichen Kraft zugleich mit dem unkoordinierten, überschießenden und wahllos sprudelnden Gedankengang wiederzugeben. Hier einige Stichproben aus dem Roman, der das Leben eines Großstadtmenschen in unserer Zeit schildert, der regelmäßig immer wieder in manische Erregtheit gerät. Zell, der Held, ein Architekt, trudelt auf Gesellschaften herum, seine Gedanken drängen sich, alles nimmt eine besondere Färbung an, die nur er versteht. Er fühlt sich im Zentrum des Universums.

Er spürt immer noch kaum Müdigkeit. Auch jetzt nicht, nachdem die beinahe ununterbrochene Bewegung vieler Stunden hier zum Stillstand gekommen ist, in seinem Kopf aber weiterhaspelt, als rauschten noch immer Leitplanken, Bäume, Autos vorbei, als zögen Lichter und Städte vorüber, als drehe sich das Land neben ihm weg. Es fällt ihm schwer, zuzuhören, den Gedanken der anderen zu folgen und nicht seine eigenen laufen zu lassen, alles verknüpft sich mit allem, ein so wirrer Strudel bisweilen, daß es wie eine Dumpfheit ist: als siede es leise in seinem Kopf. Am besten geht noch das Reden. Er könnte jetzt, meint er, so schlagfertig sein, wie man sich nur wünschen kann. Ohne nachzudenken ist der richtige Gedanke sofort da. Der richtige, aber unpassend. Er hat seit gestern morgen nicht geschlafen und ist, als er heute vormittag hier ankam, dreizehn Stunden fast pausenlos im Auto gesessen. Von außen ist die Heftigkeit der Bewegung, die in ihm leerläuft, nicht zu bemerken, wenn man davon absieht, daß er das Mineralwasserglas ständig zwischen den Fingern dreht. Aber das kann auch daher kommen, daß er in einem fort rauchen möchte, es sich aber verbietet: so lange, bis ein automatischer, gedankenloser Griff nach den Zigaretten das Verbot, ohne ihn zu fragen, durchbricht: Er hat über ein halbes Jahr nicht geraucht, seit gestern tut er es wieder. Und gleich so, als müsse er den Raucher von früher in den Schatten stellen. Er würde sonst einschlafen während der Fahrt, hat er gemeint, das vor sich selber entschuldigen zu können. Es ist ihm gewesen, als könne er diesen plötzlich aufgetauchten und gleich so unabweisbaren Zwang zu rauchen nicht auch noch aushalten. Dagegen hilft reden nicht, im Gegenteil. (WOLFGRUBER)

In einer Gesellschaft, zu der Zell eingeladen ist, wird sein Verhalten auffällig.

..., daß Lina das nicht mehr erleben kann, nicht neben mir steht in ihrem blöden Chanel-Kostüm, und sich, wie sie nachher wieder behaupten könnte, genieren muß für mich, wie oft und oft, wenn nach ein paar Gläsern der Treibsatz in ihm gegen solche Geschmacks-Existenzen scharf wurde, durchdringende Blicke versucht sie ihm zuzuwerfen, hypnotisieren möchte sie ihn können, am Ärmel zupft sie ihn, stößt ihn unter dem Tisch, und er kommt immer mehr in Fahrt, gerade deswegen, und sie versucht lächerliche Ablenkungsmanöver, die jetzt tatsächlich peinlich sind, und er redet und redet und lacht, geh, Johnny, sei so gut, ich möchte gerne einen ganz speziellen Toast auf diese so glückhafte Ergänzung von Architekt und Bauherr, und der Seidenschal und der andere Mitläufer wollen immer wieder vergeblich ihre Lobsprüche auf das Haus loswerden, schwächliche Imitationen meiner profunden Laudatio, werden einfach nicht erhört. Er ist hier der Hauptakteur, das spürt er deutlich, im ganzen Körper spürt er es, er, um den sich alles dreht: Überhaupt scheint hier alles nur zu sein, weil *er* ist, weil *er hier* ist, das ganze Haus samt Schnürboden und Komparserie nur eine Möglichkeit seines Auftritts, Leben bringt er auf die Bühne, allein durch seine Existenz, erweckt auch die Figuren zu Leben, lauter wird es überall, fast turbulent, Gelächter, Gekicher und Bewegung, und die Frauen sind auf einmal viel schöner, sind überhaupt jetzt deutlich Frauen, female vibrations, beyond doubt, nicht mehr Kleiderpuppen mit nur sekundären Geschlechtsmerkmalen: Man muß ihnen nur ein Beispiel geben, und er fängt an, in den Räumen herumzutreiben, als würde er suchen und weiß noch nicht was, da zu stehen und dort und überall Zentrum, überall willkommen, tritt zu ein paar Zusammenstehenden.

... er faßt ans Jackenrevers seines Gegenübers, Ermenegildo Zegna, nicht wahr?, sagt er mit prüfenden Fingern, wurde geredet, bevor er kam?, wie schade!, er sackt in sich zusammen, vielleicht könnte ich, fragt er mit bittendem Blick, ein paar Sätze nur, unbedeutende Gedanken, nein?, ich habe nämlich, das hat man mir immer wieder bestätigt, eine sehr sonore Stimme, er sieht herausfordernd in die Runde, oder spielt jemand Schach?, er wartet die Antwort nicht ab, zur Tür treibt es ihn, wo die schmale Dunkle jetzt steht, seltsamerweise nicht aufgeblüht, sondern ein wenig verblichen, muß von dem Typ abfärben, an den sie sich lehnt, Entschuldigung, sagt er, wo ist hier bitte der Ausgang, immer wieder stehe er nämlich vor dem Eingang, das sei im Allgemeinen zwar nicht so bedeutsam, aber wenn man es genau bedenke, nicht wahr?!, grinsend macht er kehrt, ah, endlich, stöhnt er auf und setzt sich auf Armlehne eines Corbusiers, Ihnen kann ich mich anvertrauen, einem John-Players-Special-Raucher fühlt er sich sofort verbunden, Sie gestatten, sagt er und läßt neben dem Flämmchen eines eleganten Gasfeuerzeugs, mit dem der Sesselsitzer seiner Nachbarin Feuer geben will, seinen Zippo-Flammenwerfer aufzischen, daß die Dame erschreckt zurückzuckt, keine Angst, sagt er und redet eine Weile über richtige Feuerzeuge, neunundfünfzig Arten gebe es, ein Zippo anzuwerfen, er kann das noch immer, selbstverständlich, und er führt etliche vor, und dann sieht er im Nebenraum, am anderen Ende, eine Frau an der Wand sitzen, allein, und es ist ihm, als könne er ihren Blick auf sich spüren, die längste Zeit schon, weiß er plötzlich, und als er hinüber will, faßt ihn jemand am Arm, hält ihn fest, Johnny, nein, Hans, möchte ihn unbedingt bekanntmachen mit einer prallen, glänzenden Lederhose ...

... nutzlos, absolut nutzlos, tatsächlich von der allergräßlichsten Nutzlosigkeit, er läßt den Arm nach unten hängen und schlenkert ihn im Gelenk, sie kann sich ja nicht einmal am Sack kratzen wie unsereins, manchmal, sagt er und faßt sich an die Jackentaschen, liest er in solchen Situationen ein paar Zeilen Pascal, aber wann, frage ich Sie, hat man schon seinen Pascal dabei?, jetzt zum Beispiel schon wieder nicht, Hans bietet ihm eine Zigarette an, ich bin so frei, sagt Zell und steckt die ganze Schachtel ein, nicht einmal deutlich versehentlich, und er dreht sich um, weil er den Blick wieder spürt, sieht zu der Frau hinüber, die allein an der Wand sitzt, den Mantel, einen hellen Trenchcoat, hat sie nicht ausgezogen, hält ihn über der Brust zusammen, als würde sie frieren, ... (WOLFGRUBER)

Im Auto hat Zell das Gefühl übermäßiger Vitalität, auch klingen Wahngedanken an:

Und eine ungeheure Verantwortung: all diese vielfältigst verflochtenen Zusammenhänge muß er denken, damit sie sind, jedes Staubkorn, jede Begegung, jeden Harntropfen, der irgendwo fließt, jeden Satz. Nur die geringste Gedankenlosigkeit, sagt er laut auf den Platz hinuter, und ihr seid geliefert. Aber daß er dieser wunderbaren Aufgabe jetzt gewachsen ist, weiß er bestimmt. So wie er weiß, daß jetzt ein anderes Zeitalter eingeläutet wird. Die Dunkelheit ist vorüber. The times they are a' changing. Er hat die Tonbandkassette im Auto. Und wer Ohren hat zu hören, höre! Volle Lautstärke spielt er, singt mit, hobelt die Mundharmonika-soli, und die Autobahn, zu der er sich mit jaulenden Reifen hinaufdreht, ist wie ein Strom, in den alles mündet, ein Puls, in dem er selbst dahinpocht, so kräftig und stark, daß er bald auf dem Highway ist, in einem ständigen Überholen, Einfädeln, Davonbrausen, und er hat mit dem leicht auf dem Gaspedal vibrierenden Fuß das Gefühl, den Motor immer weiter und weiter hinaufjagen zu können, hinauf und hinauf, die Geschwindigkeit aufschaukeln bis über jede Grenze, bis die Autos neben ihm nur so wegplatzen und die Welt durch ihn hindurchrauscht wie ein Orgel-Tedeum mit allen Registern, und er reckt sich im Sitz, bewegt die Finger auf dem Lenkrad, als könne er, als einer, der lange gelähmt war, ihre Beweglichkeit nicht glauben, und will sie zeigen und sein Glück zeigen und die Freude darüber, daß die Welt wieder ganz ist: sie, die so in Dinge und Unzusammenhängendes auseinandergefallen gewesen ist, in eine tonnenschwere Vergangenheit und dünne Gegenwart, sie ist endlich geheilt und wieder ganz, und er versteht auf einmal, warum in seinen Bildern und Objekten immer und immer Autos und Motoren wucherten: ...

... unterwegs zu einem Rennen, gleich nach Drehschluß von „Giganten", seinem letzten Film, was für ein wunderbares Gefühl jetzt, unverletzbar eingeschlossen zu sein in dieses dröhnende Gehäuse, nichts da draußen kann ihm etwas anhaben, der Tod liegt hinter ihm, und ihm ist nichts geschehen, was da hinten auf dem Highway, was hinter ihm liegt, ist ja längst Vergangenes, und die Vergangenheit ist nur das, was sich nicht mehr bewegt, was liegen geblieben ist als aufgerissener, zerquetschter Blechknäuel, während er sich in Wirklichkeit weiterbewegt, nichts ist verlierbar, und ihm ist, als sei er jetzt selber diese Bewegung, die ganze Maschinerie des Porsche um ihn herum nur eine Ausstülpung seines Körpers, Motor, Räder und die silbergraue Karosserie mit der an die Türen gemalten Schicksalsnummer 130, die jetzt draußen als Verkehrszeichen vorbeiwischt, wenn er will, kann er bewegungslos dasitzen und mit dem Kopf allein die Richtung steuern, ein kleiner Gedanke, und er wird nach rechts, nach links biegen, das Tempo erhöhen, auf der Stelle halten, so, wie er es denkt, mit geschlossenen Augen kann er dahinrauschen, er spürt ja die Straße unter sich, die leichte Neigung in den langen Kurven, und er kann die Autos vor und hinter und neben sich fühlen. Mit aufjaulendem Motor schert er jäh nach rechts hinüber, lacht laut hinein ins Kreischen der Reifen, die er fettschwarze, rauchende Spuren auf den Beton schreiben sieht, ohne daß er sich umdrehen müßte, und er hält zentimetergenau vor einem Lampenmast, nicht einmal die Hand kannst du da dazwischenschieben, grinst er und geht ins Rasthaus hinüber, mit lockerem Schritt und von der nachwirkenden Beschleunigung zurückgedrückten Schultern, stromlinienförmig, wie ihm vorkommt, Maserati-Lamborghini, aber multipliziert mit einer Harley-Davidson, ...

... Daß die Menschen ihm nachsehen, heimlich zu ihm hinschauen, ist nur selbstverständlich, er hat ja das klare Gefühl, daß er sie sehen machen kann, wer sie sind: erstarrte Figuren, die herumtappen in unendlicher Mühsal wie in einem Zeitlupentraum, jede Bewegung schon im Anlauf zurücknehmend, und indem sie sehen, wie leicht er sich bewegt, wie eins aus dem anderen fließt und ins nächste wächst, allein wie er das Glas von der Theke nimmt und zum Mund führt und zwischen den Fingern dreht!, wenn sie sehen, wie er durch den Raum gleitet, als sei es ein Tanz, müssen sie sehen, wie sie selber sind. Schon einmal hat er gewußt, daß das sein Auftrag ist. Er braucht nichts mehr in Bildern zu verschlüsseln, mit Zeichnungen und Objekten anzudeuten, um den Menschen etwas zeigen zu können. Um ihnen die Augen zu öffnen. Er selber ist das Bild: Wer ihn sieht, wird wissen. Immer wieder sind Propheten aufgetaucht in der Welt. Nur: Er hat nichts zu verkünden: Er predigt nicht. Er ist die fleischgewordene Aufforderung: Schau! Sieh mich an, schau dich an, blick dich um. Und wer es getan hat, wird nicht mehr sein können wie zuvor. Die Kellnerin weiß schon Bescheid. Die Sätze, die er zu ihr sagt und zum Sitznachbarn, der ihm Feuer gibt, sind ja allesamt Botschaften. Und überall hinterläßt er Spuren: die leere Zigarettenpackung, in ganz eindeutiger Weise gefaltet, einen geknickten Bierdeckel, einen Kratzer auf dem Händetrockner in der Toilette: deutliche Hinweise für die, die wie er *wissen*. Daß die Kellnerin erwartet, er wird sie abholen nach Dienstschluß, wird ausharren draußen im Auto, bis sie kommt, das hat er längst an ihren Augen gesehen, die den seinen nicht ausweichen.

Die Straße war sein Platz. Hier konnte er sich dehnen. Allein das Gehen war ein wunderbares Gefühl, von der Sonne in den Schatten, wieder ins Grelle, nie war der Boden so fest und sicher. Er genoß es, wie selbstverständlich man ihm auswich; die Fußgängerzone, auf der es von Menschen wimmelte, ging er schnurgerade hinunter, selbst die Touristenrudel teilten sich vor ihm wie das Rote Meer. Und keine Frau gab es, die er ansah und die das nicht gemerkt hätte: Keiner gelang das beiläufige Durch-einen-hindurch-sehen, dafür vielen ein Lächeln. Er hätte sich verhundertfachen können: so viele Chancen.

Genau so, wie die Camel *ohne* Filter, die er seit dem Morgen wieder rauchte, zu ihm gehörten. Die heiße Luft der Filterzigaretten, Lina, kannst du deiner Polizistenvorhaut einreden, mir nicht mehr. Allein die Packung! Etwas anderes kam ja jetzt nicht mehr in Frage: Alles Unnötige, alles, was seine *wahre Gestalt* verdeckte, mußte abgestoßen werden, das würde er von sich geben, wegschenken. Er brauchte nicht viel. Und was er braucht, hat er: Camel ohne, sein Zippo, die Triumph Tiger. Ein magisches Dreieck war das, mit ihm als Zentrum: Die ganze übrige Welt ließ sich daraus rekonstruieren, wenn man nicht blind war. Er hat sein erstes Zippo auf der Weise „gefunden", wo die Amis Rauchpause gemacht haben, hat vom Rand des Kornfeldes aus, in dem er verborgen lag, gesehen, wie da einem etwas Silbernes aus der Tasche rutschte, hingestarrt hat er und inständig gehofft, daß es liegenbleibt. Jetzt fehlte ihm nur noch ein

Sheriffstern. Er kaufte zwei, ließ die dazugehörigen Cowboyausrüstungen im Spielwarenladen zurück: man möge die Hausdetektive damit verkleiden. Dann fuhr er zu Wolfgang ins Büro, hauchte den Stern an und polierte ihn mit dem Jackenärmel, ehe er eintrat, aber Wolfgang war nicht da. Bei der Baupolizei, hieß es. Da hätte er den Stern schon gut gebrauchen können. Obwohl er es durchaus für möglich hielt, daß Wolfgang sich bereits selber einen gekauft hatte, steckte er ihm den Stern in die Schreibtischplatte: eine andere Nachricht mußte er da nicht hinterlassen. Er redete noch ein paar Worte mit einigen Leuten, die er flüchtig kannte, aber die waren alle: im Streß, im Streß, so in ihre lächerlichen Linierereien verbissen, daß sie überhaupt nicht merkten, mit wem sie es zu tun hatten. Er sah ein bißchen bei ihrer Arbeit zu, sah nur *überflüssige Bewegungen*, ...

... und das über die ganze Straßenbreite spürbare Lächeln einer Frau, die das Papier von einem Eis riß, nicht wichtiger als die kurzen, gedrungenen Schatten, die sich unter den Menschen über das Hell-Dunkel der Fußgängerstreifen schoben. Alles war wichtig, alles. Wenn man nur irgend etwas davon wegnähme, schien ihm, fiele augenblicklich die *ganze* Welt auseinander. Und auf einmal sah er auch, wieviel Zeit auf diesem Platz versammelt war: Häuser, Geschäftsportale, Ladenschilder, Plakate aus den verschiedensten Zeiten, ein gußeiserner, verschnörkelter Lampenmast direkt neben dem grellgelben M von McDonald's auf dem roten Plastikgrund. An jedem Punkt, dachte er, konnte man die Geschichte der Welt zu erzählen anfangen, jedes Auto, jeden Bordstein konnte man zum Ausgangspunkt nehmen. Und dann dachte er, daß ja rundum noch die ganze Stadt lag, vieltausendmal größer als dieser Platz, als diese Kreuzung da vor ihm. Und überall die gleiche vielfältige, ungeheure Welt! Es riß ihn auf: Nichts, absolut nichts hatte er noch von ihr gesehen!

Kreuz und quer fuhr er durch die Stadt, stand, lief herum, fuhr wieder. Augen wie Scheunentore. Ihm war, als müsse er *alles* anschauen, um es zu bewahren. Nichts davon würde er je vergessen, und so würde es unverlierbar sein. Und er ging und fuhr nicht nur einfach: Es war schon mehr als eine Ahnung, daß er eine Spur hinterließ; noch war sie dünn, aber ein Anfang war sie. ...

Die Stadt saugte ihn so in sich hinein, daß ihm schien, er könnte den Motor abstellen, ohne an Geschwindigkeit zu verlieren. Ja, sie war sein Platz. Von hier mußte er ausgehen. Es war ein wunderbares Gefühl, wie neben seinen Schultern die Häuser wieder hochwuchsen, wie sich alles bewegte, ihm entgegen, neben ihm, Autos, Menschen, in entschlüsselbaren Mustern. Nur die Verkehrsampeln irritierten ihn ein wenig: das Warten davor. Man mußte die Phasen verlängert haben, so endlos dauerte es, bis eine rote Ampel endlich gelb und nach einer halben Ewigkeit grün wurde. Und wie langsam all die Autofahrer reagierten! Als der Verkehr und die Stockungen immer mehr zunahmen, ließ er das Auto stehen und nahm ein Taxi. Aber damit schien alles noch viel langsamer zu gehen. Er versuchte mit dem Fahrer darüber zu reden, was da draußen alles zu sehen war, was er auf dem Land gesehen hatte und wie das ineinandergriff. (WOLFGRUBER)

Sicher befindet sich der Held dieses Romans in einem schwebenden Zustand der Selbstüberschätzung, sein grandioses Selbst läßt ihn die Nüchternheit der Welt vergessen, der manische Taumel reißt ihn mit und zerstört die Brücken zur Umwelt.

b) Depressionen

Zu Unrecht meint IRLE, daß die Schilderungen depressiver Zustände in der Literatur selten seien. Nicht nur finden wir sie in Romanen, sondern vor allem auch in Selbstzeugnissen berühmter Gelehrter, Staatsmänner und Künster. Es ist kein Zufall, daß bei VAN LIEBURG und bei OESCHGER eine ganze Reihe solcher Beispiele auftauchen, von HIOB über MICHELANGELO und LUTHER bis zu SCHOPENHAUER, Lord BYRON, GRILLPARZER usw. Bei manchen Künstlern, wie z. B. dem Schweizer Dichter C. F. MEYER, handelt es sich um eigentliche Krankheitszustände, die auch eine Spezialbehandlung in psychiatrischen Institutionen erfordert. Wie bei den vorhergehenden Krankheitsbildern werde ich im folgenden teils autobiographische Stellen, teils literarisch gestaltete depressive Zustände aufführen.

Als erster soll FRANZ GRILLPARZER (1791–1872) erwähnt werden. In seinen Tagebuchblättern finden wir die Beschreibung von Verstimmungen, innerer Bedrängnis und trübsinniger Grübelei (zitiert nach BIRNBAUM):

„*Von so vielen Seiten das Geschick den Menschen verwunden kann, von so vielen hat es mich angegriffen*. Kein Punkt ist, wo ich anhalten könnte und tiefer Atemholen und sagen: Hier will ich Fuß fassen. Wenn der Mensch jemals ohne Unsinn sagen könnte, *ich mag nicht mehr leben, so könnte ich es jetzt*. Und ich sage es auch, aber es ist Unsinn. *Und jeder Tag fügt eine neue Qual hinzu, jede Nachricht ist eine üble, jeder Schritt führt abwärts.*"

„Freilich war mein ganzes bisheriges Wesen ein immerwährender Wechsel zwischen Überreiz und Abspannung, letztere war aber noch in keiner Periode so stark, so lange dauernd, so sehr mit dem Gefühle der Hilflosigkeit begleitet, als jetzt. Freilich habe ich die Zeit von meinem 18. bis 25. Jahre in einer ähnlichen *Dumpfheit und Tatlosigkeit* zugebracht. Damals waren aber auch die äußeren Umstände danach. – –"

„*Mein Herz ist anteilnahmslos geworden*. Mich interessiert kein Mensch, kein Genuß, kein Gedanke, kein Buch. *Ich hätte vielleicht versucht, allem ein Ende zu machen*, wenn ich es nicht unter diesen Umständen für feig hielte. So viel aber ist gewiß, daß, wenn alle meine Bemühungen, mich ruhig und tätig zu machen, fruchtlos bleiben, *ein unglückseligeres Dasein kaum gedacht werden kann.*"

„*Ich kann nicht länger mehr so fortleben!* Dauert dieses *unerträgliche lauwarme Hinschleppen* noch länger, so werd' ich ein Opfer meiner Verhältnisse. Dieses schlappe, geistertötende Einerlei, dieses *immerwährende Zweifeln an meinem eigenen Werte*, dieses Sehnen meines Herzens nach Nahrung, ohne je befriedigt zu werden; ich kann es nicht mehr aushalten, darum fort, fort aus dieser Lage! Hinaus in die Welt, um diesen *Trübsinn*, wenn auch nicht zu stillen, aber doch wenigstens zu übertäuben."

„In diesen letzten Monaten war *mein Zustand wirklich fürchterlich*. Eine solche durch nichts zu beschwichtigende Überzeugung, daß es mit aller geistigen Hervorbringung zu Ende sei, ein solches Versiegen aller inneren Quellen war mir noch nie angekommen. Der ganze übrige Tag war in gedankenloser oder in gedankenmischender Zerstreuung noch so ziemlich hingebracht, aber guter Gott, welcher Vormittag, welcher Morgen! In den verflossenen Wintermonaten blieb mir doch immer das Bewußtsein einer Möglichkeit, wieder etwas schaffen zu können, obschon sich nichts zu einem Ganzen gestalten wollte, aber *nun selbst alle Hoffnung verloren*. Ein *unüberwindlicher Ekel ergreift mich bei allem, was mir vorkommt,* selbst die Lektüre interessiert mich nicht. Das Theater erregt mir Abscheu, und kommt jemand auf das zu sprechen, was ich geschrieben, oder daß ich wieder etwas schreiben soll, so reißt sich ein so ungeheures Gefühl in meinem Inneren los, *ich sehe einen so ungeheuren Abgrund vor mir, einen so dunklen leeren Abgrund, daß ich schaudern muß, und der Gedanke, mich selbst zu töten, war mir schon oft nahe.*"

„*Furchtbar ist mein Zustand.* Jeder Gedanke an Poesie verschwunden, selbst die Lektüre verleidet. Ich mag nicht denken. Von *quälenden Gedanken wie von Hunden angefallen, weiß ich nicht, nach welcher Seite mich wenden.*" (BIRNBAUM)

Eine eindrückliche Beschreibung dessen, was wir heute wohl als reaktive Depression bezeichnen würden, findet sich in dem Roman von JEREMIAS GOTTHELF „Anne Bäbi Jowäger". Zum besseren Verständnis sei folgende Vorgeschichte zusammengefaßt: Anne Bäbi als resolute Bäuerin und Großmutter verzärtelt ihren Enkel nach Kräften. Als dieser einer akuten Krankheit zum Opfer fällt, kann sie sich in ihrem Schmerz kaum fassen. Ein junger Pfarrvikar meint, er müsse die Gelegenheit ergreifen und sie auf den rechten christlichen Weg weisen, indem er andeutet, daß es bei Anne Bäbi vielleicht auch um eine Sündhaftigkeit gehe und sie sich bekehren müsse. Anne Bäbi versteht den Vikar in dem Sinne, daß sie am Tod des Bübleins schuldig sei:

Als derselbe kam mit seinen Vorwürfen, so faßte Anne Bäbi von dem Sinn seiner sämtlichen Reden nichts auf, als daß es schuld am Tod seines Bübchens sei, daß dasselbe seinetwegen gestorben, und wenn es nicht gewesen wäre, so lebte es noch. Von Buße, Bekehrung, Wiedergeburt verstund es nichts und ließ sich gar nicht träumen, daß es sich zu bekehren hätte, war es ja doch eine brave Frau, hatte nie mit einem andern zu tun gehabt und gestohlen auch nicht, und in der Käfi war es auch nie gewesen, und in eine Käserei gegeben und mit der Milch bschissen und mit der Käser unter einer Decke gelegen war es auch nicht.

Also schuld am Tod des Knäbchens war es, so sagten die Leute, sogar der Vikari kam erpreß, es ihm zu sagen, ihm, dem sonst niemand etwas vorwarf, niemand einer Sache es beschuldigte als zuweilen etwa Mädi, aber nur verblümt und halblaut. Das kam ihm teuf in den Kopf, und sein Wimmern ward lauter, seine Angst größer. Wenn das arm Bübli nicht eine selligi Großmutter gehabt hätte, so lebte es noch; man sollte es doch auch töten, es verdiene nicht mehr zu leben, dMörder richte man, dLandjäger würden wohl bald kommen und es holen, und es sei ihm recht, es sterb je eher je lieber, daß es wieder zu seinem Bübli komme.

So begann es zu reden und immer deutlicher, je bestimmter der Gedanke in ihm sich ausbildete, und immer ängster ward es seinen Leuten; sie kamen alle, ihns zu trösten, ihm zuzusprechen, ihm zu sagen, so was denke kein Mensch, und es hätte den Vikari nur unrecht verstanden; aber es hörte sie nicht, oder wenn es sich ihrer achtete, so sagte es, sie könnten ihm lang reden, es wisse, was es wisse, und sie würden es bald erfahren, wenn die Landjäger kämen und es nehmten vor dHerre. Vor dem Gericht fürchte es sich nicht, je eher es sterben könnte, desto lieber sollte es ihm sein. Sie hofften alles von der Nacht. Wenn es schlafen könnte, so meinten sie, es würde alles vergessen, aber sie irrten sich. Es schlief nicht, es seufzte nur, es meinte immer, die Landjäger zu hören, es stund oft auf, ging unter das Fenster, wollte hinaus, und nur mit großer Mühe konnte Hansli es im Bette hüten und behalten.

Da hoschete es draußen; Meyeli wischte die Hände nochmals ab und öffnete die Türe, und als der Vikar fragte: „Wie geht es bei euch, was macht die Mutter?", so sagte es: nicht am besten, die Mutter sei übel zweg, er solle aber so gut sein und hineinkommen. Der Vikar dachte an eine immer tiefer dringende geistige Zerknirschung, freute sich daher innerlich über das glücklich begonnene Werk und sagte, das, wo einem am übelsten scheine, sei oft gerade das Wahre, und wenn man es recht fasse, so führe es den Menschen zum rechten Heil. Meyeli antwortete nicht, sondern tat die Türe auf und ließ ihn vorangehen. Drinnen war Jakobli, er hütete die Mutter.

Anne Bäbi saß da, in dumpfes Brüten versunken, fuhr aber auf, als der Vikar hineintrat, und sagte: „Han ihs nit gseit? He nu, je eh, dest besser!" Nun begann ein schmerzlich Mißverständnis, welches den armen Leuten fast die Seele aus dem Leibe trieb. Der Vikar redete seine Sprache, redete vom Herrn, und daß er Anne Bäbi zu ihm führen wolle. Anne Bäbi hatte diese Sprache nie gehört, verstund unter Herr den Richter, Pfarrer oder Landvogt, kurz den, der ihm das Leben abspreche, sagte, es sei zweg, komme je eher je lieber, forderte nur noch eine Kappe und eine frische Scheube. Den Vikar ängstigte das, er meinte, sie brauchten deswegen hier nicht fort, der Herr nehme es auch hier an, und auf die Kleider sehe er nicht. Anne Bäbi sagte, es sei ihm auch recht, aber es hulf pressieren, es sei ihm daran gelegen, daß die Sache vor sich gehe heute noch. Der Vikar fand Pressieren auch gut, doch ward ihm unheimlich, er sagte von Beten zusammen. Anne Bäbi sagte, wenn er es hier machen könnte, so sei es ihm auch recht, so könnten es seine Leute auch hören und ein Exempel daran nehmen; es werde aber müssen auf dKneu nieder?

Es war ein herzzerreißender Auftritt; wie Jowägers alle weinten, kann man sich vorstellen, wie es sie schüttelte, als Anne Bäbi aufstand, Abschied nehmen wollte, bat, sie sollten ihm nicht zürnen, es heig das Kingli töt, es chönn selber schier nicht sagen, wie, aber selig werds notti und chömm de zu ihm, wenn es jetzt dStraf abtue. Dem Vikari begannen die Augen aufzugehen, er begriff, daß da ein Mißverständnis vorwalte; er fragte, was es gegeben, was Anne Bäbi eigentlich meine, gestern sei es auf so guten Wegen gewesen. Er vernahm, wie Anne Bäbi ihn verstanden, daß es müsse gerichtet werden, weil es das Kind getötet, wie es ihn für einen Schreiber oder verkleideten Landjäger angesehen, den der Herr geschickt, die Sache zu untersuchen, und wie es behauptet, er werde wieder kommen, ihns holen, es müsse gerichtet werden; aber es sterbe gerne, dest eh sei es wieder bei seinem Bübeli.

Der Vikar verwunderte sich höchlichst, wie man so klare Reden mißverstehen könne, so etwas sei ihm doch wirklich noch nie vorgekommen; er wollte erklären, sich verständlich machen, der Schweiß stand ihm auf der Stirn. (GOTTHELF)

Immer tiefer in Verzweiflung geratend, macht Anne Bäbi schließlich einen wilden Suizidversuch mit dem Küchenmesser und muß von ihrem Mann und der Schwiegertochter mit Gewalt gehindert werden. Der völlig verstörte Jakobli, ihr Mann, berichtet schließlich dem alten Pfarrer, was vorgefallen. Dieser verwünscht innerlich die unüberlegte und naive Haltung seines Vikars und bricht sofort zum Hof auf:

Drinnen traf er Meyeli und Jakobli in trostlosem Zustande, die Kranke still im Bette, in sich versunken und matt. Nachdem er den erstern freundlich die Hand gegeben, wandte er sich zur Kranken, setzte sich zu ihr; es nahm ihn wunder, ob sie ihn noch erkenne, oder ob sie ihn auch für einen Landjäger halte, der sie holen wolle. Sie sah ihn lange starr an, und man sah, daß sie mit dem Erkennen ringe. Da sprach der Pfarrer und sagte, er hätte sie lange nicht gesehen, aber er sei alt, komme nicht mehr viel fort, nicht einmal immer in die Predigt. Das letztemal, daß er darin gewesen, da habe er auch Anne Bäbi dort gesehen mit seiner Sohnsfrau: „Ja, Frau," sagte er, „damals, als Euer Sohn die Blattern gehabt hatte, erinnert Ihr Euch noch, es war an einem Sonntag, als ich da vorbeikam und ihn zum ersten Male sah, da hätte kein Mensch glauben sollen, daß der so bald ein jung und lustig Fraueli haben würde, aber der liebe Gott macht oft etwas ungsinnet. Bsinnet Ihr Euch noch, wie Ihr Euch damals kümmertet, daß er die Blattern gehabt, und wie Ihr Euch ein Gewissen daraus machen müßtet, und jetzt denkt kein Mensch mehr an Jakoblis Blattern, er nicht und seine Frau noch weniger? Im Gegenteil, sie danken sicher dem lieben Gott dafür, denn ohne die Blattern wären sie nicht zusammengekommen, und wer weiß, wo Meyeli jetzt Iümpferli sein müßte in einem halbbatzigen Kitteli. Damals hat man es nicht so nehmen können, und Ihr nahmet es recht schwer, und es machte mir damals recht angst um Euch; aber nicht wahr, es ist alles viel besser gekommen, als ich und Ihr gedacht?"

Anne Bäbi sagte nichts darauf, aber man sah doch, daß es den Pfarrer erkenne, ihn nicht mit seinem Wahn in Verbindung bringe. Es war fast, als wolle es weinen, und tat es doch nicht; man wußte nicht, gedachte es der vergangenen Zeit, oder bewegte ihns sein gegenwärtiger Zustand. Der Pfarrer tat nicht, als ob er wüßte, warum es im Bette liege, bedauerte, daß es krank sei, fragte, wie es mit seinem Söhnisweib zufrieden sei, sagte, daß alle Leute es rühmten, und vermied so sehr möglich jede Berührung des wunden Fleckes seiner Seele. Und Anne Bäbi blieb ruhig, und als er sagte, er wolle jetzt nicht mehr so lange warten, bis er wieder zu ihnen komme, er komme bald wieder, lächelte es fast und nickte mit dem Kopf, aber stille blieb es, und kein Wort kam über seine Lippen.

Draußen sagte der Pfarrer, der guten Frau Zustand sei allerdings bedenklich; man wisse nicht, spiele sie den Schlaf oder sei sie sonst so still, indessen habe sie ihn doch sicher erkannt, und die Erinnerung an vergangene Zeiten hätte sie auch noch. Das Gebiet des Wahns sei freilich ein unermeßliches und fast unerforschtes; aber soweit er sich darauf verstehe, glaube er, Anne Bäbi sei noch nicht so weit über dessen Grenzen, daß es nicht noch zurückgeholt und vollständig geheilt werden könnte. „Was habt Ihr für einen Doktor?" „Keinen", antwortete Hansli, „wir waren bis dahin ungfellig zu allne, und jetzt haben wir uns gescheut, einen zu holen; wir möchten die Sache sowenig als möglich unter die Leute lassen, und mi weiß wohl, wie die Doktere alles plaudert ha müsse, es söll ja no mengist i dr Zytig dere Züg cho. So gradane verbinden können wir auch, es ist einmal ume ds Brotmesser gsi, wo i dr letze Zyt öppe niemere bZyt gha het z'schlyfe; wes es Federmesser oder es Rasiermesser gsi wär, es hätt scho böser chönne gah."

„Das ist möglich," sagte der Pfarrer, „aber ein Doktor sollte doch herbei. Es ist auch wegem anderen. Es fehlt Euer Frau freilich an der Seele, und was ich tun kann, soll nicht fehlen; aber Körper und Seele sind gar in einem engen Zusammenhang, wenn es einem fehlet, so leidet auch das andere, und manchmal scheint es an dem Körper zu fehlen, aber man muß doch die Seele doktern, wenn der Körper gesund werden will, und manchmal kommt in der Seele die Krankheit zum Vorschein . . ."
(GOTTHELF)

Anne Bäbi kann schließlich mit Hilfe des alten Pfarrers den Verlust des Enkels verarbeiten und damit löst sich auch die Depression. Der Text ist insofern aufschlußreich, als er klar die Möglichkeit einer psychotherapeutischen Einflußnahme bei reaktiven Depressionen zeigt.

Anders steht es bei den sog. „endogenen" Verstimmungen. In einem Brief schildert der italienische Dichter GIACOMO LEOPARDI (1798–1837), was „Melancholie" für ihn bedeutet (Epistolario di Giacomo Leopardi, zitiert nach OESCHGER):

Was gibt es in Recanati Schönes? Etwa, daß einer sich bemühte zu sehen oder zu lernen? – Nichts. Nun hat doch Gott diese unsere Welt so schön geschaffen; soviel Schönes haben die Menschen in ihr hervorgebracht; so viele Menschen gibt es, die nur ein völlig Abgestumpfter nicht glühend sehen und kennenlernen wollte; Die Erde ist voller Wunder; ich aber, mit meinen achtzehn Jahren, werde sagen müssen: in dieser Höhle, meinem Geburtsort, werde ich leben und werde ich sterben! – Glauben Sie, daß solche Wünsche sich bezähmen lassen? daß sie ungerechtfertigt, maßlos, übertrieben sind? daß es Wahnsinn ist, mich nicht damit abfinden zu können, daß ich nichts sehe? daß ich mich mit Recanati nicht abfinde? Daß die Luft dieser Stadt gesund sei, wurde zu Unrecht behauptet: sie ist von äußerster Veränderlichkeit, feucht, salzhaltig, den Nerven fürchterlich und dank ihrer Dünnheit gewissen Naturen durchaus abträglich. Zu all dem rechnen Sie noch hinzu eine hartnäckige dunkle entsetzliche wüste Melancholie, die mich abnutzt und aufzehrt, aus meiner geistigen Tätigkeit sich nährt und ohne sie nur größer wird! Ich weiß genau um sie Bescheid, habe sie erfahren, erfahre sie aber jetzt nicht mehr, jene *sanfte* Melancholie, die heiterer ist als die Heiterkeit und die das Schöne veranlaßt, die, wenn ich so sagen darf, der Dämmerung ähnlich ist. Dagegen ist diese jetzige Melancholie dichte entsetzliche Nacht, ein Gift, wie Sie sagen, das die leiblichen und geistigen Kräfte zerstört. Wie soll man sich daraus befreien, wenn man nichts anderes tut als denken und von Gedanken lebt, ohne eine Zerstreuung auf der Welt? Wie bringe ich es fertig, daß die Wirkung weicht, wenn die Ursache bleibt? Was sprechen Sie von Ablenkungen? Einzige Ablenkung in Recanati ist das Studium: einzige Ablenkung ist das, was mich tötet: alles andere ist Überdruß und Langeweile. Ich weiß, daß Langeweile mir weniger wehtun kann als Müdigkeit, und so langweile ich mich häufig, was – natürlicherweise – mir die Melancholie erhöht. Und wenn mir das Mißgeschick begegnet ist (was selten vorkommt), mit Menschen hier zu sprechen, kehre ich niedergeschlagen und voller traurigster Gedanken zu meinen Studien zurück, brüte im Geist und kaue an diesem dunklen Stoff. Unmöglich kann ich dagegen ein Heilmittel finden noch verhindern, daß meine Gesundheit, die an und für sich schon sehr schwach ist, ganz zerstört wird, es sei denn, ich verlasse den Ort, der schuld am Übel ist, es nährt und täglich steigert und dem Nachdenkenden keine Erholung gönnt. Ich sehe klar, daß man, um das Studium fortsetzen zu können, es ab und zu unterbrechen, sich ein Weilchen den sogenannten weltlichen Dingen zu wenden muß; aber dazu benötigte ich eine Welt, die mich lockt und mir lächelt, eine Welt im Glanz – meinetwegen in falschem Glanz –, und die soviel Gewalt besitzt, daß ich für eine Weile das, was mir das Herz bedrängt, vergessen darf; nicht aber eine Welt, die bei erster Begegnung mich zum Rückzug veranlaßt, mir den Magen durcheinander bringt, mich in Wut und Traurigkeit versetzt und mich zwingt, zu meinem Selbstschutz dahin zurückzufliehen, von wo ich fliehen wollte . . .

Ich konnte gewahren und die Überzeugung gewinnen, ohne mir zu schmeicheln, lieber Freund, und ohne mich zu betrügen – denn mir schmeicheln und mich betrügen ist mir leider versagt –, daß bei mir kein zwingender Anlaß vorliegt, an einen frühen Tod zu glauben, und daß ich, obgleich von unendlicher Sorge bedrückt, werde leben können, aber freilich nur indem ich das Leben mit den Zähnen vorwärtsschleppe und dabei kaum über die Hälfte dessen verfüge, was die andern Menschen haben, und außerdem ständig gefährdet bin, jeder kleine Unfall, jede kleinste Unregelmäßigkeit könnte mich beeinträchtigen oder töten: denn ich habe, um es gerade herauszusagen, in jener Zeit, da meine ganze Natur sich ausbildete und sich festigen sollte, meine Gesundheit während sieben Jahren unsinnigen schrankenlos-hartnäckigen Studiums zugrunde gerichtet. Ich habe mich unseligerweise und rettungslos für das ganze Leben zugrunde gerichtet und mir dabei ein höchst klägliches Aussehen zugezogen: höchst unvorteilhaft erscheint bei mir das, auf was bei Männern die meisten einzig zu achten pflegen; und mit den meisten muß man doch in dieser Welt verkehren; und nicht nur die meisten, sondern ein jeder wünscht gezwungenermaßen, daß Tüchtigkeit nicht jedes äußeren Schmuckes entbehre, und, wenn er sie ohne eine Spur davon antrifft, wird er traurig und von der Natur, die keine Überlegung besiegen kann, gezwungen, bringt er wohl kaum den Mut auf einen geistig Hochstehenden zu lieben, an dem er, außer der Seele, nichts Schönes entdecken kann. Mit diesem und anderen unseligen Umständen hat das Schicksal mein Leben umstellt und mir dazu eine derartige Wachheit des Verstandes gegeben, daß ich jene in ihrer Tragweite klar erkenne; dazu eine Einsicht des Herzens, die begriffen hat, daß ihm Fröhlichkeit versagt ist und daß es, in Trauer gehüllt, sich zur ewigen unzertrennlichen Gefährtin die Melancholie zu nehmen habe. Ich weiß also und sehe, daß mein Leben nicht anders als unglücklich sein kann. Trotzdem erschrecke ich nicht, und auch so noch könnte es zu etwas nütze sein, wie ich danach trachten werde, es ohne Feigheit auszuhalten. So bittere Jahre habe ich hinter mir, daß Schlimmeres mir kaum noch begegnen kann; bei alle dem verzweifle ich nicht, noch mehr zu erleiden. Ich habe die Welt noch kaum gesehen, aber sobald ich sie sehen und die Menschen erfahren werde, werde ich gewiß mich schmerzhaft in mich selbst zusammenkauern müssen: nicht wegen der Mißgeschicke, die mir zustoßen können – gegen diese glaube ich durch eine hartnäckige tapfere Unbekümmertheit gewappnet zu sein –; auch nicht wegen jener zahllosen Dinge, die meine Eigenliebe beleidigen werden – denn ich bin aufs höchste entschlossen und beinah gewiß, daß ich mich nie vor jemandem in der Welt beugen werde und daß mein Leben aus einer fortwährenden Verachtung von Verachtungen, Verhöhnung von Verhöhnungen bestehen wird –; nein, um jener Dinge willen, die mein Herz beleidigen: und am meisten werde ich leiden, wenn bei allen genannten Umständen mir zustoßen wird, was mir notwendigerweise zustoßen muß und auch teilweise schon zugestoßen ist: etwas, das alle anderen Dinge an Bitterkeit hinter sich läßt; aber davon will ich jetzt nicht zu Ihnen sprechen. – Was die Not betrifft von hier weg zu kommen: in Anbetracht eben dieses Studiums, das mich beinah getötet hat, dieses meines Mutterseelenalleinseins, bedenken Sie doch, ob es klug ist, mich bei meiner Melancholie zu lassen, mich mir selber zu überlassen, der ich mir selbst der erbarmungsloseste Henker bin. Aber ich will ertragen, denn zum Ertragen bin ich geboren; und da ich die eigentliche Leibeskraft eingebüßt habe, will ich auch den Verlust dessen ertragen, was der Jugend gemeinsam ist, will mich mit Ihnen und dem Gedanken trösten, in dieser Welt einen wahren Freund gefunden zu haben, etwas, was mir zuteil wurde, bevor ich es zu erhoffen wagte.
(OESCHGER)

Ähnlich tönt es in den Selbstzeugnissen des bekannten J. G. ZIMMERMANN (1738–1796), Arzt und Wissenschaftler, Freund und Schüler von A. VON HALLER, der in Hannover zu Ehren und Berühmtheit gelangt war.

Sein ganzes Leben durchzieht eine selbstquälerische Zweifelsucht und Angst, die ihm keine Ruhe läßt und die auch durch seine Erfolge als Arzt und Philosoph nicht gemildert wird. Inmitten eines ausgefüllten, reichen Lebens empfindet er nur die drückende Last seiner Verstimmungen. Nachfolgend seien einige Stellen aus seiner Korrespondenz mit dem berühmten Ästhetiker J. G. SULZER zitiert (nach BIRNBAUM):

„Nun, mein liebster und bester Freund, bitte ich Sie noch um einen guten Rath. Ich leide alle Qualen der *tiefsten Melancholie*. Diese gründet sich auf das beständige Aufschwellen des Unterleibes, auf die große, damit begleitete Angst, auf das beständige Reißen, Zerren und Brennen in dem seit 5 Jahren sehr geschwollenen rechten Testikel, auf ähnliche Empfindungen und die äußerste Schwachheit in beyden Beinen und Armen, und am allermeisten auf die *unaussprechliche Angst*, die es mir kostet, und den unendlich gewaltsamen Effort, den ich zu machen habe, wenn ich nach der ersten Tagesstunde einen Brief schreiben, eine Seite lesen oder einen Besuch machen soll. Der Effect hiervon ist, daß ich *an nichts in der Welt mehr Freude* habe, daß ich *vor aller Arbeit erschrecke*, daß ich alles in allem fürchte, für mich nichts Gutes hoffe, *in allem das Schlimmste erwarte*, ein einziges sehr liebes Haus ausgenommen, alle Menschen scheue und fliehe." – – –

„ – – Niemals bin ich von diesem Schmerze frei als im Bette, und durch nichts wird er so grausam peinigend als durch Schreiben. – Alle diese Übel werden durch die *angsthaftesten und trübseligsten Gedanken* über die Nichtbefolgung meiner Pflichten gegen meine Kranken und meine Freunde schrecklich vergrößert. – Meine einzige und letzte Hilfe werde ich den 1. Juli in dem von Hr. Meckel mir angeratenen Pyrmonter Brunnen suchen; wenn dieses nicht hilft, so bleibe ich ein *verlorener Mensch*. – – "

„Ich habe, mein theuerster und ewig zu verehrender Herzensfreund, Ihre zwey Briefe vom 16. April und Ende des Junius vor mir liegen. Unaussprechlich viele Briefe, von welchen keiner ohne *Angst* geschrieben ist, und *unaussprechlich viele Hypochondrie* verschlagen in dieser Zeit meine ganze Existenz ... Tausend Dank für den Anteil, den Sie an meinem Zustande nehmen. *Alle Heiterkeit und alle Energie der Seele ist bey mir durch das beständige Leiden im Unterleibe getödtet* ... Meine Consultations-Praxis ist unbegreiflich groß und auf viele hundert Meilen verbreitet, aber das viele daher entstehende Schreiben tödtet mich. – –"

„Liebster Freund, die *schwärzeste Melancholie* hat mich eine Zeitlang fast getödtet, und deswegen unfähig gemacht, an Sie zu schreiben. Ich bin nicht besser anjetzt, aber ich darf's nicht länger aufschieben. Ich bin so entsetzlich mit Kranken beschäftigt und so *allmächtig niedergeschlagen*."

„ – – Die schrecklichen trüben Wintertage haben meiner Seele nur soviel Kraft übriggelassen, um ihr Leiden zu fühlen. Ich war untätig zu allem und doch täglich zu einer Tätigkeit gezwungen, die mich ganz zermalmte. Ach wie gern würde ich ihre Räte befolgen, wie gern an ihrer lieben Hand in ein Land der Gesundheit ziehen, wenn sich dieses Land für mich fände! Aber ich sehe nicht, wie meine wesentlichsten Übel unter einem anderen Himmel gebessert werden könnten. Diese und viele anderen Sorgen würden mir allenthalben nachfolgen. – Wenn ich die verborgenen Schliche meines Herzens erforsche, so finde ich immer, *wie wenig ich im Grunde dazu gemacht bin, glücklich zu sein.*"

So bestätigen ZIMMERMANNS eigenhändige Geständnisse, was GOETHE von dessen Lebenstragik offenbarte, als er in seinem autobiographischen Werk jener *„unseligen Hypochondrie"* gedachte: Daß durch sie „dieser brave Mann bei äußerem Ansehen, Ehre, Rang und Vermögen das *traurigste Leben* führte".

Und selbst der nahende Tod versagte dem dunkel verhangenen Leben das hellere verklärende Licht. Noch einmal lebt die krankhafte Qual in *psychotischer Steigerung mit schwerster Angst und krassesten Wahnideen* auf und fügt zur langen Trübsal eines ganzen Lebens noch einen trüberen Abschluß. Wir kennen das trostlose Ende ZIMMERMANNS aus WICHMANNS, des ärztlichen Beraters, bald nach des Leidenden Tode erschienener Krankheitsdarstellung:

„Er versank bald darauf immer tiefer *in die schwärzeste Melancholie*, litt Tag und Nacht von der *peinlichsten Schwermut*. Da er bei der damaligen Furcht in Hannover vor einer Annäherung der Franzosen nicht leicht zu einer fröhlichen Stimmung Hoffnung hatte, sondern die sichtbare Besorglichkeit anderer auch seinen Zustand verschlimmern mußte, so riet ich ihm, sich in eine ruhigere Gegend zu begeben. Aber unsere Hoffnung, daß ihn diese Reise, der veränderte Aufenthalt usw. würde ermuntert und gebessert haben, war leider! sehr getäuschet. Seine Ideen hatten nur eine andere Richtung genommen; der Kranke *ängstigte sich* nun nicht mehr mit der Furcht, von den Feinden fortgeschleppt zu werden, sondern *vor Armut und Hunger zu sterben*; er glaubte zugleich, aller Orten, wo er hinkam, die Pest und, Gott weiß welche *Ansteckungen zu verbreiten*, und warnte daher einen jeden. Kurz, er war jetzt in eine weit tiefere Schwermut und alles das Elend verfallen, das selbige gewöhnlich mit sich führt.

Das sonderbarste physische Phänomen war, daß ihm alles faul schmeckte, und alles einen cadaverösen Geruch für ihn hatte. Er verirrte sich dabei über seine eigene Krankheit noch weiter, so daß er bald vom Scorbut, bald von cancrösen Gifte sich angegriffen glaubte, und befürchtete, die Nase werde ihm bald abfallen usw. Dabei hatte er einen unüberwindlichen Ekel und Abscheu vor allen Speisen und Nahrungsmitteln, und eben so großen Widerwillen wider Arzneien. . . . ." (BIRNBAUM)

Auch bei französischen Schriftstellern finden sich packende Beschreibungen depressiver Zustände. Beispielsweise schildert GUSTAVE FLAUBERT (1821 – 1880) in seinen „Œuvres de jeunesse inédites" einen Depressiven und läßt ihn folgendes Selbstgespräch aufschreiben (nach OESCHGER):

Ich habe lang nochmals mein verlorenes Leben ausgekostet; freudig sagte ich mir, daß meine Jugend hinter mir liegt, denn eine Freude ist es zu spüren, wie die Kälte ins Herz einzieht und, dieses mit der Hand betastend wie eine Feuerstätte, die nur noch raucht, sagen zu können: „Die Flammen sind erloschen." Ich habe nochmals langsam alles in meinem Leben durchgenommen: Gedanken, Leidenschaften, Tage der Entzückung, Trauertage, aufpochende Hoffnungen, zerreißende Pein. Von allem nahm ich wieder Augenschein wie einer, der die Katakomben besucht und langsam an beiden Seiten Tote gereiht an Tode besichtigt. Wenn man einzig nur die Jahre zählt, so bin ich ja noch nicht lange auf der Welt, aber ich weiß mich im Besitz vieler Erinnerungen, die mich überwältigen, so wie Greise von allen durchlebten Tagen es sind; manchmal scheint mir, ich hätte durch Jahrhunderte gelebt und mein Wesen trage in sich die Überbleibsel von tausend abgelaufenen Lebensfristen. Warum das? Hab ich geliebt? gehaßt? nach etwas gestrebt? Ich bin mir darüber noch im unklaren; denn ich lebte außerhalb jeder Bewegung, jeder Tätigkeit, ohne mich zu rühren, sei es um Ruhm oder Vergnügen, sei es der Wissenschaft oder des Geldes wegen.

Von allem, was ich aufschreibe, wußte nie jemand etwas, und die, welche mich täglich sahen, sowenig wie die anderen, sie waren alle, was mich betrifft, wie ein Bett, auf dem ich schlafe und das keine Ahnung von meinen Träumen hat. Und ist denn das Menschenherz nicht eine einzige gewaltige Einsamkeit, in die keiner eindringt? Die Leidenschaften aber, die hinein gelangen, sind wie Reisende in der Wüste Sahara: sie ersticken und sterben darin, und kein Schrei von ihnen wird außerhalb hörbar.

Mich überkam ziemlich früh ein unbesieglicher Ekel vor den Dingen dieser Welt. Eines Morgens fühlte ich mich alt und erfahrungsgesättigt von tausend unerlebten Dingen, ich war abgestumpft gegenüber den verführerischsten und voll Verachtung gegenüber den schönsten; alles, was bei anderen Begier erregte, erweckte mein Mitleid; ich erblickte nichts, das auch nur verlangenswert gewesen wäre; vielleicht war meine Eitelkeit schuld daran, daß ich über die gewöhnliche Eitelkeit hinaus, und meine Teilnahmslosigkeit nur der Gipfel einer grenzenlosen Begier war. Ich glich einem jener neuen Häuser, auf denen sich, bevor sie fertig gebaut sind, schon das Moos ansiedelt.

Nach solchen Anwandlungen öffnete sich mir das Leben wieder in ewiger Eintönigkeit seiner ablaufenden Stunden und dem Wechsel seiner Tage; ich wartete mit Ungeduld auf den Abend; ich rechnete, wie lange es noch dauerte bis zum Monatsende; ich wünschte mir schon die nächste Jahreszeit herbei in der Hoffnung, dann das Leben angenehmer zu finden. Um diesen Bleimantel, der mir die Schultern niederdrückte, abzuschütteln, mich mit Wissenschaft, mit Ideen zu betäuben, nahm ich mir gelegentlich vor zu arbeiten, zu lesen: ich schlug ein Buch auf, dann zwei, dann zehn, las aber in keinem auch nur zwei Zeilen, warf sie mit Aberwillen von mir und wandte mich wieder dem schläfrigen Lebensüberdruß zu.

Was gibt's auf dieser Erde schon zu tun? was zu träumen? was zu bauen? sagt es mir, ihr, denen das Leben Spaß macht, die ihr auf ein Ziel losgeht und euch um etwas quält!

Ich bemerkte nichts, was meiner wert war, mich selber fand ich gleicherweise zu nichts tauglich. Arbeiten, alles einer Idee opfern, einem Ehrgeiz, einem elenden, abgedroschenen Ehrgeiz? eine Stellung einnehmen, einen klingenden Namen haben? Wozu das alles! Auch der Ruhm war ohne Anreiz für mich, noch der weitestreichende hätte mich kalt gelassen, ...

Ich kam zur Welt mit dem Wunsch wieder daraus zu verschwinden. Nichts schien mir albener als das Leben und nichts verächtlicher als daran zu hängen. Da ich, wie die Männer meiner Generation, ohne Religion erzogen wurde, ging mir das trockene Glück der Gottesleugner ebenso ab wie die spöttische Sorglosigkeit der Skeptiker. Wenn ich aus Laune gelegentlich eine Kirche betrat, so nur, um die Orgel zu hören oder die kleinen Standbilder aus Stein in ihren Nischen zu bewundern. Aber die Glaubenssätze ließen mich kalt; darin fühlte ich mich als Sohn Voltaires.

Ich sah, wie die anderen ihr Leben auf andere Art lebten als ich das meine: die einen hingen am Glauben, andere leugneten Gott, andere wieder zweifelten, und andere schließlich befaßten sich mit all dem überhaupt nicht, sondern betrieben ihre Geschäfte, verkauften ihre Waren, schrieben ihre Bücher oder erhoben ihr Geschrei auf ihren Lehrstühlen. Das war also die sogenannte Menschheit: eine ständig in Bewegung befindliche Oberfläche von Bösewichtern, Feiglingen, Tröpfen, Schmutzfinken. Und ich selber fand mich in dieser Menge wie eine losgerissene Alge im Ozean, verloren inmitten der endlosen Wogen, die um mich rollten, brausten und sausten.

Da erschien mir der Tod als etwas Schönes. Ich hatte ihn immer geliebt; als Kind ersehnte ich ihn, einzig weil ich ihn kennen lernen, weil ich wissen wollte, was im Grabe los ist und was für Träume dieser Schlaf liefert; ich erinnere mich, daß ich oft an alten Kupfermünzen den Grünspan abkratzte um mich damit zu vergiften, daß ich Nadeln zu verschlucken suchte oder daß ich an die Fensterluke einer Dachkammer ging, weil ich mich auf die Straße stürzen wollte ... Bedenke ich, daß fast alle Kinder derartiges vornehmen, daß sie in ihren Spielen sich das Leben zu nehmen suchen, darf ich da nicht daraus den Schluß ziehen, daß der Mensch, was er auch dagegen sagen mag, den Tod mit verzehrender Liebe liebt? Er überantwortet ihm alles, was er erschafft, er entsteht aus ihm und kehrt in ihn zurück, er denkt zeitlebens nur an ihn, er trägt seinen Keim im Leib, die Sehnsucht nach ihm im Herzen.

Wie süß ist die Vorstellung nicht mehr zu leben! Welche Ruhe herrscht auf allen Kirchhöfen! Wenn du da ganz eingehüllt ins Leichentuch, die Arme über der Brust gekreuzt, ausgestreckt liegst, gehen die Jahrhunderte über dich weg und wecken dich sowenig auf wie der Wind, der über die Gräser streicht. Wie oft betrachtete ich in den Kathedral-Kapellen diese langen steinernen Menschenbilder, die auf Gräbern liegen! So tief ist ihre Ruhe, daß unser Leben hier nichts Vergleichbares bietet; sie stellen auf ihren erkalteten Lippen so etwas wie ein Lächeln zur Schau, das aus der Tiefe des Grabes aufstieg; sie scheinen zu schlafen und den Tod auszukosten. Nicht mehr weinen müssen, nichts mehr von diesen Schwächeanfällen verspüren, wo alles wie morsche Baugerüste in die Brüche geht: das ist ein Glück über allem Glück, Freude ohne Nachtag, Traum ohne Erwachen. (OESCHGER)

Daß die Depression im übrigen von der Kirche als eine Versuchung, ja als Sünde gebrandmarkt worden ist, erfahren wir aus der Abhandlung über „Herzensträgheit der Mönche" (zitiert nach J. OESCHGER). Wir hören, daß die Melancholie als ein immer wieder zu bekämpfendes Hindernis für ein gottesfürchtiges Leben zu betrachten sei. Im übrigen schildert der Text sehr anschaulich die Art und Weise, wie der Mönch der Auseinandersetzung mit seiner traurigen Stimmung aus dem Weg zu gehen sucht: Trost bei anderen, Tätigkeit, Phantasie:

Der sechste Kampf, den wir Mönche zu bestehen haben, richtet sich gegen etwas, was die Griechen ἀκηδία nennen, wir Lateiner als Lebensüberdruß, Herzensbeklemmung bezeichnen können. Diese Sünde ist der Niedergeschlagenheit eng verschwistert und den Einsiedlern wohlbekannt. Sie beficht häufig und mit Vorliebe die in klösterlicher Einsamkeit Lebenden, und zwar belästigt sie den Mönch hauptsächlich um die sechste Stunde, indem sie wie ein Fieber zu ganz bestimmter Zeit einbricht und der siechen Seele in genau geregelten Stunden mit glühenden Hitzeanfällen zusetzt. Nicht wenige der ehrwürdigen Väter erklären, dies sei der Mittagsdämon, von dem im 90. Psalm die Rede ist.

Wenn nun dieser Feind die beklagenswerte Seele erobert hat, erzeugt er in ihr Widerwillen gegen den Ort, Verdruß über die Zelle, und den Brüdern gegenüber, die eng oder locker mit ihm zusammen hausen, Geringschätzung und Verachtung, als wären diese fahriger und weniger geistlich. Auch zu jedem Werk, das innerhalb seiner umzäunten Hütte zu erfolgen hat, macht er ihn untauglich und träg: er hindert ihn ruhig in der Zelle zu verharren, er läßt ihn nicht Bereitschaft aufbringen für fromme Lesung. Möge er auch noch solange in dieser verweilen – so seufzt der Mönch ununterbrochen –, er erziele keinen Fortschritt; er bleibe ohne geistlichen Gewinn, solange er in dieser Gemeinschaft leben müsse, jammert und klagt er; jeder geistlichen Bereicherung bar und ledig stehe er da, und, während er doch andere lenken und vielen von Nutzen sein könnte, habe er nicht einen einzigen aufgerichtet, auch nicht einen durch Zuspruch und Wissen bereichert! Fernabgelegene Klostersiedlungen erhebt er in den Himmel, er schildert sie als für die Vervollkommnung geeigneter und dem Seelenheil zuträglicher; in üppigen Farben malt er, wie dort der Umgang mit den Brüdern süß und reich an geistlichem Gespräch sei. Dagegen sei alles, was ihm hier zu Handen ist, unersprießlich. Mit den Brüdern, die am Platz wohnen, gebe es keine Erbauung; nicht einmal der Lebensunterhalt sei ohne gewaltige Leibesanstrengung zu erwerben. Schließlich behauptet er, er gehe, wenn er noch länger hier ausharre, seines Seelenheiles verlustig; er müsse, wenn er die Zelle, die ihn festhalte, nicht je schneller je besser verlasse und sich davonhebe, verderben. Dann entwickelt er um die fünfte und sechste Stunde eine solche Ermattung des Leibes und Gier nach Speise, daß er sich selber wie von strapaziöser Reise und härtester Arbeit erschöpft vorkommt oder als hätte er die Mahlzeit durch zwei- oder dreitägiges Fasten hinausgeschoben. Ferner blickt er angstbeklommen nach allen Seiten, seufzt, daß von allen Brüdern nicht einer zu ihm komme, trippelt in einem fort in der Zelle aus und ein, schaut immer wieder zur Sonne, die allzu träg für ihn zum Untergang eilt: und so wird er von einer sinnlosen geistigen Verworrenheit wie von ekelhafter Benebelung erfüllt und für jegliche geistige Tat unbrauchbar. Dann meint er, durch nichts anderes könne einer so großen Befechtung Abhilfe geschaffen werden als durch Besuch eines Mitbruders oder durch erquickenden Schlaf. Dann flüstert ihm diese Krankheit schickliches und dringliches Vorsprechen bei Klosterbrüdern ein und Besuche von näher oder entfernter liegenden Kranken. Andere fromme, gottgefällige Verpflichtungen schützt er vor: diese und jene männlichen oder weiblichen Verwandten müsse er besuchen und zu deren Begrüßung immer wieder auswärts eilen; es gebe da eine gottergebene Klosterfrau, die allen Beistandes von Verwandtenseite entblößt sei: es gehöre zur Nächstenliebe, wenn er sie häufig sehe, und es sei höchst gottgefällig, wenn er ihr, die von den eigenen Verwandten ganz und gar vernachlässigt werde, das unumgängliche Nötige zuhalte. Überhaupt müßte man sich auf derlei Verrichtungen der Frömmigkeit verlegen statt unergiebig, ohne geistiges Wachstum in der Zelle zu verharren.

So wird denn die unglückliche Seele von solchen Machenschaften ihrer Feinde bestürmt und verwirrt, bis sie, vom Geist der acedia wie von einem starken Rammbock ausgehöhlt, entweder in Schlaf zu versinken lernt oder aber, hinausgescheucht aus der Hege ihrer Zelle, sich angewöhnt, Trost gegen diese Anfechtung im Besuch eines Bruders zu suchen, und nun gerade durch dieses Heilmittel, dessen sie sich bedient, noch heftiger geschwächt wird. Häufiger und gefährlicher wird nämlich von jetzt ab der Feind einen versuchen, von dem er zur Kenntnis nimmt und klar erkennt, daß er beim ersten Handgemenge schon ihm den Rücken kehrt und das Heil nicht in Kampf und Sieg, sondern in der Flucht erhofft. Mehr und mehr wird ein solcher Mönch, aus seiner Zelle herausgelockt, sein Gelübde zu vergessen anfangen. Worin aber bestand dieses? In der Versenkung und in der Anschauung jener göttlichen alles übersteigenden

Reinheit, die anderswo nicht zu erwerben ist als im Schweigen, in unentwegtem Ausharren in der Zelle und im Betrachten. So wird der ursprüngliche Streiter Christi zum Ausreißer aus dem eigenen Heer und Überläufer, verwickelt sich in weltliche Geschäfte und erregt bei dem, zu dessen Heeresdienst er sich einst verpflichtet hatte, äußerstes Mißfallen.

Alle Schattenseiten dieser Krankheit bezeichnete der selige David sehr schön in einem Vers, indem er sagte: „Meine Seele schlief vor Kummer", das heißt vor acedia. Recht bezeichnend sagt er, nicht der Leib, sondern die Seele schlief. Denn in Wahrheit verschließt sich die Seele, die vom Geschoß dieser Störung verwundet ist, schlafend aller Betrachtung der Tugenden und Anschauung geistlicher Strebungen.

Darum eile jeder wahre Streiter Christi, der den Kampf der Vollkommenheit regelrecht auszukämpfen strebt, auch diese Krankheit aus den dunklen Winkeln seiner Seele auszutreiben! Er kämpfe gegen diesen niederträchtigen Geist der Beklemmung nach beiden Seiten derart, daß er weder vom Geschoß des Schlafes niedersinke noch aus der klösterlichen Festung sich ausschließe, indem er, fromme Schminke vortäuschend, sich fahnenflüchtig davonmacht. (OESCHGER)

Zahlreiche Zitate aus den dichterischen Werken der Schriftsteller des letzten Jahrhunderts könnten hier noch angeführt werden. Wir finden Beschreibungen depressiver Zustände bei STORM, GOTTFRIED KELLER, STIFTER und anderen. Aber auch in der modernen Literatur treffen wir sie an, ja manchmal will es scheinen, als ob die depressive Grundstimmung geradezu der rote Faden des modernen Romans sei. Dies trifft vor allem bei E. Y. MEYER zu, beispielsweise in seinem Roman „Die Rückfahrt". Den ganzen Roman durchzieht ein Gefühl der Hoffnungslosigkeit und der Düsternis, und diese wird durch die Präzision der geschilderten Orte und Begegnungen in ihrer monotonen Abfolge noch unterstrichen. Hier ein Beispiel:

Der Anblick der Anlage löste in Berger ein Gefühl der Trauer aus, das ihn aber, wie ihm einfiel, oft beim Anblick von Sport- oder Festplätzen, vor allem wenn sie mit Menschen überfüllt waren, befiel; ein Gefühl, das er sich nur dadurch erklären konnte, daß ihm die diesbezüglichen menschlichen Aktivitäten – manchmal mit einer erschreckenden Plötzlichkeit, die ihn aus der Festfreude, in der auch er sich gerade noch befunden hatte, vollständig und endgültig herausriß – als irgendwie hilflose und unerträglich peinliche Versuche erschienen, sich über die grundsätzliche Verloren- oder Verlassenheit des Menschseins hinwegzutäuschen. Wobei dann immer auch noch die Verzweiflung oder die Wut über die eigene Hilflosigkeit angesichts der ihm unerträglichen Peinlichkeit dieser *Scheinrituale* sowie das Gefühl der *eigenen* Verloren- und Verlassenheit hinzugekommen war. (MEYER)

Wenden wir uns weiteren modernen Schriftstellern zu: Auch bei CHRISTA WOLF, beispielsweise in ihrem Roman „Kein Ort, nirgends", wo es um das Schicksal HEINRICH VON KLEISTs geht, spielt das depressive Grundgefüge eine wichtige Rolle. Mit ihrer ganzen Sprachkunst gelingt es ihr, die existentielle Verzweiflung ihrer Helden darzustellen. Dabei wirkt der Roman besonders stark durch das Unterschwellige, Ausgesparte, Verhaltene. Die Traurigkeit wird nicht als solche ausgesprochen, aber ist doch in jeder Zeile sichtbar. Um dies zu illustrieren, müßte eigentlich der ganze Roman herangezogen werden, da einzelne Stellen, wie übrigens bei anderen modernen Dichtern auch, nur unvollständig die Verstimmung als Grundelement wiedergeben. Trotzdem hier ein Ausschnitt aus „Kein Ort, nirgends":

Savigny, sagt die Günderrode, Savigny hat für alles ein Entweder-Oder. Sie müssen wissen, Kleist, er hat einen männlichen Kopf. Er kennt nur eine Art Neugier: Die Neugier auf das, was unanfechtbar, folgerichtig und lösbar ist.

Die Frau. Als habe sie eine Ahnung von dem entsetzlichen Widerspruch, auf dessen Grund das Verderben der Menschheit liegt. Und als brächte sie die Kraft auf, den Riß nicht zu leugnen, sondern zu ertragen.

Aber der Dichter, ruft Merten, ist doch nicht dazu da, seinen Mitmenschen die Hoffnung zu nehmen!

Dem Dichter ist die Verwaltung unsrer Illusionen unterstellt.

Nun wird man ihn noch für ironisch halten. Worauf läuft alles hinaus. Der Mensch hat ein unwiderstehliches Bedürfnis, sich aufzuklären, da er ohne Aufklärung nicht viel mehr ist als ein Tier. Doch sobald wir in das Reich des Wissens treten, scheint ein böser Zauber die Anwendung, die wir von unsern Kenntnissen machen, gegen uns zu kehren. Wir mögen also am Ende aufgeklärt oder unwissend sein, so haben wir dabei so viel gewonnen als verloren.

Was meinen Sie?

Kleist antwortet der Günderrode: Der Mensch wäre also, wie Ixion, verdammt, ein Rad auf einen Berg zu wälzen, das, halb erhoben, immer wieder in den Abgrund stürzt. Wie unbegreiflich der Wille, der über der Menschengattung waltet. . . .

Kleist, stark erregt durch das Gespräch – wie schnell sein Gleichmut zusammenbricht! –, sagt dem Hofrat, indem er sich mit beiden Fäusten gegen den Schädel hämmert: Ja, ja, ja! Mag sein, daß der Fehler hier drinnen steckt. Daß die Natur grausam genug war, mein Gehirn falsch anzulegen, so daß auf jedem Weg, den mein Geist einschlägt, der Aberwitz ihm entgegengrinst. Wedekind, wenn Sie ein Arzt wären: Öffnen Sie diesen Schädel! Sehn Sie nach, wo der Fehler sitzt. Nehmen Sie Ihr Skalpell und schneiden Sie, ohne zu zittern, die verkehrte Stelle heraus. Es mag ja wahr sein, was ich in den Gesichtern meiner Familie lese: daß ich ein verunglücktes Genie, eine Art Monstrum bin. Doktor, ich flehe Sie an: Operieren Sie das Unglück aus mir heraus. Sie werden keinen dankbareren Geheilten haben als mich.

Mensch! hört die Günderrode Wedekind sagen, mit fremder Stimme. Was denken Sie!

Aus den Höfen die Geräusche einfacher Arbeiten, Axtschläge, Eimerscheppern. Hühner auf dem Weg, der sich zum Ende der Straße hin zur Uferwiese öffnet. Boden unter den Füßen. Den Himmel auf den Schultern. Die niedlichen Häuschen, die um ein Winziges gegen ihn zusammengerückt sind. Die Verschwörung der Dinge.

Reden, reden.

. . . Über das Zweideutige, Anfechtbare in der Existenz des Dichters. Daß er mit sich selber niemals Ernst machen müsse, da er sich seine eigne Welt, auch die Widerstände, erfinde. Es also immer nur mit den Spiegelungen seiner Einbildung zu tun habe.

Kleist denkt, aber er hütet sich, es auszusprechen, von diesen allen hier ist womöglich keiner inniger mit der Welt verbunden als ich. Der Augenschein trügt. Da sagt die Günderrode, als spräche sie für ihn: Menschen, die sich nicht über sich selbst betrügen,

werden aus der Gärung einer jeden Zeit Neues herausreißen, indem sie es aussprechen. Mir ist, als ginge die Welt nicht weiter, wenn das nicht getan wird.
So sehe sie, fragt Savigny, die Tiefe der Zeit als Krater eines Vulkans.
Das Bild gefällt mir, sagt die Günderrode. (WOLF)

In der Fachliteratur wird nicht nur zwischen sog. endogenen und reaktiven Depressionen unterschieden, einen Unterschied, auf den wir in der Auswahl der Zitate nicht eingehen konnten und wollten, mit Ausnahme der reaktiven Depression bei Anne Bäbi, sondern auch hinsichtlich des Zeitpunktes des Auftretens. Man spricht im Gegensatz zu den „gewöhnlichen" depressiven Episoden des Erwachsenenalters von Spätdepressionen oder von Depressionen, die in Zusammenhang mit dem Altwerden stehen. Nun haben sich manche Dichter und Gelehrte mit der Trauer um ungelebtes Leben, mit der Verzweiflung der ihnen davoneilenden Zeit auseinandersetzen müssen.

Unter den modernen Dichtern ist es z. B. MAX FRISCH als Alternder, bei dem die depressive Auseinandersetzung mit dem Alt- und Schwachwerden in seinem Roman „Montauk", der eigentlich ein Tagebuch ist und somit autobiographischen Wert hat, durchschimmert:

Gestern der lange leichte Nachmittag: als sei's verwunden (wie schon öfter) ein für allemal, Blick zurück ohne Zorn und ohne Selbstmitleid, alles verwunden und geläutert (es haben nur noch die Hexameter dazu gefehlt) ein für allemal, und jetzt bleibt er auf der Düne stehen, die Schuhe in den Händen, um zu sagen:

DAMN!

erstens ist das Meer nicht perlmuttergrau, die Möwen sind nicht weiß, der Sand weder gelb noch grau, nicht einmal das Gras ist grün oder gelb, das tiefe Gewölk nicht violett –

DAMN!

Ich lebe stets in Unkenntnis der Lage ...
... Ein Ausspruch, der mich getroffen hat wie ein Messer, ist überhaupt nie gefallen; alle bezeugen es. Ich verletze mich an einem Wahn. Meistens kommt es nicht zum Vorschein, wenn das Hirn mich im Stich läßt; nur ich bemerke meine Fehlleistungen jeden Tag. Das macht unsicher und aggressiv. Meine Furcht davor, daß das Hirn mich im Stich läßt, und meine Emotionalität: labil, exaltiert, fragil. Es hilft nichts, daß ich dieses oder jenes zu wissen meine. Ein langer leichter Nachmittag: die Welt entrückt in ihre Zukunft ohne mich, und so die Verengung auf das Ich, das sich von der Gemeinsamkeit der Zukunft ausgeschlossen weiß. Es bleibt das irre Bedürfnis nach Gegenwart durch eine Frau. Ich kenne das Vakuum: wenn eine Viertelstunde, die nächste, länger erscheint als das vergangene Jahr, und dabei habe ich grad noch gemeint, ich hoffe etwas. Der Kranke in mir, der tot sein will und dazu schweigt; sein gelassenes Bedürfnis, mein Hirn an die nächste Wand zu schmettern –

SHIT!

Am Mittwoch werde ich 63 ... Heute wirds regnen, das hat er aber schon vor einer Stunde gedacht, und es regnet noch nicht. Einmal ein paar Tropfen. Es ist neun Uhr. Nach zehn Uhr (das hat er an der Zimmertüre gelesen) gibt es kein Frühstück mehr –

Es wird Zeit, nicht bloß an den Tod zu denken, sondern davon zu reden. Weder feierlich noch witzig. Nicht von Tod allgemein, sondern vom eigenen Tod. Ich bin, gemessen am Alter, ziemlich gesund. Der Arzt findet nichts. Müdigkeiten nach zuviel Alkohol, Kopfschmerzen bei Föhn etc., das ist nicht Krankheit. Trotz unvorsichtiger Lebensart ist es zu keiner Leberzirrhose gekommen. Hin und wieder Herzbeschwerden. Das kenne ich seit zwanzig Jahren. Kein Schmerz. Wenn ich's einem Arzt beschreiben muß: ein Gefühl von Engnis, von Schwäche; Bedürfnis nach Atem, das dann mühsam ist. Ich sage dem Arzt: wie wenn eine Hand um das Herz greift, eine Pranke ohne Krallen, nämlich es sticht kaum. Es vergeht nach zwei Stunden oder schon nach einer Viertelstunde, meistens läßt es sich machen, daß niemand es bemerkt. Wenn ich allein bin, verbindet es sich mit Angst; keine eigentliche Todesangst. Liegen ist ganz schlecht; im Sitzen ist es die Angst, aus dem Sessel aufzustehen; ich kann mir dann nicht vorstellen, irgendetwas zu machen, zum Beispiel eine Straße zu überqueren. Untersuchungen von Zeit zu Zeit ergeben jedesmal dasselbe: ein ideales Kardiogramm. Medikamente? Rat des Arztes: Nehmen Sie einen Cognac. Die Nieren in Ordnung, die Lunge in Ordnung. Weniger Rauchen wäre besser. Der Verdacht auf Krebs, der so viele begleitet bei jedem Husten oder Magenschmerz, begleitet mich nicht.

... Auch wenn kein Traum mich mahnt, kommt es vor, daß ich mit Schrecken erwache: Ich bin jetzt 61, 62, 63. Wie wenn man auf die Uhr blickt und sieht: So spät ist es schon! Die Angst vor dem Alter ist melancholisch, das Todesbewußtsein etwas anderes; ein Bewußtsein auch in der Freude. Wie jedermann fürchte ich mich vor einem qualvollen Sterben. Wenn ich vor einer Reise meine Sachen zu ordnen versuche, so ist es eine nüchterne Verrichtung. Ich bin jetzt älter geworden als mein Vater und weiß, daß die durchschnittliche Lebenserwartung demnächst erreicht ist. Ich will nicht sehr alt werden. Meistens bin ich mit jüngeren Leuten zusammen; ich sehe den Unterschied in allem, auch wo sie vielleicht keinen Unterschied sehen können, und manches läßt sich nicht erklären; dann rede ich auch von Arbeitsplätzen. Unter anderem weiß ich, daß es sich verbietet, eine jüngere Frau an diese meine Zukunftlosigkeit binden zu wollen. (FRISCH)

Wie sich eine Altersdepression (oft auch Involutionsdepression genannt) auf das Leben und die Tätigkeit einer berühmten Persönlichkeit in einem geschichtlichen Zeitpunkt auswirken kann, zeigt uns das Beispiel des Feldmarschalls GEBHARD LEBRECHT BLÜCHER (1742–1819). In den entscheidenen Jahren des Krieges der Alliierten gegen Napoleon traten bei dem nahezu Siebzigjährigen gelegentlich schwere Depressionen auf, die ihren Ausgangspunkt oft in einer leichten körperlichen Krankheit hatten. Eine typische depressiv-hypochondrische Episode wird von seinem Adjutanten GRAF FERDINAND VON NOSTITZ aus dem Jahr 1814 berichtet (zitiert nach BIRNBAUM):

„Durch die Augenentzündung an das Zimmer gefesselt, bei schmaler Diät der gewohnten Bewegung beraubt und den Ärger im Herzen, sich gerade in einem Augenblick untätig zu wissen, wo der letzte entscheidende Schlag geschehen mußte, dies alles vereint hatte nicht nur im allgemeinen seine Gesundheit erschüttert, sondern auch höchst nachteilig auf seine Laune gewirkt und die Gemütsstimmung hervorgebracht, welche bei ihm die stete Folge körperlicher Leiden war. Wenn man ihn in diesem Zustande beobachtete, wie er mit *fortdauernd ängstlicher Besorgnis an den Tod dachte, mit Kleinmut jeden Schmerz ertrug, wie er seine Phantasie immer durch Auffindung neuer Krankheitssymptome quälte* und, nur mit sich selbst beschäftigt, gleichgültig gegen alles war, was außer ihm vorging, selbst gegen das Größte und Wichtigste; dann aber wieder, sobald er genesen, an Charakterstärke, Ertragung jeder Beschwerde und heldenmütiger Verachtung der größten Gefahren alles übertraf, was um und neben ihm war, so mußte man über die Gewalt erstaunen, welche das physische Befinden über die geistigen Kräfte ausübte.

Dieser Zustand moralischer Ermattung und gänzlicher Gleichgültigkeit gegen alle äußeren Verhältnisse war bereits eingetreten, der Feldmarschall dachte nur daran, das Kommando der Armee niederzulegen und diese zu verlassen; jede Meldung, jeder Vortrag, gleichviel über welchen Gegenstand oder von welcher Person er kam, war ihm ekelhaft und zuwider. Nur wenige Stunden des Tages durfte ich mich aus seinem Zimmer entfernen, oft mußte ich auch des Nachts darin zubringen; es schien ihm eine Beruhigung, mich in der Nähe zu haben. Diese Aufgabe war ebenso langweilig als schwierig; in einer zur Schonung der Augen ganz finster gemachten Stube, worin sich nur im entfernten Winkel eine mattbrennende, verhangene Lampe befand, saß man oft stundenlang, während der Feldmarschall entweder schlummerte oder über seinen Zustand grübelte; kein Wort ward gesprochen, und eine wahre Totenstille herrschte.

Eine solche stundenlange Pause ward endlich dadurch unterbrochen, daß der Feldmarschall aus seinem Lehnstuhl aufstand, anfing in der Stube umherzugehen und die in betreff seines Befindens gemachten Beobachtungen oder gehabten Empfindungen mitzuteilen; bei allem, was nun geantwortet oder überhaupt gesprochen ward, mußte jedes Wort wohl erwogen werden, damit den *trüben Grübeleien* keine neue Nahrung und dem Argwohn keine Gelegenheit gegeben ward, zu glauben, daß wir gegen unsere Überzeugung den Krankheitszustand für völlig gefahrlos hielten. Nur die innigste persönliche Anhänglichkeit und die Überzeugung, daß es ein dem Besten des Vaterlandes dargebrachtes Opfer sei, vermochten meine Lage erträglich zu machen. Mehrere Tage waren auf diese Art langsam dahingegangen; den Entschluß, das Armeekommando niederzulegen, hatte ich, so oft er zur Ausführung kommen sollte, stets glücklich bekämpft; zugleich ward meinerseits alles angewendet, dahin zu wirken, daß der eigentliche Krankheitszustand des Feldmarschalls so viel als möglich ein Geheimnis blieb. Ebenso wie man einst der Armee den Tod ihres Feldherrn Cid verschwieg, weil man den nachteiligen Eindruck fürchtete, welcher von der Gewißheit dieses großen Verlustes untrennbar war, ebenso waren die Folgen zu fürchten, welche die Entfernung des Feldmarschalls in diesem Augenblick notwendig haben mußte." (BIRNBAUM)

Als Abschluß dieses Kapitels und zugleich als Beitrag zu dem bereits erwähnten Phänomen der Altersdepression sei noch ein Abschnitt aus DENIS DIDEROTS (1713–1784) „Lettre à Sophie Volland" zitiert. Auch hier geht es um den Kampf des älter Werdenden mit seinem Schicksal, um die Trauer über Unwiderbringliches. DIDEROT läßt einen alten Schotten folgendes sagen (zitiert nach OESCHGER):

„Seit zwanzig Jahren leide ich an einem allgemeinen Unwohlsein, das recht widerwärtig sein kann: mein Kopf ist nie leicht und frei; ja, er ist manchmal so schwer, daß einen gleichsam ein Gewicht nach vorne zieht und vom Fenster auf die Straße oder, stände man an dessen Ufer, in die Tiefe eine Flusses zöge. Ich bin voll schwarzer Vorstellungen, voll Traurigkeit und Ekelgefühl; überall fühle ich mich unbehaglich; mein Wille ist gelähmt, ich kann überhaupt nicht wollen, ich strenge mich an fröhlich zu sein, mich zu beschäftigen – vergeblich; Fröhlichkeit bei andern macht mich grämlich, es quält mich sie lachen oder sprechen zu hören. Sie kennen wohl die Benommenheit oder schlechte Laune, die man beim Erwachen nach zu langem Schlaf empfindet? Das ist mein normaler Zustand, ich bin des Lebens überdrüssig; die leichtesten atmosphärischen Schwankungen bedeuten für mich ungestüme Erschütterungen. Ich kann auch nicht ruhig irgendwo verweilen: unablässig muß ich gehen – ziellos. So also reise ich durch die Welt. Ich schlafe schlecht, ich esse ohne Lust, meine Verdauung ist mäßig; wohl befinde ich mich nur im Reisewagen. Ganz und gar das Widerspiel der andern bin ich: wo sie lieben, bin ich mißvergnügt; was ihnen mißfällt, daran finde ich Gefallen; es gibt Tage, wo ich das Licht hasse, ein andermal beruhigt es mich, und wenn ich dann unvermittelt in die Finsternis träte, würde ich in einen Abgrund zu stürzen meinen. Meine Nächte beunruhigen tausend verrückte Träume: denken Sie sich nur, vorletzte Nacht glaubte ich, mit Frau Rosier verheiratet zu sein. Nie hatte ich mich in ähnlicher Verzweiflung befunden! Ich bin ja alt, gebrechlich, lendenlahm: welcher Teufel hat mich nur dazu getrieben? Was soll ich mit dieser jungen Frau anfangen? was sie mit mir? So sagte ich mir. – Aber, fügte er bei, die widerlichste Empfindung besteht darin, daß man genau Bescheid weiß über seine Albernheit, weiß, daß man nicht so stumpfsinnig zur Welt gekommen ist; daß man mit seinem Kopf etwas anfangen möchte, sich betätigen, sich belustigen, sich am Gespräch beteiligen, sich umtun möchte – um dann doch bei diesem Aufwand kläglich zu versagen. Wie es dann in der Seele weh tut, wenn man spürt, daß man hoffnungslos dazu verdammt ist etwas zu sein, was man nicht ist, das auszumalen ist unmöglich. (OESCHGER)

Im Rückblick auf dieses Kapitel über Depressionen drängt sich noch eine Bemerkung auf: Nicht nur entpuppt sich die Depression als ein urmenschliches Phänomen, das Hohe und Niedrige, Gläubige und Ungläubige nicht verschont, sondern wir können hier auch besonders deutlich erkennen, daß es die uns heute geläufigen Formen und Folgen der Depression in allen Zeiten gegeben hat. Das Leiden an etwas, das keinen ersichtlichen und der bewußten Analyse zugänglichen Ursprung hat, gehört zum Quälendsten, was einem Menschen widerfahren kann. So lassen uns die eben zitierten Selbst- und Fremdzeugnisse nicht unberührt, und jeder Leser kann sich durch die Schilderungen an eigenes Selbsterleben erinnert fühlen, und zwar in höherem Maße, als dies für die Schizophrenie der Fall ist.

III. NEUROSEN, PERSÖNLICHKEITSSTÖRUNGEN (PSYCHOPATHIEN)

Diese Kategorie psychischer Störungen ist in ihrer Definition nach wie vor umstritten. Während gegen den Begriff der Psychopathie – sofern er eben eine angeborene Charakteranomalie meint – schon lange Sturm gelaufen wurde und er aus vielen Lehrbüchern verschwunden ist, geriet der Terminus „Neurose" erst in letzter Zeit unter Beschuß. So wurde er z. B. aus dem Klassifikationsschema der DMS, d. h. der amerikanischen Form des Diagnosenschemas gestrichen.

A. Neurosen

Da wir uns aber vorwiegend an die internationale Klassifikation der Weltgesundheitsorganisation halten wollen, seien die Neurosen nachfolgend kurz aus dem Text der ICD zitiert:

Neurosen
Die Unterscheidung zwischen Neurose und Psychose ist schwierig zu definieren und bleibt umstritten, wird jedoch beibehalten, da sie allgemein gebräuchlich ist. Neurosen sind psychische Störungen ohne jede nachweisbare organische Grundlage, in denen der Patient beträchtliche Einsicht und ungestörte Realitätswahrnehmung haben kann und im allgemeinen seine krankhaften subjektiven Erfahrungen und Phantasien nicht mit der äußeren Realität verwechselt. Das Verhalten kann stark beeinträchtigt sein, obwohl es im allgemeinen innerhalb sozial akzeptierter Grenzen bleibt, aber die Persönlichkeit bleibt erhalten. Die wesentlichen Symptome umfassen: ausgeprägte Angst, hysterische Symptome, Phobien, Zwangssymptome und Depression.

Angstneurose
Verschiedene Kombinationen körperlicher und psychischer Angstsymptome, die keiner realen Gefahr zuzuschreiben sind und entweder als Angstanfälle oder als Dauerzustand auftreten. Die Angst ist meistens diffus und kann sich bis zur Panik steigern. Andere neurotische Störungen wie Zwangsphänomene oder hysterische Symptome können vorhanden sein, aber beherrschen nicht das klinische Bild.

Hysterische Neurose
Bei diesen psychischen Störungen erzeugen Motive, deren sich der Patient gar nicht bewußt zu sein scheint, entweder eine Einengung des Bewußtseinsfeldes oder motorische bzw. sensorische Funktionsstörungen, die einen psychologischen Vorteil (Krankheitsgewinn) oder eine symbolische Bedeutung zu haben scheinen. Diese Neurose kann durch Konversionssymptome oder hysterische Dämmerzustände charakteri-

siert sein. In der konversionsneurotischen Form sind die Haupt- oder einzigen Symptome psychogene Körperfunktionsstörugnen, z. B. Lähmung, Tremor, Blindheit, Taubheit, Anfälle. Bei den Dämmerzuständen ist der hervorstechendste Zug eine Einengung des Bewußtseinsfeldes, die einem unbewußten Zweck zu dienen scheint, und im allgemeinen begleitet sie oder folgt ihr eine selektive Amnesie. Dramatische, aber im wesentlichen oberflächliche Persönlichkeitsveränderungen können auftreten, manchmal in Form eines dranghaften Weglaufens (Fugue). Im Verhalten kann der Patient eine Psychose nachahmen oder, besser gesagt, seine Vorstellung von einer Psychose.

Phobie
Neurosen mit abnorm starker Furcht vor bestimmten Objekten oder Situationen, die normalerweise solche Gefühle nicht hervorrufen würden. Wenn die Angst vor einer bestimmten Situation oder einem bestimmten Objekt sich auf weitere Situationen ausbreitet, wird die Störung ähnlich oder identisch mit Angstneurose.

Zwangsneurose
Neurosen, in denen das hervorstechende Symptom in einem Gefühl subjektiven Zwanges besteht – gegen den der Patient sich wehrt – bestimmte Handlungen auszuüben, über einen Gedanken nachzugrübeln, ein Erlebnis sich wieder vorzustellen oder über ein abstraktes Thema nachzusinnen. Die auftauchenden unerwünschten Gedanken, die Beharrlichkeit der Worte oder Ideen, die Grübeleien oder die Gedankenketten werden von dem Patienten als unangepaßt oder unsinnig empfunden. Die Zwangsantriebe oder Zwangsideen werden von dem Patienten als persönlichkeitsfremd erkannt, er weiß aber, daß sie aus ihm selbst kommen. Die Zwänge können quasi Ritualhandlungen sein mit dem Zweck, die Angst zu erleichtern, z. B. Händewaschen, um Ansteckung zu vermeiden. Versuche, die unwillkommenen Gedanken oder Antriebe zu unterdrücken, können zu einem starken inneren Kampf mit intensiver Angst führen.

Neurotische Depression
Eine Neurose mit unverhältnismäßig starker Depression, die gewöhnlich einer erkennbaren traumatisierenden Erfahrung folgt; Wahnideen oder Halluzinationen gehören nicht dazu. Der Patient beschäftigt sich meist ausschließlich mit dem vorangegangenen psychischen Trauma, z. B. Verlust einer geliebten Person oder eines Besitzes. Häufig ist auch Angst vorhanden; Mischzustände aus Angst und Depression sollten hier eingeordnet werden. Die Unterscheidung zwischen depressiver Neurose und Psychose sollte sich nicht nur auf den Grad der Depression stützen, sondern auch auf Vorhandensein oder Fehlen anderer neurotischer und psychotischer Züge und auf den Grad der Störung im Verhalten des Patienten.

Neurasthenie
Eine Neurose mit allgemeiner Schwäche, Reizbarkeit, Kopfweh, Depression, Schlaflosigkeit, Konzentrationsschwierigkeiten und Mangel der Fähigkeit, Freude zu empfinden (Anhedonie). Sie kann einer Infektionskrankheit oder einer Erschöpfung folgen oder sie begleiten oder aus einer anhaltenden emotionalen Störung hervorgehen.

Wie steht es nun indessen mit den Selbst- und Fremdzeugnissen und mit den romanhaften Schilderungen solcher neurotischer Zustände? Sie sind in

Biographien und in der schönen Literatur häufig anzutreffen, ja bilden sogar oft das Grundgeflecht eines Romans (z. B. bei HESSE oder aber MUSIL).

Hier sei wiederum auf BENEDETTI verwiesen, wenn er zur Neurose schreibt: „Das Leiden des Dichters ist eine Landschaft, die aus großer Höhe gesehen, als allgemeine Melancholie der Existenz erscheinen mag und die nun, sobald man die Flugrichtung ändert und sie aus der Nähe, ja schließlich aus dem mikroskopierenden Winkel der Psychoanalyse betrachtet, unzählige Varianten aufweist. Situationen der Ambivalenz, der Zwiespältigkeit gegenüber den Lebenspartnern oder den Aufgaben des Lebens, Abhängigkeiten oder Auflehnung gegen die Eltern, unlösbare Konflikte der Schuld und der Pflicht, Eigentümlichkeiten des Liebeslebens, Zerrüttungen der Gesellschaft und der Familie usw. werden uns sowohl in den Werken wie auch in der privaten Lebensgeschichte des Dichters deutlich."

Indessen ist es nicht leicht, besonders charakteristische Schilderungen herauszuheben, und wir werden uns auf wenige beschränken.

Als erstes sei die Persönlichkeit und das Werk von FRANZ KAFKA (1883 – 1924) genannt. Sein Schicksal ist bekannt, d. h. das qualvolle ständig ambivalente Kreisen um Gefühle der Unzulänglichkeit, insbesondere auch in bezug auf seine Kontakte zu Frauen. Daß für KAFKA das Schreiben ein ständiger Befreiungsversuch von seinem unbewältigten Problemen war, scheint sicher zu sein. Doch soll hier nicht eine Deutung seines Werkes vom pathographischen Standpunkt aus versucht werden. Vielmehr sei ein Text zitiert, der besser als andere die innere Verstrickung und insbesondere den allmächtig vorhandenen Ödipuskomplex illustriert. Ich meine den berühmten Brief an den Vater. Eigentlich müßte er in extenso zitiert werden, um die ganze furchtbare Auswegslosigkeit dieser gescheiterten Vater-Sohn-Beziehung und ihre neurotische Komponenten zu illustrieren. Begnügen wir uns indessen mit einigen Auszügen:

> Damals und damals überall hätte ich die Aufmunterung gebraucht. Ich war ja schon niedergedrückt durch Deine bloße Körperlichkeit. Ich erinnere mich zum Beispiel daran, wie wir uns öfters zusammen in einer Kabine auszogen. Ich mager, schwach, schmal, Du stark, groß, breit. Schon in der Kabine kam ich mir jämmerlich vor, und zwar nicht nur vor Dir, sondern vor der ganzen Welt, denn Du warst für mich das Maß aller Dinge. Traten wir dann aber aus der Kabine vor die Leute hinaus, ich an Deiner Hand, ein kleines Gerippe, unsicher, bloßfüßig auf den Planken, in Angst vor dem Wasser, unfähig Deine Schwimmbewegungen nachzumachen, ...
>
> ... dann war ich sehr verzweifelt, und alle meine schlimmen Erfahrungen auf allen Gebieten stimmten in solchen Augenblicken großartig zusammen. Am wohlsten war mir noch, wenn Du Dich manchmal zuerst auszogst und ich allein in der Kabine bleiben und die Schande des öffentlichen Auftretens so lange hinauszögern konnte, bis Du endlich nachschauen kamst und mich aus der Kabine triebst. Dankbar war ich Dir dafür, daß Du meine Not nicht zu bemerken schienest, auch war ich stolz auf den Körper meines Vaters. Übrigens besteht zwischen uns dieser Unterschied heute noch ähnlich.

Dem entsprach weiter Deine geistige Oberherrschaft. Du hattest Dich allein durch eigene Kraft so hoch hinaufgearbeitet, infolgedessen hattest Du unbeschränktes Vertrauen zu Deiner Meinung. Das war für mich als Kind nicht einmal so blendend wie später für den heranwachsenden jungen Mann. In Deinem Lehnstuhl regiertest Du die Welt. Deine Meinung war richtig, jede andere war verrückt, überspannt, meschugge, nicht normal. Dabei war Dein Selbstvertrauen so groß, daß Du gar nicht konsequent sein mußtest und doch nicht aufhörtest recht zu haben. Es konnte auch vorkommen, daß Du in einer Sache gar keine Meinung hattest und infolgedessen alle Meinungen, die hinsichtlich der Sache überhaupt möglich waren, ohne Ausnahme falsch sein mußten.

. . . Du bekamst für mich das Rätselhafte, das alle Tyrannen haben, deren Recht auf ihrer Person, nicht auf dem Denken begründet ist. Wenigstens schien es mir so.

Nun behieltest Du ja mir gegenüber tatsächlich erstaunlich oft recht, im Gespräch war das selbstverständlich, denn zum Gespräch kam es kaum, aber auch in Wirklichkeit. Doch war auch das nichts besonders Unbegreifliches: Ich stand ja in allem meinem Denken unter Deinem schweren Druck, auch in dem Denken, das nicht mit dem Deinen übereinstimmte, und besonders in diesem. Alle diese von Dir scheinbar abhängigen Gedanken waren von Anfang an belastet mit Deinem absprechenden Urteil; bis zur vollständigen und dauernden Ausführung des Gedankens das zu ertragen, war fast unmöglich. Ich rede hier nicht von irgendwelchen hohen Gedanken, sondern von jedem kleinen Unternehmen der Kinderzeit. Man mußte nur über irgendeine Sache glücklich sein, von ihr erfüllt sein, nach Hause kommen und es aussprechen, und die Antwort war ein ironisches Seufzen, ein Kopfschütteln, ein Fingerklopfen auf den Tisch: „Hab auch schon etwas Schöneres gesehn" oder „Mir gesagt Deine Sorgen" oder „Ich hab keinen so geruhten Kopf" oder „Kauf Dir was dafür!" oder „Auch ein Ereignis!" Natürlich konnte man nicht für jede Kinderkleinigkeit Begeisterung von Dir verlangen, wenn Du in Sorge und Plage lebtest.

. . . Daß Du solche Enttäuschungen dem Kinde immer und grundsätzlich bereiten mußtest kraft Deines gegensätzlichen Wesens, weiter, daß dieser Gegensatz durch Anhäufung des Materials sich unaufhörlich verstärkte, so daß er sich schließlich auch gewohnheitsmäßig geltend machte, wenn Du einmal der gleichen Meinung warst wie ich, und daß endlich diese Enttäuschungen des Kindes nicht Enttäuschungen des gewöhnlichen Lebens waren, sondern, da es ja um Deine für alles maßgebende Person ging, im Kern trafen. Der Mut, die Entschlossenheit, die Zuversicht, die Freude an dem und jenem hielten nicht bis zum Ende aus, wenn Du dagegen warst oder schon wenn Deine Gegnerschaft bloß angenommen werden konnte; und angenommen konnte sie wohl bei fast allem werden, was ich tat.

Das bezog sich auf Gedanken so gut wie auf Menschen. Es genügte, daß ich an einem Menschen ein wenig Interesse hatte – es geschah ja infolge meines Wesens nicht sehr oft –, daß Du schon ohne jede Rücksicht auf mein Gefühl und ohne Achtung vor meinem Urteil mit Beschimpfung, Verleumdung, Entwürdigung dreinfuhrst.

Aber so war Deine ganze Erziehung. Du hast, glaube ich, ein Erziehungstalent; einem Menschen Deiner Art hättest Du durch Erziehung gewiß nützen können; er hätte die Vernünftigkeit dessen, was Du ihm sagtest, eingesehn, sich um nichts Weiteres gekümmert und die Sachen ruhig so ausgeführt. Für mich als Kind war aber alles, was Du mir zuriefst, geradezu Himmelsgebot, ich vergaß es nie, es blieb mir das wichtigste Mittel zur Beurteilung der Welt, vor allem zur Beurteilung Deiner selbst, und da versagtest Du vollständig. Da ich als Kind hauptsächlich beim Essen mit Dir beisammen war, war …

…Was auf den Tisch kam, mußte aufgegessen, über die Güte des Essens durfte nicht gesprochen werden – Du aber fandest das Essen oft ungenießbar; nanntest es „das Fressen"; das „Vieh" (die Köchin) hatte es verdorben. Weil Du entsprechend Deinem kräftigen Hunger und Deiner besonderen Vorliebe alles schnell, heiß und in großen Bissen gegessen hast, mußte sich das Kind beeilen, düstere Stille war bei Tisch, unterbrochen von Ermahnungen: „zuerst iß, dann sprich" oder „schneller, schneller, schneller" oder „siehst Du, ich habe schon längst aufgegessen". Knochen durfte man nicht zerbeißen, Du ja. Essig durfte man nicht schlürfen, Du ja. Die Hauptsache war, daß man das Brot gerade schnitt; daß Du das aber mit einem von Sauce triefenden Messer tatest, war gleichgültig. Man mußte achtgeben, daß keine Speisereste auf den Boden fielen, unter Dir lag schließlich am meisten. Bei Tisch durfte man sich nur mit Essen beschäftigen, Du aber putztest und schnittest Dir die Nägel, spitztest Bleistifte, reinigtest mit dem Zahnstocher die Ohren. Bitte, Vater, verstehe mich recht, das wären an sich vollständig unbedeutende Einzelheiten gewesen, niederdrückend wurden sie für mich erst dadurch, daß Du, der für mich so ungeheuer maßgebende Mensch, Dich selbst an die Gebote nicht hieltest, die Du mir auferlegtest. Dadurch wurde die Welt für mich in drei Teile geteilt, in einen, wo ich, der Sklave, lebte, unter Gesetzen, die nur für mich erfunden waren und denen ich überdies, ich wußte nicht warum, niemals völlig entsprechen konnte, …

Das Mißtrauen, das Du mir in Geschäft und Familie gegen die meisten Menschen beizubringen suchtest (nenne mir einen in der Kinderzeit irgendwie für mich bedeutenden Menschen, den Du nicht wenigstens einmal bis in den Grund hinunterkritisiert hättest) und das Dich merkwürdigerweise gar nicht besonders beschwerte (Du warst eben stark genug es zu ertragen, außerdem war es in Wirklichkeit vielleicht nur ein Emblem des Herrschers) – dieses Mißtrauen, das sich mir Kleinem für die eigenen Augen nirgends bestätigte, da ich überall nur unerreichbar ausgezeichnete Menschen sah, wurde in mir zu Mißtrauen zu mir selbst und zur fortwährenden Angst vor allem andern. Dort konnte ich mich also im allgemeinen vor Dir gewiß nicht retten. Daß Du Dich darüber täuschtest, lag vielleicht daran, daß Du ja von meinem Menschenverkehr eigentlich gar nichts erfuhrst, und mißtrauisch und eifersüchtig (leugne ich denn, daß Du mich lieb hast?) annahmst, daß ich mich für den Entgang an Familienleben anderswo entschädigen müsse, da es doch unmöglich wäre, daß ich draußen ebenso lebe. Übrigens hatte ich in dieser Hinsicht gerade in meiner Kinderzeit noch einen gewissen Trost eben im Mißtrauen zu meinem Urteil; ich sagte mir: „Du übertreibst doch, fühlst, wie das die Jugend immer tut, Kleinigkeiten zu sehr als große Ausnahmen." Diesen Trost habe ich aber später bei steigender Weltübersicht fast verloren.

Nun kannst Du ja hinsichtlich meiner Heiratsversuche manches mir antworten und hast es auch getan: Du könntest nicht viel Respekt vor meiner Entscheidung haben, wenn ich die Verlobung mit F. zweimal aufgelöst und zweimal wieder aufgenommen habe, wenn ich Dich und die Mutter nutzlos zu der Verlobung nach Berlin geschleppt habe und dergleichen.

Der Grundgedanke beider Heiratsversuche war ganz korrekt: einen Hausstand gründen, selbständig werden. Ein Gedanke, der Dir ja sympathisch ist, nur daß es dann in Wirklichkeit so ausfällt wie das Kinderspiel, wo einer die Hand des anderen hält und sogar preßt und dabei ruft: „Ach geh doch, geh doch, warum gehst Du nicht?" Was sich allerdings in unserem Fall dadurch kompliziert hat, daß Du das „geh doch!" seit jeher ehrlich gemeint hast, da du ebenso seit jeher, ohne es zu wissen, nur kraft Deines Wesens mich gehalten oder richtiger niedergehalten hast.

Beide Mädchen waren zwar durch den Zufall, aber außerordentlich gut gewählt. Wieder ein Zeichen Deines vollständigen Mißverstehens, daß Du glauben kannst, ich, der Ängstliche, Zögernde, Verdächtigende entschließe mich mit einem Ruck für eine Heirat, etwa aus Entzücken über eine Bluse. Beide Ehen wären vielmehr Vernunftehen geworden, soweit damit gesagt ist, daß Tag und Nacht, das erstemal Jahre, das zweitemal Monate, alle meine Denkkraft an den Plan gewendet worden ist.

Keines der Mädchen hat mich enttäuscht, nur ich sie beide. Mein Urteil über sie ist heute genau das gleiche wie damals, als ich sie heiraten wollte.

Es ist auch nicht so, daß ich beim zweiten Heiratsversuch die Erfahrungen des ersten Versuches mißachtet hätte, also leichtsinnig gewesen wäre. Die Fälle waren eben ganz verschieden, . . .

. . . Ich hatte in Euerer Ehe eine in vielem mustergültige Ehe vor mir, mustergültig in Treue, gegenseitiger Hilfe, Kinderzahl, und selbst als dann die Kinder groß wurden und immer mehr den Frieden störten, blieb die Ehe als solche davon unberührt. Gerade an diesem Beispiel bildete sich vielleicht auch mein hoher Begriff von der Ehe; daß das Verlangen nach der Ehe ohnmächtig war, hatte eben andere Gründe. Sie lagen in Deinem Verhältnis zu den Kindern, von dem ja der ganze Brief handelt.

Es gibt eine Meinung, nach der die Angst vor der Ehe manchmal davon herrührt, daß man fürchtet, die Kinder würden einem später das heimzahlen, was man selbst an den eigenen Eltern gesündigt hat. Das hat, glaube ich, in meinem Fall keine sehr große Bedeutung, denn mein Schuldbewußtsein stammt ja eigentlich von Dir und ist auch zu sehr von seiner Einzigartigkeit durchdrungen, ja dieses Gefühl der Einzigartigkeit gehört zu seinem quälenden Wesen, eine Wiederholung ist unausdenkbar. Immerhin muß ich sagen, daß mir ein solcher stummer, dumpfer, trockener, verfallener Sohn unerträglich wäre, . . .

Warum also habe ich nicht geheiratet? Es gab einzelne Hinternisse wie überall, aber im Nehmen solcher Hindernisse besteht ja das Leben. Das wesentliche, vom einzelnen Fall leider unabhängige Hindernis war aber, daß ich offenbar geistig unfähig bin zu heiraten. Das äußert sich darin, daß ich von dem Augenblick an, in dem ich mich entschließe zu heiraten, nicht mehr schlafen kann, der Kopf glüht bei Tag und Nacht, es ist kein Leben mehr, ich schwanke verzweifelt herum. Es sind das nicht eigentlich Sorgen, die das verursachen, zwar laufen auch entsprechend meiner Schwerblütigkeit und Pedanterie unzählige Sorgen mit, aber sie sind nicht das Entscheidende, sie vollenden zwar wie Würmer die Arbeit am Leichnam, aber entscheidend getroffen bin ich von anderem. Es ist der allgemeine Druck der Angst, der Schwäche, der Selbstmißachtung.

Ich will es näher zu erklären versuchen: Hier beim Heiratsversuch trifft in meinen Beziehungen zu Dir zweierlei scheinbar Entgegengesetztes so stark wie nirgends sonst zusammen. Die Heirat ist gewiß die Bürgschaft für die schärfste Selbstbefreiung und Unabhängigkeit. Ich hätte eine Familie, das Höchste, was man meiner Meinung nach erreichen kann, also auch das Höchste, das Du erreicht hast, ich wäre Dir ebenbürtig, alle alte und ewig neue Schande und Tyrannei wäre bloß noch Geschichte. Das wäre allerdings märchenhaft, aber darin liegt eben schon das Fragwürdige.
(Kafka)

Oft sind die Unterschiede zwischen dem, was auch als Charakterneurose bezeichnet wurde, und einer Persönlichkeitsstörung im Sinne der Psychopathie nicht klar auszumachen. Ist der Steppenwolf, jene geniale Beschreibung eines tragischen künstlerischen Schicksals durch HERMANN HESSE (1877–1962) dem einen oder dem andern zuzuordnen? Ich neige eher dazu, im Steppenwolf einen Neurotiker zu sehen, der mit seinen unvereinbaren tyrannischen inneren Gegensätzen kämpft. Vorerst eine Stelle, aus HESSES „Steppenwolf", wo dieser vom Erzähler eingeführt und beschrieben wird:

Ich habe damit weit vorgegriffen und, eigentlich gegen meinen Plan und Willen, im Grunde schon das Wesentliche über Haller gesagt, während es ursprünglich meine Absicht war, sein Bild nur allmählich, im Erzählen meines stufenweisen Bekanntwerdens mit ihm, zu enthüllen.

Nachdem ich nun denn so vorgegriffen habe, erübrigt es sich, noch weiter über die rätselhafte „Fremdheit" HALLERS zu sprechen und im einzelnen zu berichten, wie ich allmählich die Gründe und Bedeutungen dieser Fremdheit, dieser außerordentlichen und furchtbaren Vereinsamung ahnte und erkannte. Es ist besser so, denn ich möchte meine eigene Person möglichst im Hintergrunde lassen. Ich will nicht meine Bekenntnisse vortragen oder Novellen erzählen oder Psychologie treiben, sondern lediglich als Augenzeuge etwas zum Bild des eigentümlichen Mannes beitragen, der diese Steppenwolfmanuskripte hinterlassen hat.

Schon beim allerersten Anblick, als er durch die Glastür der Tante hereintrat, den Kopf so vogelartig reckte und den guten Geruch des Hauses rühmte, war mir irgendwie das Besondere an diesem Manne aufgefallen, und meine erste naive Reaktion darauf war Widerwille gewesen.

... – ich spürte, daß der Mann krank sei, auf irgendeine Art geistes- oder gemüts- oder charakterkrank, und wehrte mich dagegen mit dem Instinkt des Gesunden. Diese Abwehr wurde im Lauf der Zeit abgelöst durch Sympathie, beruhend auf einem großen Mitleid mit diesem tief und dauernd Leidenden, dessen Vereinsamung und inneres Sterben ich mit ansah. In dieser Periode kam mir mehr und mehr zum Bewußtsein, daß die Krankheit dieses Leidenden nicht auf irgendwelchen Mängeln seiner Natur beruhe, sondern im Gegenteil nur auf dem nicht zur Harmonie gelangten großen Reichtum seiner Gaben und Kräfte. Ich erkannte, daß Haller ein Genie des Leidens sei, daß er, im Sinne mancher Aussprüche Nietzsches, in sich eine geniale, eine unbegrenzte, furchtbare Leidensfähigkeit herangebildet habe. Zugleich erkannte ich, daß nicht Weltverachtung, sondern Selbstverachtung die Basis seines Pessimismus sei, denn so schonungslos und vernichtend er von Institutionen oder Personen reden konnte, nie schloß er sich aus, immer war er selbst der erste, gegen den er seine Pfeile richtete, war er selbst der erste, den er haßte und verneinte ...

Hier muß ich eine psychologische Anmerkung einfügen. Obgleich ich über das Leben des Steppenwolfes sehr wenig weiß, habe ich doch allen Grund zu vermuten, daß er von liebevollen, aber strengen und sehr frommen Eltern und Lehrern in jenem Sinne erzogen wurde, der das „Brechen des Willens" zur Grundlage der Erziehung macht. Dieses Vernichten der Persönlichkeit und Brechen des Willens nun war bei diesem Schüler nicht gelungen, dazu war er viel zu stark und hart, viel zu stolz und geistig. Statt seine Persönlichkeit zu vernichten, war es nur gelungen, ihn sich selbst hassen zu lehren.

... Was die anderen, was die Umwelt betraf, so machte er beständig die heldenhaftesten und ernstesten Versuche, sie zu lieben, ihnen gerecht zu werden, ihnen nicht weh zu tun, denn das „Liebe deinen Nächsten" war ihm ebenso tief eingebläut wie das Hassen seiner selbst, und so war sein ganzes Leben ein Beispiel dafür, daß ohne Liebe zu sich selbst auch die Nächstenliebe unmöglich ist, daß der Selbsthaß genau dasselbe ist und am Ende genau dieselbe grausige Isoliertheit und Verzweiflung erzeugt wie der grelle Egoismus.

Aber es wird nun Zeit, daß ich meine Gedanken hintanstelle und von Wirklichkeiten spreche. Das erste also, was ich über Herrn Haller in Erfahrung brachte, teils durch meine Spionage, teils durch Bemerkungen meiner Tante, bezog sich auf die Art seiner Lebensführung. Daß er ein Gedanken- und Büchermensch war und keinen praktischen Beruf ausübte, war bald zu sehen. Er lag immer sehr lange im Bett, oft stand er erst kurz vor Mittag auf und ging im Schlafrock die paar Schritte von der Schlafkammer zu seinem Wohnzimmer hinüber. Dies Wohnzimmer, eine große und freundliche Mansarde mit zwei Fenstern, sah schon nach wenigen Tagen anders aus als zur Zeit, da es von andern Mietern bewohnt gewesen war. Es füllte sich, und mit der Zeit wurde es immer voller. An den Wänden wurden Bilder aufgehängt, Zeichnungen angeheftet, zuweilen aus Zeitschriften ausgeschnittene Bilder, die häufig wechselten. (HESSE)

Später, d. h. in der Selbstschilderung des Steppenwolfs alias Haller erscheinen die inneren Konflikte noch deutlicher. Sie drücken sich in der ständigen depressiven Grundstimmung, im Gefühl, nicht zu einer inneren Harmonie zu gelangen, aus. Insofern könnte man den Steppenwolf auch als ein Beispiel einer depressiven Neurose heranziehen:

Wer die anderen Tage geschmeckt hat, die bösen, die mit den Gichtanfällen oder die mit jenem schlimmen, hinter den Augäpfeln festgewurzelten, teuflisch jede Tätigkeit von Augen und Ohr aus einer Freude zur Qual verhexenden Kopfweh, oder jene Tage des Seelensterbens, jene argen Tage der inneren Leere und Verzweiflung, an denen uns, inmitten der zerstörten und von Aktiengesellschaften ausgesogenen Erde, die Menschenwelt und sogenannte Kultur in ihrem verlogenen und gemeinen blechernen Jahrmarktsglanz auf Schritt und Tritt wie ein Brechmittel entgegengrinst, konzentriert und zum Gipfel der Unleidlichkeit getrieben im eigenen kranken Ich – wer jene Höllentage geschmeckt hat, der ist mit solchen Normal- und Halbundhalbtagen gleich dem heutigen sehr zufrieden, dankbar sitzt er am warmen Ofen, dankbar stellt er beim Lesen des Morgenblattes fest, daß auch heute wieder kein Krieg ausgebrochen, keine neue Diktatur errichtet, keine besonders krasse Schweinerei in Politik und Wirtschaft aufgedeckt worden ist, dankbar stimmt er die Saiten seiner verrosteten Leier zu einem gemäßigten, einem leidlich frohen, einem nahezu vergnügten Dankpsalm, mit dem er seinen stillen, sanften, etwas mit Brom betäubten Zufriedenheitshalbundhalbgott langweilt, ...

Es ist eine schöne Sache um die Zufriedenheit, um die Schmerzlosigkeit, um diese erträglichen geduckten Tage, wo weder Schmerz noch Lust zu schreien wagt, wo alles nur flüstert und auf Zehen schleicht. Nur steht es mit mir leider so, daß ich gerade diese Zufriedenheit gar nicht gut vertrage, daß sie mir nach kurzer Dauer unausstehlich verhaßt und ekelhaft wird und ich mich verzweiflungsvoll in andre Temperaturen flüchten muß, ...

... Es brennt alsdann in mir eine wilde Begierde nach starken Gefühlen, nach Sensationen, eine Wut auf dies abgetönte, flache, normierte und sterilisierte Leben und eine rasende Lust, irgend etwas kaputt zu schlagen, etwa ein Warenhaus oder eine Kathedrale oder mich selbst, verwegene Dummheiten zu begehen, ein paar verehrten Götzen die Perücken abzureißen, ein paar rebellische Schulbuben mit der ersehnten Fahrkarte nach Hamburg auszurüsten, ein kleines Mädchen zu verführen oder einigen Vertretern der bürgerlichen Weltordnung das Gesicht ins Genick zu drehen. Denn dies haßte, verabscheute und verfluchte ich von allem doch am innigsten: diese Zufriedenheit, diese Gesundheit, Behaglichkeit, diesen gepflegten Optimismus des Bürgers, diese fette gedeihliche Zucht des Mittelmäßigen, Normalen, Durchschnittlichen.

In solcher Stimmung also beschloß ich diesen leidlichen Dutzendtag bei einbrechender Dunkelheit. Ich beschloß ihn nicht auf die für einen etwas leidenden Mann normale und bekömmliche Weise, indem ich mich von dem bereitstehenden und mit einer Wärmflasche als Köder versehenen Bett einfangen ließ, sondern indem ich unbefriedigt und angeekelt von meinem bißchen Tagewerk voll Mißmut meine Schuhe anzog, in den Mantel schlüpfte und mich bei Finsternis und Nebel in die Stadt begab, ...

... Ich weiß nicht, wie das zugeht, aber ich, der heimatlose Steppenwolf und einsame Hasser der kleinbürgerlichen Welt, ich wohne immerzu in richtigen Bürgerhäusern, das ist eine alte Sentimentalität von mir. Ich wohne weder in Palästen noch in Proletarierhäusern, sondern ausgerechnet stets in diesen hochanständigen, hochlangweiligen, tadellos gehaltenen Kleinbürgernestern, wo es nach etwas Terpentin und etwas Seife riecht und wo man erschrickt, wenn man einmal die Haustür laut ins Schloß hat fallen lassen oder mit schmutzigen Schuhen hereinkommt. Ich liebe diese Atmosphäre ohne Zweifel aus meinen Kinderzeiten her, und meine heimliche Sehnsucht nach so etwas wie Heimat führt mich, hoffnungslos, immer wieder diese alten dummen Wege. ...

... Ich habe das gern, auf der Treppe diesen Geruch von Stille, Ordnung, Sauberkeit, Anstand und Zahmheit zu atmen, der trotz meinem Bürgerhaß immer etwas Rührendes für mich hat, und habe es gern, dann über die Schwelle meines Zimmers zu treten, wo das alles aufhört, wo zwischen den Bücherhaufen die Zigarrenreste liegen und die Weinflaschen stehen, wo alles unordentlich, unheimisch und verwahrlost ist und wo alles, Bücher, Manuskripte, Gedanken, gezeichnet und durchtränkt ist von der Not der Einsamen, von der Problematik des Menschseins, von der Sehnsucht nach einer neuen Sinngebung für das sinnlos gewordene Menschenleben.

Mit der fortschreitenden Zerstörung dessen, was ich früher meine Persönlichkeit genannt hatte, begann ich auch zu verstehen, warum ich trotz aller Verzweiflung den Tod so entsetzlich hatte fürchten müssen, und begann zu merken, daß auch diese scheußliche und schmähliche Todesfurcht ein Stück meiner alten, bürgerlichen, verlogenen Existenz war: Dieser bisherige Herr Haller, der begabte Autor, der Kenner Mozarts und Goethes, der Verfasser lesenswerter Betrachtungen über die Metaphysik der Kunst, über Genie und Tragik, über Menschlichkeit, der melancholische Einsiedler in seiner mit Büchern überfüllten Klause, wurde Zug für Zug der Selbstkritik ausgeliefert und bewährte sich nirgends. Dieser begabte und interessante Herr Haller hatte zwar Vernunft und Menschlichkeit gepredigt und gegen die Roheit des Krieges protestiert, er hatte sich aber während des Krieges nicht an die Wand stellen und erschießen lassen, wie es die eigentliche Konsequenz seines Denkens gewesen wäre, sondern hatte irgendeine Anpassung gefunden, eine äußerst anständige und edle natürlich, aber doch eben einen Kompromiß. Er war ferner ein Gegner der Macht und Ausbeutung, aber er hatte auf der Bank mehrere Wertpapiere von industriellen Unternehmungen liegen, deren Zinsen er ohne alle Gewissensbisse verzehrte. Und so stand es mit allem. Harry Haller hatte sich zwar wundervoll als Idealist und Weltverächter, als wehmütiger Einsiedler und als grollender Prophet verkleidet, ...

... ärgerte sich über die im Restaurant vertanen Nächte, über die ebendort vergeudeten Taler, hatte ein schlechtes Gewissen und sehnte sich keineswegs nach seiner Befreiung und Vollendung, sondern sehnte sich im Gegenteil heftig zurück in die bequemen Zeiten, als seine geistigen Spielereien ihm noch Spaß gemacht und Ruhm eingebracht hatten. Genauso sehnten sich die von ihm verachteten und verhöhnten Zeitungsleser nach der idealen Zeit vor dem Kriege zurück, weil das bequemer war, als aus dem Erlittenen zu lernen. Pfui Teufel, er war zum Erbrechen, dieser Herr Haller! Und dennoch klammerte ich mich an ihn oder an seine schon sich auflösende Larve, an sein Kokettieren mit dem Geistigen, an seine Bürgerfurcht vor dem Ungeordneten und Zufälligen (wozu auch der Tod gehörte) und verglich den werdenden neuen Harry, diesen etwas schüchternen und komischen Dilettanten der Tanzsäle, höhnisch und voll Neid mit jenem einstigen, verlogen-idealen Harrybild, an welchem er inzwischen alle fatalen Züge entdeckt hatte, die ihn damals an des Professors Goethe-Radierung so sehr gestört hatten. Er selbst, der alte Harry, war genau solch ein bürgerlich idealisierter Goethe gewesen, so ein Geistesheld mit allzu edlem Blick, von Erhabenheit, Geist und Menschlichkeit strahlend wie von Brillantine und beinahe über den eigenen Seelenadel gerührt! Teufel, dies holde Bild hatte nun allerdings arge Löcher bekommen, kläglich war der ideale Herr Haller demontiert worden! Wie ein von Straßenräubern geplünderter Würdenträger in zerfetzten Hosen sah er aus, ... (HESSE)

W. BRÄUTIGAM hat das Thema der Neurose mehrfach aufgegriffen, wobei uns hier vor allem interessiert, was er zu H. HESSE geschrieben hat. Vorerst zitiert er HESSE selbst, der als Vierzigjähriger geschrieben hat: „Wenn ich alle die Gefühle und ihren qualvollen Widerstreit auf ein Grundgefühl zurückführen und mit einem einzigen Namen bezeichnen sollte, so wüßte ich kein anderes Wort als Angst. Angst war es, Angst und Unsicherheit, was ich in allen jenen Stunden des gestörten Kindersglücks empfand: Angst vor Strafe. Angst vor dem eigenen Gewissen, Angst vor Regungen meiner Seele, die ich als verboten und verbrecherisch empfand."

W. BRÄUTIGAM meint dazu: „In diese Beschreibung geht die mit dem Neurosebegriff eng verbundene Vorstellung von Krankheit als Konflikt ein. Der Patient ist zwischen verschiedenen Strebungen hin und her gerissen, zwischen seinen elementaren kindlichen Bedürfnissen und triebhaften Regungen einerseits und den als Gewissensinstanz introjizierten Forderungen der Umwelt andererseits."

Und ferner: „Neurose steht heute paradigmatisch für den Einbruch eines neuen Krankheitsbegriffes, wobei Krankheit nicht allein aus dem organischen Substrat abgeleitet wird, sondern wo seelisch verstehbaren und gesetzmäßigen Bedingungen der kindlichen Entwicklung, der zwischenmenschlichen Beziehung und emotionalen Reifung Krankheitswert zugesprochen wird."

Auf das Werk Hesses bezogen und insbesondere auf den Steppenwolf, wird jedenfalls die unmittelbare Nähe von persönlichem Leiden des Dichters und künstlerischer Gestaltung überdeutlich. Aber wiederum wollen wir uns davor hüten, hier pathographisch vorzuprellen, was wir uns ja von Anfang an konsequent versagt haben. Vielmehr lassen wir die zitierten Stellen als eindrückliche Zeugnisse neurotischen Verhaltens und Erlebens, gewissermaßen als „matière brute", auf uns wirken.

Wenn wir nun zu den Phobien und Zwangsneurosen übergehen, so müssen wir bemerken, daß sie uns nicht allzuhäufig in der Belletristik begegnet sind, wohl aber in biographischen Zeugnissen. So schreibt z. B. Bernardin de St-Pierre (1737–1814), der Verfasser von „Paul et Virginie", in den „Etudes de la nature" von sich selbst (nach Birnbaum):

„Am schönsten Sommertage konnte ich nicht die Seine im *Boot überschreiten*, ohne ein *unerträgliches Angstgefühl* zum empfinden. Wenn ich in einem öffentlichen Garten allein nahe an einem *vollen Wasserbassin vorüberging*, überliefen mich *Krampf- und Angstempfindungen*. Manche Augenblicke glaubte ich mir unbewußt von einem *tollwütigen Hund gebissen* worden zu sein. Es war mir unmöglich, in einem Zimmer, wo Menschen waren, zu bleiben, wenn die *Türen geschlossen* waren. Ich konnte nicht einmal in einer öffentlichen Anlage eine Allee durchschreiten, in der mehrere Personen zusammenstanden . . ." (Birnbaum)

Das Quälende des sich aufdrängenden Zwangsdenkens schildert in seinem Tagebuch der Psychophysiker G. Th. Fechner (1801–1887) (zitiert nach Birnbaum):

„Ein Hauptsymptom meiner Kopfschwäche bestand darin, daß *der Lauf meiner Gedanken sich meinem Willen entzog*. Wenn ein Gegenstand mich nur einigermaßen tangierte, so fingen meine Gedanken an, sich fort und fort um denselben zu drehen, kehrten immer wieder dazu zurück, bohrten, wühlten sich gewissermaßen in mein Gehirn ein und verschlimmerten den Zustand desselben immer mehr, so daß ich das deutliche Gefühl hatte, mein Geist sei rettungslos verloren, wenn ich mich nicht mit aller meiner Kraft entgegenstemmte. Es waren *oft die unbedeutendsten Dinge, die mich auf solche Weise packten, und es kostete mich oft stunden- ja tagelange Arbeit, dieselben aus den Gedanken zu bringen.*

Diese Arbeit, die ich fast ein Jahr lang den größeren Teil des Tages fortgesetzt, war nun allerdings eine Art Unterhaltung, aber eine der peinvollsten, die sich denken läßt. Es schied sich mein Inneres gewissermaßen in zwei Teile, in mein Ich und in die Gedanken. Beide kämpften miteinander; *die Gedanken suchten mein Ich zu überwältigen und einen selbstmächtigen, dessen Freiheit und Gesundheit zerstörenden Gang zu nehmen*, und mein Ich strengte die ganze Kraft seines Willens an, hinwiederum der Gedanken Herr zu werden, und, so wie ein Gedanke sich festsetzen und fortspinnen wollte, ihn zu verbannen und einen anderen entfernt liegenden dafür herbeizuziehen. Meine geistige Beschäftigung bestand also, statt im Denken, in einem beständigen Bannen und Zügeln von Gedanken. Ich kam mir dabei manchmal vor, wie ein Reiter, der ein wildgewordenes Roß, das mit ihm durchgegangen, wieder zu bändigen versucht, oder wie ein Prinz, gegen den sich sein Volk empört, und der allmählich Kräfte und Leute zu sammeln sucht, sein Reich wieder zu erobern." (BIRNBAUM)

Bei JEAN JACQUES ROUSSEAU (1712–1778) finden sich in seinen Bekenntnissen die Züge von Zwangsdenken, die er folgendermaßen schildert (nach BIRNBAUM):

„Mitten in meinem Studium und in meinem Leben, das so unschuldig war, wie nur irgendeins geführt werden kann, und trotzalledem, was man mir gesagt hat, befiel mich die *Angst vor der Hölle* noch oft. Ich fragte mich, in welcher Verfassung bin ich? Und wenn ich jetzt in diesem Augenblick sterbe, werde ich dann verdammt werden? Meinen Jansenisten zufolge war daran kein Zweifel, aber mein Gewissen sagte nein. Bei meinem *furchtsamen Schwanken in solch grausamer Ungewißheit* nahm ich, um mich daraus zu erretten, zu den lächerlichsten Dingen meine Zuflucht, zu Dingen, für die ich jeden anderen Menschen gerne einsperren lassen würde. Als ich eines Tages wieder über diesen traurigen Gedanken brütete, übte ich mich ganz mechanisch darin, Steine nach den Baumstämmen zu werfen, und zwar mit der mir eigenen Geschicklichkeit, das heißt, fast ohne jemals einen zu treffen. Mitten in dieser schönen Übung kam mir plötzlich der Gedanke, daraus eine Art Prognostikon zur Beschwichtigung meiner Unruhe zu machen. Ich sagte mir: Ich will jetzt diesen Stein nach dem mir gegenüberstehenden Baume werfen, treffe ich ihn, so werde ich erlöst, verfehle ich ihn, so werde ich verdammt werden. Und während ich dieses noch vor mir hinsprach, schleuderte ich meinen Stein mit zitternder Hand und fürchterlichem Herzklopfen, aber so glücklich, daß er den Baumstamm genau in der Mitte traf. Seitdem habe ich an meinem Heil nicht mehr gezweifelt. Wenn ich an diesen Vorgang zurückdenke, weiß ich nicht, ob ich über mich lachen oder über mich seufzen soll." (BIRNBAUM)

In GOTTFRIED KELLERS „Grünem Heinrich" findet sich die Stelle, wo der junge Lee über seine blasphemischen Zwangsgedanken schreibt (zitiert nach BIRNBAUM):

„So gereichte es mir eine Zeitlang *zu nicht geringer Qual, daß ich eine krankhafte Versuchung empfand, Gott derbe Spottnahmen, selbst Schimpfworte anzuhängen*, wie ich sie etwa auf der Straße gehört hatte. Mit einer Art behaglicher und mutwillig zutraulicher Stimmung begann immer diese Versuchung, bis ich *nach langem Kampfe nicht mehr widerstehen konnte und im vollen Bewußtsein der Blasphemie eines jener Worte hastig ausstieß, mit der unmittelbaren Versicherung, daß es nicht gelten solle, und mit der Bitte um Verzeihung*; dann konnte ich nicht umhin, es noch einmal zu wiederholen, wie auch die reuevolle Genugtuung *und so fort, bis die seltsame Aufregung vorüber war*. Vorzüglich vor dem Einschlafen pflegte mich diese Erscheinung zu quälen." (BIRNBAUM)

Die Neurasthenie – heute ein selten verwendeter Begriff, aber immerhin in der Klassifikation der ICD enthalten – findet sich in zahlreichen Romanen, aber auch in Selbstdarstellungen. Oft überschneiden sich die Symptome mit dem, was wir heute als psychosomatische Krankheiten bezeichnen würden.

Der Dichter EDUARD MÖRIKE (1804–1879) ist ein lebendiges Beispiel für die lebenslänglich morbide Beschäftigung mit seiner Gesundheit, die ihn auch zur Aufgabe seines Pfarrerberufes bringt. Es wäre eine Täuschung anzunehmen, daß in Cleversulzbach, wo er seine Pfarrei hatte, eine reine Pfarrhaus-

116

idylle geherrscht hätte. Auch seine Heirat und spätere Scheidung von seiner Frau trägt die Züge seltsamer neurotischer Verquickungen. Doch was die hypochondrisch-neurasthenische Komponente betrifft, lassen wir den Brief sprechen, in dem er seine Pensionierung beantragt. Er schreibt am 3. Juni 1843 an den König selbst, WILHELM I. von Württemberg:

Königliche Majestät! Durch einen Erlaß des hohen Königlichen Konsistoriums vom 29. November vorigen Jahres wurde ich aufgefordert, um Pensionierung auf unbestimmte Zeit untertänigst zu bitten, wofern ich meine Stelle noch immer nicht ohne Gehilfen sollte versehen können. Da ich jedoch dieses mit heurigem Frühling zu tun mir getraute, und nur über die Wintermonate noch einen Vicar mir erbat, so wurde diesem Gesuch in der Voraussetzung entsprochen, daß ich mein Vorhaben alsdann umso gewisser würde vollziehen können. Ich fuhr sonach fort, mich neben meinem Gehilfen in allen Teilen des Amtes zu üben, und zwar, einige kleinere Anstöße meiner Gesundheit abgerechnet, im Ganzen nicht unglücklich und guter Hoffnung voll. Allein die letztere trübte sich, nachdem ich erst wieder allein stand, sehr bald. Ein allgemeines Schwächegefühl, das mich seit Jahren eigentlich nie verlassen hat und sich bei jeder Art von länger fortgesetzter Anstrengung, vornehmlich bei der physisch geistigen der öffentlichen Rede, zeigte, ist kürzlich in Folge meiner neu übernommenen ungeteilten Amtstätigkeit in erhöhtem Grade eingetreten. Vermehrter Blutandrang nach dem Kopfe, Schwindel, Kopfschmerz, ein heftiges, nicht selten die Sprache hinderndes Herzklopfen und gegen das Ende ein auffallender Nachlaß der Kräfte waren die Anzeichen, die meine neuesten Vorträge und kirchlichen Verrichtungen teils begleiteten, teils ihnen folgten; besonders auch macht eine mehr nur im Anfang meiner Krankheit bemerklich gewesene Schwäche der rechten Seite des Körpers, zumal im Fuße, sich ganz neuerdings wieder sehr fühlbar. Bei meiner letzten Katechisation und Taufhandlung – nachdem ich für die Vormittagspredigt bereits die Hilfe eines benachbarten Geistlichen hatte in Anspruch nehmen müssen, ward mir so schlimm, daß die Gemeinde sowohl als ich selbst jeden Augenblick mein Umsinken erwartete ... Der Brief schließt mit den Worten: *Nach dieser ganzen, der lautersten Wahrheit gemäßen Darstellung und unter Beilegung eines ärztlichen Zeugnisses wage ich denn Euer Königlichen Majestät die Bitte um allergnädigste Enthebung vom Predigtamt und huldvolle Verleihung einer Pension untertänigst zu Füßen zu legen.*

In tiefster Ehrfurcht verharrend Euer Königlichen Majestät alleruntertänigster treugehorsamster Eduard Mörike.

Das Gesuch wurde schon nach wenigen Wochen genehmigt: „... wegen andauernder Krankheits-Umstände, unter Vorbehalt seiner Wiederanstellung für den Fall seiner Genesung." Das Ruhegehalt betrug 280 Gulden im Jahr, später wurde es auf dem Gnadenwege noch geringfügig erhöht. Somit war Mörike, kaum 39 Jahre alt, wieder ein freier, wenn auch an der Grenze des Existenzminimums lebender Mann. (MÖRIKE)

In IWAN A. GONTSCHAROWS (1812–1891) „Oblomow" wird der Typus eines passiv-abulischen Menschen geschildert, der immer wieder gute Vorsätze faßt, aber seiner Apathie nie Herr wird. Das Hypochondrische, d. h. die übermäßige Beschäftigung mit der eigenen Gesundheit steht zwar hier nicht im Vordergrund, wohl aber ein passiv-regressiver Rückzug aus der tätigen Existenz. Die Hemmungen sind unüberwindlich, Oblomow kämpft immer wieder gegen seine Passivität und unterliegt regelmäßig.

Im nachfolgenden Ausschnitt wird geschildert, wie Oblomow auf die unangenehme Nachricht von einem notwendig gewordenen Wohnungswechsel reagiert. Er versucht, ihn hinauszuzögern, will alles seinem Diener Sachar überlassen, weiß aber im Grunde genau, daß jetzt von ihm Aktivität gefordert würde, die er zu leisten nicht imstande ist:

Der Gedanke an den Umzug regte ihn ein wenig mehr auf. Hier handelte es sich um ein Unglück jüngeren Datums, aber in Oblomows nach Ruhe verlangendem Gemüt wurde auch dieses Faktum bereits zur Historie. Obwohl er unklar ahnte, daß sich der Umzug nicht würde vermeiden lassen, um so mehr als sich Tarantjew in die Angelegenheit hereingemischt hatte, trachtete er doch in Gedanken danach, diese aufregende Begebenheit seines Lebens, wenn auch nur für eine Woche noch hinauszuschieben, und damit hatte er ja schon eine ganze Woche für seine Ruhe gewonnen.

„Zudem könnte sich Sachar vielleicht bemühen, die Sache so einzurenken, daß ein Umzug überhaupt nicht nötig wird, vielleicht werden sich die Leute irgendwie anders einrichten! Sie werden den Umbau auf den nächsten Sommer verschieben oder überhaupt davon Abstand nehmen; na, irgendwie wird das schon gemacht werden! Tatsächlich, man kann doch nicht . . . umziehen!" . . .

So regte er sich umschichtig auf und beruhigte sich wieder, und endlich fand er auch diesmal, wie auch sonst immer in den beruhigenden Worten ‚vielleicht' und ‚irgendwie' eine ganze Arche voller Hoffnungen und Tröstungen, wie dereinst unsere Urväter in der Arche des alten Bundes, und im gegebenen Augenblick vermochte er es jedenfalls, sich hierdurch gegen zwei Unglücksfälle wirksam zu schützen.

Schon breitete sich eine leichte, wohlige Mattigkeit über seine Glieder und begann seine Gefühle kaum merklich mit Schlaf zu umnebeln, wie erster, schüchterner Frühfrost die Oberfläche des Wassers überzieht; ein Augenblick noch – und sein Bewußtsein wäre Gott weiß wohin entschwunden, doch plötzlich fuhr Ilja Iljitsch in die Höhe und schlug die Augen auf.

„. . . die Rechnungen habe ich nicht nachgeprüft, und das Geld habe ich auch nicht gezählt. Darüber ist der Morgen hingegangen!"

Er überlegte . . .

„Wie ist das nur? Ein anderer hätte das alles gemacht", ging es ihm durch den Kopf. „Ein anderer, ein anderer . . . Was ist denn das mit dem anderen?" Nun vertiefte er sich in den Vergleich seiner selbst mit dem anderen. Er begann zu überlegen und zu grübeln: und nun bildete sich bei ihm eine Vorstellung heraus, die jener, welche er Sachar über den ‚anderen' gegeben hatte, völlig entgegengesetzt war.

Er mußte zugeben, daß der „andere" Zeit gefunden hätte, alle Briefe zu schreiben, und zwar so, daß die Worte „welcher" und „daß" keinmal aneinandergeraten wären; der „andere" hätte auch eine neue Wohnung bezogen und den Plan durchgeführt, wäre auch persönlich aufs Gut gefahren . . .

„Das alles hätte auch ich . . ." dachte er. „Ich kann doch wohl noch schreiben, habe seinerzeit nicht nur Briefe, sondern auch schwierigere Dinge geschrieben! Wohin ist das alles geraten? . . ."

„. . . Und ein Umzug ist doch auch keine Kunst! Man braucht ja nur zu wollen! Der ‚andere' wird auch nie im Chalat herumgehen", fügte er noch zur Charakteristik des „andern" hinzu. „Der ‚andere' . . ." hier gähnte er, „schläft fast nie . . . der ‚andere' freut sich seines Lebens, pflegt überall zu sein, sieht alles, nimmt an allem Teil . . . Ich aber! Ich ... bin der andere nicht!" sagte er nunmehr schon ganz bekümmert und versank in tiefes Sinnen. Er hatte sogar den Kopf unter der Decke vorgestreckt. Einer der klaren, bewußten Augenblicke im Leben Oblomows setzte ein.

Wie bange wurde ihm, als in seiner Seele plötzlich eine lebendige und klare Vorstellung vom Geschick und der Bedeutung der Menschheit erstand, und als er unwillkürlich eine Parallele zog zwischen dieser Bestimmung und seinem eigenen Leben, als in seinem Kopf die mannigfachsten Lebensfragen, eine um die andere, erwachten und erschreckt und ungeordnet herangeschwirrt kamen wie Vögel, die ein plötzlicher Sonnenstrahl in der hindämmernden Ruine aufgescheucht hat.

Schmerzlich empfand er die Unzulänglichkeit seiner Entwicklung, das unterbrochene Wachstum seiner sittlichen Kräfte, die Schwerfälligkeit, die ihn überall behinderte; ...

In seiner schüchternen Seele erwachte das qualvolle Bewußtsein dafür, daß so manche Veranlagungen seiner Natur noch gar nicht geweckt waren, daß sich andere wieder kaum regten, während keine einzige dieser Anlagen völlig durchgearbeitet war.

Indessen empfand er es qualvoll, daß in ihm ein gutes, lichtes Urelement, wie in einem Grabe verborgen ruhte, daß es jetzt vielleicht schon tot war, oder wie Gold im Schoße der Berge schlummerte, und daß dieses Gold schon längst in gangbare Münze hätte umgesetzt werden können.

Dieser Schatz lag aber tief in der Erde verschüttet, unter allerhand Plunder und herangewehtem Kehricht. Es war so, als habe jemand in seiner eignen Seele die ihm von der Welt und von dem Leben dargebrachten Schätze gestohlen und verscharrt. Irgendwas behinderte ihn daran, sich in den Lebenskampf zu stürzen und hierbei seinen Verstand und Willen als Segel zu gebrauchen. Ein geheimer Feind hatte gleich zu Beginn seiner Laufbahn seine schwere Hand auf ihn gelegt und ihn von der eigentlichen menschlichen Bestimmung weit zurückgestoßen ... Und nun sah es so aus, als würde er nie aus dem Dickicht und aus der Wildnis auf den rechten Weg hinausfinden. Ringsum und in seinem Inneren wurde der Wald immer dichter und finstrer; der Pfad wandelte sich mehr und mehr in ein Dickicht; immer seltener erwachte das klare Bewußtsein, und nur für Augenblicke weckte es die in ihm schlummernden Kräfte. Verstand und Wille waren längst schon und, wie es schien, unheilbar gelähmt.

Die Begebenheiten, die sein Leben ausfüllten, waren mikroskopisch klein geworden, aber nicht einmal mit diesen Begebenheiten vermochte er fertig zu werden: er fand keinen Übergang mehr vom einen zum andern, sondern ließ sich von den Ereignissen wie von einem Wellenkamm auf den andern hinüberschleudern. Er hatte nicht mehr die Kraft, mit der erforderlichen Elastizität des Willens dem einen Widerstand zu leisten und sich alsdann vermöge seines Verstandes einem andern ganz hinzugeben.

„Warum bin ich denn so?" fragte Oblomow sich selber beinahe weinend und versteckte den Kopf wiederum unter der Decke, „ja, warum nur?"

Nachdem er vergeblich nach dem feindlichen Prinzip gesucht hatte, das ihn daran behinderte, so zu leben, wie es nötig war, wie die „andern" lebten, seufzte er auf, schloß die Augen, und nach wenigen Augenblicken schon lähmte die Schläfrigkeit seine Gefühle wieder.

„Auch ich ... wollte doch ..." sagte er, mit Mühe blinzelnd, „irgendwas ... Hat mich die Natur wirklich so zurückgesetzt ... Ach, nein, Gott sei Dank ... ich kann nicht klagen ..."

Alsdann ließ sich ein versöhnlicher Seufzer vernehmen. Er fand den Übergang aus der Erregung in seinen normalen Zustand zurück, in Ruhe und Apathie.

„Mein Schicksal will es wohl so! Was kann ich dagegen tun? ..." lallte er, vom Schlaf übermannt.

„Zweitausend Rubel weniger an Einkünften ..." sagte er plötzlich laut, vor sich hin phantasierend, „gleich, gleich, warte nur ..." und er wachte halb auf.

„Aber ... es wäre doch interessant zu wissen ... warum ich ... so bin? ..." sagte er wieder flüsternd. Seine Lider schlossen sich ganz. „Ja, warum nur? ... Das ... kommt wohl ... daher ..." bemühte er sich zu sagen, brachte es aber nicht mehr über die Lippen.

So hatte er denn den eigentlichen Grund nicht gefunden; Zunge und Lippen erstarben im halben Satz, und der Mund blieb halb geöffnet. Statt eines Wortes war noch ein Seufzer zu vernehmen, und alsdann ertönte das gleichmäßige Schnarchen eines ruhig schlafenden Menschen.

Ein Traum hemmte die langsame, träge Flut seiner Gedanken und versetzte ihn im Nu in eine andere Zeit, zu andern Menschen, an einen andern Ort. (GONTSCHAROW)

Im „Waldsteig" von ADALBERT STIFTER (1805–1868) wird das Schicksal eines reichen Einzelgängers – er taucht unter dem Namen Tiburius auf – geschildert. Er wird zwar im Laufe der Geschichte von seinem Spleen durch die Liebe zu einem Mädchen geheilt, aber zu Beginn wird mit kräftigen Strichen eine Persönlichkeit gekennzeichnet, die sowohl durch ein absonderliches Betragen, das wir im Sinne der schizoiden Persönlichkeit verstehen können, als auch durch seine Hypochondrie gekennzeichnet ist. In überaus feinsinniger Weise gibt uns STIFTER sogar den Schlüssel zu dieser eigenartigen Störung, indem er die Charaktere und das Erziehungsverhalten der beiden Eltern schildert:

Ich habe gesagt, daß mein Freund ein sehr großer Narr gewesen sei. Dies ist er aus mehreren Ursachen geworden.

Erstlich ist sein Vater schon ein großer Narr gewesen. Die Leute erzählten verschiedene Sachen von diesem Vater; ich will aber nur einiges anführen, was ich verbürgen kann, da ich es selbst gesehen habe. Ganz im Anfange hatte er viele Pferde, die er alle selber verpflegen, abrichten und zureiten wollte. Als sie insgesamt mißlangen, jagte er den Stallmeister fort, und weil sie sich durchaus von den Regeln und Einübungen, die er ihnen beibrachte, nichts merken konnten, verkaufte er sie um ein Zehntel des Preises. Später wohnte er einmal ein ganzes Jahr in seinem Schlafzimmer, in welchem er stets die Fenstervorhänge herabgelassen hielt, damit sich in der Dämmerung seine schwachen Augen erholen könnten. Auf die Vorstellungen derer, die sagten, daß er immer gute Augen gehabt habe, bewies er, wie sehr sie im Irrtum seien. Er tat das Schubfach, welches er in dem hölzernen, finstern, an sein Zimmer stoßenden Gange hatte, auf und sah eine Weile auf den von der Sonne beleuchteten Kiesweg des Gartens hinaus, worauf er sogleich mit Gewissenhaftigkeit versichern konnte, daß ihm die Augen schmerzten. Der Schnee war gar erst unerträglich. Weitere Einreden nahm er nicht mehr an. In der letzteren Zeit dieser Vorgänge tat er in dem dämmernden Zimmer noch eine Blendkappe auf das Haupt. Da das Jahr herum war, fing er gemach an, die Ärzte zu tadeln, ... Zuletzt sagte er sich vor, die Ärzte hätten ihn zu dem ganzen Verfahren gebracht, er häufte Schimpf und Schande auf das Gewerbe und tat die

Prophezeiung, daß er sich nun selber behandeln werde. Er zog die Fenstervorhänge empor, machte alle Fenster auf, ließ den hölzernen Gang wegreißen – und wenn die Sonne ganz besonders heiß und strahlenreich schien, saß er ohne Hut mitten in dem Lichtregen im Garten und schaute auf die weiße Mauer des Hauses. Er bekam hierdurch eine Augenentzündung, und als diese vorüber war, wurde er gesund. – Von weiteren Dingen führe ich nur noch an, daß er, als er sich mehrere Jahre sehr eifrig und sehr erfolgreich mit dem Schafwollhandel beschäftigt hatte, plötzlich dieses Geschäft wieder aufgab. Er hatte dann eine sehr große Anzahl Tauben, durch deren Vermischung er besondere Farbenzeichnungen zu erzielen strebte, und dann wollte er eine Sammlung aller möglichen Kaktusarten anlegen.

Ich erzähle diese Sachen, um die Geschlechtsabstammung des Herrn Tiburius festzustellen.

Zum zweiten war die Mutter. Sie liebte den Knaben außerordentlich. Sie hielt ihn warm, daß er sich nicht verkühle und ihr durch eine plötzliche hereinbrechende Krankheit entrissen werde. Er hatte sehr schöne, gestrickte Unterleibchen, Strümpfchen und Ärmlein, die alle außer dem Nutzen noch manches sehr schöne, rote Streifchen hatten. Eine Stickerin war das ganze Jahr für das Kind beschäftigt. Im Bettchen waren feine Lederunterlagen und Lederpolster, und gegen die Zugluft der Fenster stand eine spanische Wand. Für die Gehörigkeit der Speisen sorgte die Mutter schon selber und ließ sie durch keine Dienstleute bestellen.

... Zur Beschäftigung seiner Einbildungskraft, und daß sie ja nicht durch unliebliche Vorstellungen gepeinigt werde, brachte sie ihm allerei Spielzeug nach Hause und trachtete dahin, daß das folgende immer das vorhergegangene an Glanz und Schönheit übertreffe. Allein hierin erlebte sie eine Verkehrtheit an dem Knaben, die sie sich ganz und gar nicht denken konnte; denn er legte alle die Dinge, nach kurzer Beschauung und einigem Spielen damit, wieder hin, und da er durch eine Seltsamkeit, die niemand begriff, immer lieber Mädchen- als Knabenspiele trieb, so nahm er alle Male den Stiefelknecht seines Vaters, wickelte ihn in saubere Windeln ein und trug ihn herum und herzte ihn.

Drittens war der Hofmeister. Er bekam nämlich einen solchen. Derselbe war ein sehr ordentlicher Mann und wollte, daß alles in Gehörigkeit geschehe, ob nun die Ungehörigkeit einen Schaden bringe oder nicht. Gehörigkeit an sich ist Zweck. Daher litt er nicht, daß der Knabe etwas weitschichtig erklärte, oder in abschweifenden Bildern vortrug; denn er, der Hofmeister, war in dem Stücke der Meinung, daß jedes Ding mit denjenigen Worten zu sagen sei, die ihm einzig not täten, mit keinem mehr, mit keinem minder – am allerwenigsten, daß man Nebenumstände bringe und das nackte Ding in Windeln wickle. Da nun der Knabe nicht reden durfte, wie Kinder und Dichter, so redete er fast wie ein Rezept, das kurz, kraus und bunt ist, und das niemand versteht. – Oder er schwieg und dachte sich innerlich allerlei zusammen, das niemand wissen konnte, eben weil er es niemanden sagte.

Endlich mußte er sich's eingestehen, daß er krank sei. Es waren sonderbare Sachen vorhanden. Wenn man auch von dem Zittern der Glieder, dem Schwanken der Augen und der Schlaflosigkeit nicht reden wollte, so war etwas anderes Außerordentliches da. Wenn er nämlich in der Abenddämmerung von einem Spaziergang nach Hause kam, traf es jedesmal unabweislich und ohne Ausnahme ein, daß ein seltsamer Schatten wie ein Kätzchen neben ihm über die Stiege hinaufging. Nur über die Stiege, sonst nirgends. Dies griff seine Nerven ungemein an. Er hatte genug gelesen, er hatte Bücher, in denen die alte und neue Weisheit stand; aber was zwei leibliche Augen sehen, das muß doch in Wahrhaftigkeit da sein. Und je unglaublicher den Menschen, die um ihn waren, der Gedanke vorkam, desto ernster und ruhevoller behauptete er ihnen die Sache in das Angesicht und lächelte über sie, wenn sie sie nicht begriffen. Er ging deshalb am Abend nie mehr nach Hause, sondern immer früher.

Nach einiger Zeit ging er überhaupt nicht mehr aus dem Hause und schritt in dem Zimmer und in den Gängen mit den gelbledernen, herabgetretenen Pantoffeln herum. In jene Zeit fiel es auch, daß er einen Band Gedichte, die er noch bei Lebzeiten seiner Eltern gemacht und sauber abgeschrieben hatte, behutsam in ein geheimes Fußbodenfach unter seinem Bette verbarg, daß ihm niemand darüber komme. Auf seine Leute wurde er stets aufmerksamer, daß jeder seiner Befehle auf das Strengste vollführt würde, und er heftete dabei, so lange sie um ihn waren, immer seine Augen auf sie.

Endlich ging er nicht nur nicht mehr aus dem Hause, sondern gar nicht mehr aus seinem Wohnzimmer. Er ließ einen großen Stehspiegel in dasselbe tragen und betrachtete seine Gestalt. Nur des Nachts ging er in sein Schlafzimmer, das daneben war, und legte sich ins Bett. Wenn noch gelegentlich ein Besuch aus der Ferne oder aus der Stadt kam, wurde er bei dem Verweilen desselben ungeduldig, trieb ihn beinahe fort und schloß hinter ihm die Türe.

Drei Jahre hatte er sich behandelt und er mußte zuweilen den Plan der Behandlung wechseln, weil er nach und nach zu einer besseren Einsicht gelangte. Endlich war er so schlecht geworden, daß er alle Merkmale aller Krankheiten zu gleicher Zeit an sich hatte. Ich führe nur einige an: er hatte jetzt einen kurzen Atem; denn er konnte, wenn er der Vorschrift eines Buches zufolge doch an einem Sommertage in den Garten ging, nicht weit gehen, ohne müde zu werden und sich zu erhitzen – die rechte Schläfe pochte ihm zuweilen und zuweilen die linke – wenn der Kopf nicht brauste und die Mücken flogen, so war die Brust gepreßt oder stach die Milz – er hatte die wechselnden Fröste und die ziehenden Füße der Nervenkrankheiten – die plötzlichen Wallungen deuteten auf Erweiterung der Blutgefäße – und so war noch vieles. Er konnte jetzt auch nie mehr ordentlich hungrig werden, wie einst so köstlich, in seiner Kindheit, obwohl er statt dessen eine falsche Begehrungsempfindlichkeit hatte, die ihn stets reizte, alle Augenblicke zu essen.

So weit war es mit Herrn Tiburius gekommen. Manche Menschen hatten Mitleiden mit ihm, und manches Mütterlein sagte sogar voraus, er werde es nicht lange mehr treiben. Aber er trieb es doch noch immer fort.

... Er sah wirklich übler aus: er bekam sogar Falten in dem Angesicht, und wenn er so auf und ab ging, hatte er meistens lange Bartstoppeln auf dem Kinn, wirrige Haare auf dem Haupte und den Schlafrock wie ein Büßerhemd um die Lenden. Nach einer Zeit ließ er Flanellstreifen auf die Fensterfugen nageln und die Türen verpolstern. Auf das Zureden und Drängen seiner Freunde, deren noch mehrere zu haben sich Herr Tiburius nicht erwehren konnte, wurde er nur spöttisch und gab nicht undeutlich zu verstehen, daß er sie für dumm halte, und daß es eigentlich am besten wäre, wenn sie ganz und gar nie mehr bei ihm erschienen. Dieses letztere geschah auch endlich, und es kam keiner mehr zu ihm. Der Mann war nunmehr einem Turme zu vergleichen, der sauber abgeweißt und überall verputzt wird, so daß ihn die Mauerschwalben und Spechte, die ihn sonst allseits umfolgen hatten, verlassen müssen. Der Schwarm ist verflogen, und der Turm steht allein da. Herr Tiburius war über dieses Ereignis eigentlich freudig und rieb sich seit langer Zeit zum ersten Male die Hände; denn er

konnte nun ungestört an etwas gehen, was er schon öfter ҁ
nie gekommen war. Er hatte nämlich, obwohl seine Kran
noch nie etwas gegen sie gebraucht, weder hatte er einen ⁄
er sonst ein Mittel dagegen angewendet. Jetzt beschloß e
der Altknecht seit jeher schon die Bewirtschaftung des ҁ
Bediente die Kleiderkammer übernehmen, der Schaffner ҁ
ter das Vermögen, und er, der Herr, hatte kein andere
(STIFTER)

Handelt es sich bei all den erwähnten Men
Persönlichkeiten oder Romanhelden, um Neurosen im engere..
aller Leser werden meiner vorgenommenen Einordnung beistimmen. Indessen
wäre es unklug, hier einen Exkurs einschalten zu wollen zur Frage: Wo hört
die vorwiegend genetisch angelegte Persönlichkeitsstörung auf und wo beginnt die Neurose? Diese wissenschaftliche Erörterung, die auch heute noch
nichts an Aktualität eingebüßt hat, hier aufzurollen, wäre ein allzugroßes
Unterfangen. Und wir müßten uns dann eben ins Gebiet der Pathographie
oder Psychobiographie begeben, um anhand der lebensgeschichtlichen Umstände diese Frage von Fall zu Fall zu klären. Eben dieser Tendenz haben wir
uns indessen von Anfang an widersetzt, und so muß es bei den beispielhaften
Schilderungen bleiben.

B. Persönlichkeitsstörungen

Wir kommen nun zu den Persönlichkeitsstörungen (ICD), die folgendermaßen charakterisiert werden:

Personen mit tief eingewurzeltem Fehlverhalten, das im allgemeinen zur Zeit der
Adoleszenz oder früher erkennbar wird, die meiste Zeit während des Erwachsenenalters besteht, obwohl es häufig im mittleren und höheren Lebensalter weniger deutlich
wird. Die Persönlichkeit ist abnorm entweder hinsichtlich der Ausgeglichenheit ihrer
Komponenten, deren Qualität und Ausdrucksform oder hinsichtlich des Gesamtbildes.
Unter dieser Abnormität oder Psychopathie leidet der Patient, oder andere haben
darunter zu leiden, und es ergeben sich nachteilige Folgen für das Individuum oder die
Gesellschaft. Hierzu gehören auch sog. Psychopathien.

Paranoide Persönlichkeit
Eine Persönlichkeitsstörung mit starker Empfindlichkeit für Mißerfolge und vermeintliche Demütigungen und Zurückweisungen mit einer Tendenz, Erlebtes zu verdrehen, indem neutrale oder freundliche Handlungen anderer als feindlich oder verächtlich mißdeutet werden. Die Patienten bestehen streitbar und beharrlich auf dem
eigenen Recht, sie können zu Eifersucht oder überhöhtem Selbstwertgefühl neigen.
Diese Personen können sich hilflos gedemütigt und ausgenutzt fühlen, andere dagegen,
obwohl genauso extrem empfindlich, sind aggressiv und beharrlich. In allen Fällen
besteht eine starke Selbstbezogenheit.

...len für eine paranoide Persönlichkeitsstörung im obengenann-
...lt es in der Literatur nicht. Man denke nur an das berühmteste
...an den Michael Kohlhaas von HEINRICHT VON KLEIST. Das ganze
... der zunehmenden Einengung der Interessen im Dienste einer fanatisch
...rstiegenen Gerechtigkeitsidee wird uns dort enthüllt. Nun ist es indessen
...enig nützlich, aus der folgerichtig sich entwickelnden Geschichte des Michael Kohlhaas einzelne Stellen zu zitieren, die aus dem Zusammenhang gerissen das Bild der Persönlichkeit nur unvollkommen wiedergeben würden. Wir halten uns daher an das bei BIRNBAUM zitierte Exempel eines tatsächlich verurteilten paranoiden Charakters, wie ihn der Kriminalist FEUERBACH (1775–1833) beschrieb. Es handelte sich um den „Mörder aus Rachsucht und Rechthaberei" LUDWIG STEINER. Wer dächte dabei nicht auch an den berühmten Fall des Hauptlehrers WAGNER, durch dessen minutiöse Beschreibung der Psychiater GAUPP zu Ruhm gelangte. Hier die Schilderung von STEINER durch den Kriminalisten ANSELM FEUERBACH (nach BIRNBAUM):

> In FEUERBACHS scharf charakterisierender Darstellung erleben wir geistig mit, wie dieser von Natur abnorm geartete Mensch, durch seine Verurteilung schwer betroffen, sich eine falsche Rechtsüberzeugung bildet, die ihn ganz beherrscht; wie er, in ihrem Banne stehend, immer weitere Kreise in diese seine Rechtssache hineinzieht, wie er von dem einen Gedanken an das erlittene Unrecht erfüllt, immer wieder die Tatsachen im Sinne dieser Anschauung wahnhaft verfälscht und nun allenthalben Rechtsbeugungen und Fälschungen sieht; wie er dann weiter in höchstem Affekt hartnäckig, rücksichtslos und über alle Schranken hinweg den Kampf um sein vermeintliches Recht verficht, und schließlich im Drang nach einer Lösung der hochgradigen Affektspannung zum letzten Ausweg: der Mordtat greift.
> Wir knüpfen an den Zeitpunkt der Verurteilung an, die die starre Rechthaberei zu krankhafter Steigerung emportrieb:
> „ – – Seitdem hatte er *für nichts mehr Sinn, als für seine Rechtsangelegenheit. In seinem Kopfe blieb kein Raum mehr, als für den einzigen Gedanken an das nach seiner Meinung unterschlagene oder unterschobene Protokoll und an die Mittel, sich die Wiederaufnahme des Prozesses, Entschädigung für seine Verluste, Genugtuung für das vermeintlich erlittene Unrecht zu erwirken. Diese Gedanken, über denen beständig seine Seele brütete und die Gefühle der Kränkung, der Schmach, des Hasses, der Rachsucht, nahmen ihm allen Frieden mit sich selbst und machten aus ihm, wie alle Zeugen aussagen, einen ganz anderen Mann.* Bei Nacht hatte er keine Ruhe mehr, bei Tag war er trübsinnig still in sich gekehrt; außer wenn jemand seinen Prozeß auch nur leise berührte, wo er alsbald in einem Strom von Worten die weitläufige Erzählung seiner Prozeßgeschichte ergoß, über Elsberger und den ganzen Magistrat, als über Diebe, Betrüger, Mörder usw. die volle Schale seines Hasses ausschüttete und sich dabei, er möchte sein wo er wollte, in den heftigen Bewegungen, bald gen Himmel blickend, bald weinend, bald kindisch lachend, fast wie wahnsinnig gebärdete... Einer seiner Mitmeister, namens Magrizer, sein vieljähriger Freund und Wohltäter, mußte mit anderen die vermeintliche Schuld des verlorenen Prozesses büßen, weil er sich geweigert hatte, zugunsten des Beklagten Zeugnis zu geben. Seitdem behandelte ihn Steiner nicht bloß kalt und zurückstoßend, sondern aller von ihm empfangenen Freundschaftsbeweise vergessend, als seinen entschiedenen Feind. *Wie er seinen Haß gegen Elsberger auf*

den ganzen Magistrat erstreckte, so dehnte er seinen Haß gegen K. und seinen Freund Magrizer auf alle Mitglieder der Schuhmacherzunft aus; in jedem Mitmeister sah er seinen Gegner, behandelte ihn mit Kälte oder Grobheit und ging, wenn er einem derselben begegnete ohne Gruß an ihm vorüber. *Gleiches hatten alle diejenigen zu gewärtigen, die ihm gegen seine Behauptung von unterschlagenen Protokollen und anderen dergleichen Dingen vernünftige Vorstellungen zu machen und sein Gemüt zu beruhigen suchten. Seine Überzeugung hing so fest an seinem vermeintlichem Recht, und dieses Recht war so eins mit seiner Ehre, und diese Ehre so eins mit seinem ganzen persönlichen Dasein, daß er, in starrer eigenliebischer Rechthaberei, jeden Angriff auf seine Überzeugung als eine Feindseligkeit gegen seine eigne Person empfinden mußte. Immer nur seinen Gedanken an den unglücklichen Ausgang seines Injurienhandels nachhängend und von Haß und Rachsucht gepeinigt, vernachlässigte er großenteils sein Gewerbe,* suchte entweder im Bücherlesen Ruhe, oder in Wirtshäusern Zerstreuung, kam so allmählich in seinem Vermögen herab, verlor viel von seiner Kundschaft und wurde genötigt, Schulden zu machen. Dieses, *obgleich von ihm selbst verschuldet,* war gleichwohl nach seiner Ansicht *nur die Folge seines Prozesses und eine Wirkung seiner Feinde,* besonders die verwünschten Elsberger. Wurden seine Gesellen wegen Unfugs oder sonst polizeiwidriger Handlungen eingesperrt, so geschah dieses *nicht wegen ihrer Schuld,* sondern *bloß aus Feindschaft* des Magistratsrats Elsberger gegen ihn. Begegnete ihm dieser auf der Straße oder ein Bürgermeister oder ein Magistratsrat, so las er in ihren Gesichtern Verachtung, Hohn, spöttisches Lachen. – – (BIRNBAUM)

Neben der paranoiden Persönlichkeit kennt die ICD noch andere abnorme Ausprägungen. Hier die Definitionen:

Zyklothyme (thymopathische) Persönlichkeit
Eine Persönlichkeitsstörung, bei der eine ausgeprägte Abnormität der Stimmung das ganze Leben lang besteht. Die Stimmung kann ständig depressiv oder gehoben sein oder sie schwankt ständig zwischen diesen beiden Extremen. Während der gehobenen Stimmung herrscht unerschütterlicher Optimismus und eine übertriebene Aktivität und Lebensfreude, während die depressiven Zeitperioden durch Sorgen, Pessimismus, erniedrigtes Energieniveau und Gefühl der Nutzlosigkeit charakterisiert sind.

Schizoide Persönlichkeit
Eine Persönlichkeitsstörung mit Neigung, sich von emotionellen, sozialen und anderen Kontakten zurückzuziehen, und mit autistischer Vorliebe für Phantasie und introspektiver Zurückhaltung. Im Verhalten kann der Patient exzentrisch wirken oder dazu neigen, Konkurrenzsituationen zu vermeiden. Auffällige Kühle und Zurückhaltung kann die Unfähigkeit verdecken, Gefühle auszudrücken.

Erregbare Persönlichkeit
Eine Persönlichkeitsstörung, die durch Unbeständigkeit der Stimmung und durch Neigung zu Temperamentsausbrüchen oder zu zügellosen Ausbrüchen von Ärger, Haß oder Gewalttätigkeit charakterisiert ist. Aggression kann verbal ausgedrückt werden oder in körperlicher Gewalttätigkeit bestehen. Personen mit dieser Störung, die sonst nicht zu antisozialem Verhalten neigen, können ihre Ausbrüche nicht genügend kontrollieren.

Anankastische Persönlichkeit
Eine Persönlichkeitsstörung, die durch Unsicherheitsgefühl, Zweifel an sich selbst und Gefühl der eigenen Unvollkommenheit charakterisiert ist. Dies führt zu übertrie-

bener Gewissenhaftigkeit, Kontrollieren, Eigensinn und Vorsicht. Andrängende und unerwünschte Gedanken oder Impulse können vorhanden sein, erreichen aber nie die Schwere wie bei einer Zwangsneurose. Perfektionismus und eine peinlich genaue Sorgfalt bestehen sowie das Bedürfnis nach ständiger Kontrolle, um dies möglichst zu gewährleisten. Rigidität und starke Zweifelsucht können sehr deutlich sein.

Daß eine dysphorische Grundstimmung im Sinne der vorstehend charakterisierten Persönlichkeitsstörung auch zu „fugues" führen kann, d. h. zum Versuch, einer unerträglich erscheinenden Situation durch Flucht zu entgehen, zeigt das Schicksal von KARL GRILLPARZER (1792–1861), dem Bruder des berühmten österreichischen Dichters FRANZ GRILLPARZER. Dieser litt an regelmäßig sich wiederholenden triebartigen Entweichungsreaktionen. Als er 1836 seinen Posten als Zollbeamter verließ und sich fälschlicherweise des Mordes an einer unbekannten Person beschuldigte, kam es zu einem Gerichtsverfahren. In dessen Verlauf griff der Dichter als Bruder ein und verfaßte eine Eingabe, die das Wesen des unglücklichen Bruders beschrieb (zitiert nach BIRNBAUM):

„Meine Stellung als Bruder des gegenwärtig in Untersuchung befindlichen Carl Grillparzer verpflichtet mich, dasjenige aus dem Leben und den nur mir bekannten Charaktereigentümlichkeiten desselben Einer löblichen Behörde mitzuteilen, was zur Aufklärung seines, da glücklicherweise nicht verbrecherischen, im höchsten Grade sonderbaren Benehmens dienlich sein kann.

Carl Grillparzer, zweiter Sohn des noch jetzt in rühmlichen Andenken stehenden hiesigen Advokaten Wenzel Grillparzer, zeigte schon in seiner frühesten Jugend Spuren eines *zurückgezogenen menschenscheuen*, durch Widerwärtigkeiten anfangs heftig aufgeregten, dann aber ebenso *ängstlich-verzagten*, übrigens gutmütigen, harmlosen, herzlicher Zuneigung fähigen Charakters. Ein Sturz von einem stockhohen Fenster in seinem siebenten Jahre zog zwar, da er auf weiche Gartenerde fiel, keine körperliche Verletzung nach sich, steigerte aber *die Periode der Wiederkehr sonderbarer Abneigungen und widerlicher Stimmungen*, hatte auch oft wiederholte Anfälle höchst peinlicher Kopfschmerzen zur Folge, die ihn mitunter zu jeder geistigen Anstrengung unfähig machten. Unter diesen Umständen zu Studien wenig geeignet, mußte er diese verlassen und wurde dem Kaufmannsstande gewidmet, wo bei sonstiger Zufriedenheit seines Lehrherrn in Znaim nur das einzige bedenkenswert erschien, daß er *bei je und dann entstandenen Mißhelligkeiten habituell das Haus desselben verließ*, nach Wien ins väterliche Haus zurückkehrte, dort unter Tränen seinen Fehler gestand, bereuend wieder zurückkehrte, aber nur um bei *nächster Gelegenheit unter ähnlichen Umständen ein Gleiches zu tun*. In seiner neuen Bestimmung fiel er der Militärkonskription anheim und im Jahre 1809 wurde er zum Soldaten assentiert, nicht ohne Billigung unseres Vaters, der die harte Zucht dieses Standes für ein gutes Korrektiv seiner unregelmäßigen Neigungen hielt. (Es folgt die Schilderung seines Schicksals und seines Verhaltens in der Militärzeit, die ihn auch den schädlichen Einflüssen der Fremdenlegion aussetzte.)

Von nun an nahm seine Abgeschlossenheit, Menschenscheu und Kleinmütigkeit sichtlich zu. Er wurde für diensttauglich erklärt, kam in Invalidenversorgung und lebte still und ruhig für sich hin. Endlich erwachte die Lust zur Beschäftigung von neuem. Mir gelang es, ihn als Aufseher in den Gefällsdienst zu bringen, wo er sogleich eine Heirat schloß, die, indes sie ihn einerseits den Menschen näher brachte, andererseits durch die vermehrte Sorge für Weib und Kinder, zur Verschlimmerung seiner äußeren Stellung vieles beitrug. Obwohl er alle Mitbeamten floh, waren doch alle einstimmig über seinen Diensteifer, seine Treue und Redlichkeit. Alle Vorgesetzten schätzten ihn, gaben ihm das Zeugnis eines in seiner Kategorie ausgezeichneten Gefällsdieners und bedauerten nur seinen *manchmal bis zum Widerwärtigen gesteigerten Trübsinn.* In seiner ganzen Dienstzeit fällt ihm ein einziges Disziplinarvergehen zur Last, das mit dem gegenwärtigen zu viel Ähnlichkeit, und somit durch Darlegung einer bestimmten Gemütsrichtung dieses letztere zu sehr erläutert, als daß ich es übergehen könnte. – Daß er nämlich nach einem stürmischen Auftritte mit einem als widerlich bekannten Einnehmer, seinem Vorgesetzten, mit Zurücklassung einer schriftlichen Anzeige, ohne die Bewilligung abzuwarten, *Dienstposten und Familie verließ,* zu mir nach Wien kam und mir seinen Entschluß ankündigte, nicht länger leben zu wollen, übrigens auf die erste Zurede in Tränen ausbrach, seinen Fehler gestand, sich wie ein Kind weinend von mir nach Hause führen ließ und ebenso bereit wieder zurückkehrte.

Diese früher häufigeren, nun seit zwölf oder fünfzehn Jahren nicht wieder zurückgekehrten Ausbrüche einer halb körperlichen, halb moralischen, übrigens nie von eigentlichem Wahnsinn begleiteten inneren Störungen haben immer das Charakteristische, daß sie mit *völliger Verzagtheit anfangen,* in eine Art wilder Verstocktheit ausarten, und endlich mit der *vollkommensten Zerknirschung und Reue endigen.*

In glücklichen Verhältnissen geboren, mit Menschen der besseren, um nicht zu sagen höheren Stände verwandt, ist seine vorherrschende Stimmung, sich als ausgeschieden von der Menschengesellschaft *als zum Unglücke bestimmt zu betrachten.* – –

Man hat erhoben, daß ungefähr sechs Wochen vor seiner Entweichung er in eine ungewöhnliche *Schwermut* verfiel, daß er mit niemanden sprach, niemanden grüßte, tagelang stumm und in sich gekehrt vor dem Amte auf und nieder ging. Dieser Zeitpunkt fällt mit dem meiner Abreise genau zusammen. Seine alte Befürchtung war wiedergekehrt, er glaubte mich in Gefahr, sich selbst und das Schicksal der Seinen bedroht. An einem abgeschiedenen Orte, ohne Freund, der ihn trösten konnte, mit einer Gattin, die, so brav sie ist, doch durch den Grad ihrer Bildung sich außerstande findet, ihm Gründe und Schlüsse an die Hand zu geben, mußte sich seine Ängstlichkeit bald bis zur fixen Idee steigern. – –

Zu allem Überflusse kam in der Zwischenzeit noch eine Rechnungsbemängelung der Buchhaltung aus der Zeit seiner früheren Amtierung in Haibach, die, wie es sich jetzt zeigt, ihm gar nicht zur Last fällt, sondern Rechnungsverstöße seines damaligen Aufsehers trifft, welche Umstände er sich jedoch in seiner Verwirrung nicht mehr klarmachen konnte... Auf diese Art, von allen Seiten bestürmt, war seine Besinnungskraft so unverhofftem Schlage nicht mehr gewachsen. Er verließ Haus und Amt, wurde drei Tage lang in Salzburg gesehen, wo er in die Lesung eines vor sich gehaltenen Papiers vertieft, in den Straßen umherging, und kam endlich nach Wien, wo er sich selbst der Behörde überlieferte, und jenes entsetzlichen Verbrechens anklagte, das seiner Gutmütigkeit wie seinem Mute gleich fremd ist. Daß Verzweiflung, Besorgtheit über das Schicksal seiner Familie seine Gemütsstimmung auf dem weiten Wege bis zu einer Art zeitweiliger Verrücktheit steigern konnte, sieht wohl jeder Menschenkundige von selbst ein.

Daß er den Mord, dessen er sich anklagte, nicht begangen, ist am Tage, daß nur ein Wahnsinniger oder bis zur Verzweiflung gesteigerter Schwermütiger sich eines erdichteten Verbrechens anklagen kann, dessen rechtliche gesetzliche Folge der Tod ist, steht ebenfalls fest. – –

Durch diese Umstände scheint nun außer Zweifel gesetzt zu sein, daß Carl Grillparzer sich zur Zeit jenes Vorganges im Zustande vollkommener Zurechnungsunfähigkeit befand." (BIRNBAUM)

Ein Gemisch der früher gekennzeichneten Persönlichkeitsstörungen im Sinne der Hypersensibilität, des schizoiden Rückzugs, aber auch der anankastischen Persönlichkeit tritt uns in den über Jahre geführten Tagebüchern des Schweizer Philosophen HENRI F. AMIEL (1821–1881) entgegen. Wir zitieren nach BIRNBAUM:

„*Mein Herz bietet dem Leben tausend verwundbare Stellen*! Wäre ich Vater, welchen Kummer könnte mir ein Kind bereiten. Als Gatte könnte ich *auf tausenderlei Art leiden*, weil ich tausend Voraussetzungen für mein Glücksgefühl hätte. *Die Haut meines Herzens ist zu zart*, meine Phantasie zu unruhig, *ich verzweifle zu rasch und trage zu lange am Nachklang meiner Empfindungen*. Was sein könnte, verdirbt mir das, was ist; um das, was sein sollte, verzehre ich mich in Schmerzen. Daher widerstehen mir Wirklichkeit, Gegenwart, Notwendigkeit, alles, was nicht wieder gutzumachen ist, ja sie machen mir Angst."

„Die Nähe von Gesundheit, Schönheit, Klugheit, Tugend macht auf *meine reizbare, sensitive, empfindliche Natur einen starken Eindruck*, umgekehrt *leide ich, fühle mich quasi angesteckt von kranken Seelen und zerstörten Existenzen*. Frau *** sagte, daß ich in meiner Auffassung, bis zum höchsten Grade weiblich' sei und sein müsse. Das liegt an dieser *mitfühlenden Sensibilität*."

Die unmerklich leisen inneren und äußeren Einflüsse der *Tageszeiten* steigern in krankhafter Überspannung die jeweiligen psychischen Dispositionen und erzeugen in ihm abnorm herausgearbeitete *seelische Tageskurven* mit ausgeprägten, den Sonderstimmungen der Tageszeit entsprechenden Wellen:

„Der *Unterschied zwischen unseren Morgen- und Abendstimmungen* überrascht mich immer aufs neue. Die Leidenschaften, die den Ton am Abend angeben, überlassen am Morgen der kontemplativen Seite der Seele die Herrschaft. Am Abend erreicht das durch die nervöse Erregung des ganzen Tages verstimmte und gespannte Wesen den Höhenpunkt seiner menschlichen Vitalität; am Morgen ist das durch die Ruhe des Schlafes besänftigte Wesen dem Himmel näher. Man muß einen Entschluß auf beiden Wagschalen gewogen, einen Gedanken von beiden Seiten beleuchtet haben, um die Möglichkeit des Irrtums zu verringern, indem man die Mitte unserer Tagesschwankungen festhält. Unser Innenleben beschreibt Kurven, die den Kurven des Barometers gleichen." – –

Licht, Luft, Regen, Sonne, Mond, alles wandelt dieses überansprechbare Seelenleben und bewegt es zu oft beängstigender Höhe. Alles erzeugt in ihm bis ins Extreme gesteigerte, bis zur Verzerrung befremdende Gemütslagen und Gefühlserlebnisse:

„Bei *schönem Wetter* wird mir von allen *Tagesstunden* keine so gefährlich wie die *Zeit um drei Uhr*. Niemals empfinde ich mit gleicher Leidenschaft die furchtbare Leere des Daseins, die innere Angst und den schmerzlichen Durst nach Glück. Diese *Qual des Lichtes* ist eine seltsame Naturerscheinung. Die Sonne, die mitleidslos die Flecken unserer Kleider, die Runzeln unseres Gesichts und unser graues Haar ins hellste Licht rückt, scheint sie mit dem gleichen unbarmherzigen Licht in die kaum verharschten Wunden unseres Herzens? Gibt es uns die Scham des Seins? Jedenfalls kann die blendend helle Stunde die Seele mit Trauer füllen, Todesgedanken wecken, zum Selbstmord treiben, zur Vernichtung oder zur Selbstberauschung durch Wollust. Es ist die Stunde, wo das Einzelwesen Angst vor sich bekommt, seinem Elend, seiner Einsamkeit entfliehen möchte." – –

– – „Es *regnet*. Alles Grau in Grau. Ich liebe die Tage, an denen man sich selbst hört. Einkehr bei sich hält. *Tage des Friedens, leise auf Moll gestimmt* . . . Man ist nur Gedanke und empfindet sich selbst unmittelbar. Jede Sensation setzt sich in Träume um. Es ist ein seltsamer Seelenzustand; er gleicht der Stille im religiösen Kult, nicht den leeren Augenblicken bloßer Devotion, sondern jenen reichen Augenblicken der Hingabe, wo die Seele, anstatt sich auf einen einzelnen Eindruck oder Gedanken zu lokalisieren, ihre Ganzheit mit Bewußtsein empfindet. Sie genießt ihr eigenes Wesen."

– – „Der *Mond* füllt mein Zimmer mit seinem geheimnisvollen Lichte; ich saß lange in Gedanken. *Der Seelenzustand, in den uns dieses phantastische Licht versetzt*, ist so unbestimmt, daß die Analyse tastet und stammelt. Es ist das Unbestimmbare, Ungreifbare, das, fast wie das Rauschen der Wellen, aus tausend unklaren, ineinanderspielenden Tönen besteht. Es ist der Zusammenklang aller unbefriedigten Wünsche der Seele, aller stummen Qualen des Herzens in einen seltsamen feierlichen Ton, der in leisem Geflüster erstirbt. All diese kaum wahrnehmbaren Klagen, die nicht zum Bewußtsein dringen, ergeben ein Resultat in ihrem Zusammenschluß, sie übersetzen ein Gefühl der Leere, vergeblicher Wünsche, und ihr Ton ist Melancholie." (BIRNBAUM)

In THORNTON WILDERS (1897–1979) Roman „Dem Himmel bin ich auserkoren" begegnen wir jenem jungen Mann, Brush, der als Handlungsreisender und zugleich als Evangelist überall anstößt. Mit unerbittlicher Strenge versucht er, ihm bekannten Menschen, denen er begegnet, auf den rechten Weg zu führen. Die Starrheit seines Wesens, die Unfähigkeit, auf andere anders als im Rahmen seines religiösen Schematismus einzugehen, dazu seine Treuherzigkeit und Naivität in bezug auf zwischenmenschliche Beziehungen lassen an eine schizoide Persönlichkeitsorganisation denken.

In der Begegnung im Eisenbahnzug, wie auch später in der Beziehung zu einem jungen, anziehenden Mädchen spiegelt sich die nachtwandlerische, realitätsfremde Sicherheit wider, mit denen er das Gegenüber überzeugen will. Zweifel an seinem „System" des Glaubens kennt er nicht, und immer wieder stoßen seine wohlgemeinten Vorstöße auf das Unverstehen der Nächsten.

Dieser junge Mann fühlte, daß er seinen Zweck erreicht hatte, ergriff seine Aktentasche und ging in den Raucherwagen vor. Hier war fast jeder Platz besetzt. Es war schon recht heiß, und die Raucher hatten sich ihrer Röcke und Kragen entledigt und rekelten sich in dem blauen Qualm. Mehrere Kartenpartien waren in Gang, und in der einen Ecke sang ein unternehmungslustiger Jüngling einen endlosen Gassenhauer, wobei er abwechselnd mit den Fingern schnalzte und mit den Absätzen stampfte, um den Takt zu markieren. Eine bewundernde Gruppe war um ihn versammelt und unterstützte ihn im Refrain. Gemütliche Geselligkeit herrschte bereits im Wagen, und humorvolle Bemerkungen flogen von einem Ende zum andern. Brush blickte prüfend umher und wählte den Sitz neben einem hageren, ledergesichtigen Mann in Hemdsärmeln.

„Setzen Sie sich, junger Mann", sagte sein Nachbar, „Sie bringen ja den ganzen Wagen ins Wackeln. Setzen Sie sich und leihen Sie mir'n Streichholz!"

„Mein Name ist George Marvin Brush", sagte der junge Mann, ergriff die Hand des andern und sah ihm ein wenig gläsern in die Augen. „Freut mich, Sie kennenzulernen. Ich reise in Schulbüchern. . . ."

„Ist ja großartig", sagte der andere, „großartig! Aber regen Sie sich ab, regen Sie sich ab! Es hat Sie niemand verhaftet."

Brush errötete ein wenig und sagte mit einem Anflug von Gewichtigkeit: „Bevor ich ein Gespräch beginne, lege ich gern die Karten auf den Tisch."

„Was hab ich Ihnen gesagt, Jungchen?" entgegnete der andre und warf ihm einen kalten, aber verstohlen neugierigen Blick zu. „Regen Sie sich ab! Zünden Sie sich eine an!"

„Ich rauche nicht", antwortete Brush.

„Bruder, darf ich zu Ihnen über das Allerwichtigste im Leben sprechen?"

Der Mann streckte seine langen Beine faul auf den umgedrehten Sitz vor sich und fuhr sich mit der Hand über das schlau lächelnde gelbliche Gesicht. „Wenn's ne Versicherung ist – bin schon bedient", sagte er, „Wenn's Petroleumaktien sind – rühr ich nich an! Und wenn's Religion ist – meine Seele ist schon gerettet."

Brush wußte sogar darauf eine Antwort. Er hatte im College einen Kursus: ‚Wie eröffnet man mit Fremden ein Gespräch über Seelenrettung?' besucht, der mit zweieinhalb Punkten angerechnet wurden und dem gewöhnlich im nächsten Semester ‚Beweisgründe für heilige Wahrheiten' – eineinhalb Punkte – folgten. Dieser Kursus hatte die Eröffnungsmöglichkeiten für ein solches Gespräch und die wahrscheinlichen Erwiderungen behandelt, . . .

Auf jeden Fall hatte der Evangelist, wie nun Brush, darauf zu sagen: „Das ist schön. Es gibt kein größeres Vergnügen, als mit einem Gläubigen über diese erhabenen Dinge zu sprechen."

„Ich bin schon gerettet", wiederholte der andre, „und zwar davor, öffentlich eenen gottverdammten Narren aus mir zu machen. Ich bin davor bewahrt, Sie kleener Pfauenschnabel, meine Nase in andrer Leute Angelegenheiten zu stecken. Also klappense Ihren verdammten Quasselkasten zu und machense, daß Sie rauskommen, oder ich reiß Ihnen die Zunge aus'm Hals!"

. . . „Sie sind zornig, Bruder", sagte Brush, „weil Sie sich eines unerfüllten Lebens bewußt sind."

„Hören Sie", sagte der andere feierlich, „jetzt hören Sie mal, was ich Ihnen sage! Ich warne Sie! Noch eenen Mucks in dieser Tonart, und ich tu, was Sie bedauern werden. – Nee, warten Sie mal! Sagen Sie nich, ich habse nich gewarnt! Noch eenen Mucks –"

„Ich werde Sie nicht weiter bemühn, Bruder", sagte Brush, „aber wenn ich aufhöre, dürfen Sie nicht glauben, daß ich es tue, weil ich mich vor Ihnen fürchte!"

„Was hab ich Ihnen gesagt?" fragte der Mann ruhig, beugte sich seitwärts, ergriff die Aktentasche, die Brush zwischen seine Füße gestellt hatte, und warf sie aus dem offenen Fenster. „Springense hinterdrein und holense sich die, Verehrtester, und denn lernense sich Ihre Leute besser auszusuchen!"

Brush stand auf. Er lächelte steif. „Bruder", sagte er, „es ist ein Glück für Sie, daß ich Pazifist bin. Ich könnte Sie hier gegen das Wagendach schmettern. Ich könnte Sie an einem Bein hier im Kreis herumschwingen. Bruder, ich bin der stärkste Mann, der je in unserm Turnsaal im College geprüft wurde. Aber ich werde Sie nicht anrühren. Sie sind ausgehöhlt und angefault von Alkohol und Nikotin." (WILDER)

Und hier ein Ausschnitt aus einem Gespräch mit Mississipi, einer jungen Frau, von der sich Brush angezogen fühlt:

„Also, wann können Sie nach Okey City kommen? Ich möchte nämlich eine große, große Gesellschaft für Sie geben. Mein Vater ist selig, wenn er Gesellschaften für mich geben kann, und ich weiß, unsere Bekannten wären ganz toll mit Ihnen. Wirklich, unser Kreis unterhält sich glänzend. Wir machen keine solchen Dummheiten – Sie wissen doch, was ich meine – wir sind einfach gute Freunde alle miteinander. Wann können Sie kommen, Mr. Bush?"

„Ich gehe nicht viel in Gesellschaft", antwortete Brush zögernd, „aber ich werde Sie einmal anrufen und möchte gern mit Ihnen plaudern."

Mississippi schluckte und sagte mit gemachter Gleichgültigkeit: „Natürlich, ich weiß nicht, ob Sie verheiratet sind oder nicht, Mr. Bush, aber darauf kommt es, glaube ich, nicht sehr an, wenn man einfach nur befreundet ist, nicht?"

Brush hielt seinen Blick auf den Teller gesenkt. „Ich bin so gut wie verlobt", sagte er, „Schon so gut wie verheiratet."

Diese Mitteilung bewog Mississippi, ihm ihre Ansichten über Liebe und Ehe mitzuteilen. Brush war gefesselt von dem Phänomen so vieler auf eine einzige Person gehäufter Nachteile. Aus reiner Bekümmernis begannen seine Gedanken abzuschweifen, und er hörte nur Bruchstücke ihrer Bemerkungen. „Wissen Sie", sagte sie, „es ist mir gleich, wie arm ein Mann ist – ..."

... Meine Freundinnen sagen, das sei dumm von mir. Aber darin bin ich nun mal sonderbar. Ich könnte mich nicht dazu entschließen, einen Mann zu heiraten, der keine hohen Ideale hat." Als Mississippi jedoch prahlerisch von ihren Experimenten mit Alkohol zu erzählen und eine Zigarette zu rauchen begann, vermochte Brush nicht länger an sich zu halten. Seine Lippen sprachen plötzlich, ohne daß er es wußte. „Sie sollten nicht solches Kindergelalle von sich geben", sagte er.

Sie waren beide entsetzt. „Aber, James Bush", sagte Mississippi, „ich habe Sie nicht für einen Grobian gehalten! Ich rede doch kein Kindergelalle! Man kann doch nichts dafür, wie man spricht."

„Ich bitte um Verzeihung, ich wußte nicht, was ich sagte", stammelte Brush, der sehr rot geworden war, und stand auf. „Ich habe so etwas noch nie getan, Miss Corey. Ich bitte um Entschuldigung!"

„Aber ich tu's doch nicht, nicht wahr? Ich rede doch kein Kindergelalle? Wenn Ihnen etwas an mir nicht gefällt, so sagen Sie es mir nur. Wirklich! Ich bin nicht eingebildet. Es ist mir nur recht, wenn man mich auf meine Fehler aufmerksam macht. Ehrlich, Mr. Bush, ich bin nicht gekränkt."

„Mein Name ist Brush, George Brush. Ihr Vater hat ihn ganz mißverstanden – George Marvin Brush."

„Wirklich, man soll mir meine Fehler sagen. Ich halte mich nicht für vollkommen. Ehrlich, wirklich nicht."

Brush setzte sich wieder.

... „Miss Corey, ich habe junge Mädchen zum besonderen Gegenstand meiner Studien gemacht. Wohin immer ich komme, studiere ich sie und beobachte sie. Ich finde, sie sind das Wundervollste auf Erden. Und ich habe auch Sie studiert, Miss Corey. – Darf ich Sie bitten, für einen Augenblick Ihre Brille abzunehmen?"

Mississippi wurde blaß. Mit zitternder Hand entfernte sie die Brille. Ein furchtsames, verkniffenes Gesicht blickte ihm unsicher entgegen.

„Danke", sagte er ernst. Er erhob sich und ging ein paar Schritte um den Tisch. „Sie können sie schon wieder aufsetzen."

Ein Schweigen entstand. Dann setzte er sich ihr gegenüber, senkte den Kopf und begann sehr ernst: „Aus allen meinen Studien habe ich also bestimmte Regeln für Mädchen abgeleitet. Darf ich sie Ihnen sagen? Sie werden vielleicht ein wirklich nettes Mädchen werden, wenn Sie sich an diese Regeln halten." Ihre Hand flatterte zum Mund, eine Bewegung, die er als Zustimmung nahm. „Erstens seien Sie stets einfach in allem, was Sie tun. Lachen Sie, zum Beispiel, nie laut, und machen Sie nie unnötige Bewegungen mit den Händen oder Augen. Eine Menge Mädchen heiraten nie, weil sie keinen Freund haben, der ihnen das sagt. Zweitens trinken Sie selbstverständlich nie Alkohol und rauchen Sie nicht! Wenn Mädchen so etwas tun, fällt es einem schwer, in ihnen Mädchen zu erkennen. Und als Drittes und Wichtigstes –"

Hier bekam Mississippi Corey einen hysterischen Anfall. (WILDER)

Auch die pathologischen Lügner und Pseudologen gehören zu den psychopathischen Persönlichkeiten. Man denkt vor allem an Schilderungen wie diejenige des Hochstaplers Felix Krull von TH. MANN.

Ich beschränke mich hier darauf, einen historisch bekannten Abenteurer und Hochstapler zu erwähnen, nämlich CAGLIOSTRO (1743–1793). BIRNBAUM schreibt:

> CAGLIOSTRO steht als Vertreter des geborenen *pathologischen Abenteurers* im 18. Jahrhundert nicht allein. Noch andere gesellen sich ihm zu, die zum Teil auch ihr wechselvolles Geschick und ihr abenteuerlicher Lebensgang miteinander in persönliche Berührung brachte. Was von dem 1780 gestorbenen Grafen ST. GERMAIN, ein ihm wesensverwandter, wenn auch an Persönlichkeitswert doch wohl höher stehender: CASANOVA VON SEINGALT von einer kurzen Bekanntschaft her berichtet, erscheint, so wenig es an sich auch ist, in dieser Hinsicht bezeichnend genug:
>
> „Keine Mittagsgesellschaft aber war so unterhaltend als die, welcher Madame Gergi in Begleitung des berühmten Abenteurers, des Grafen St. Germain, beiwohnte. Dieser Mann, statt zu essen, sprach vom Anbeginn bis zum Schluß der Mittagstafel. Ich hörte ihm mit ununterbrochener Aufmerksamkeit zu, denn angenehmer zu reden war gar nicht möglich. Er hatte die *Eigenheit, in allen Dingen das Ungewöhnliche zu suchen*; er wollte Staunen erregen, und es gelang ihm, man staunte wirklich. Sein Ton war bestimmt und entscheidend, ohne daß er deshalb mißfallen hätte. Reich an Kenntnissen, sprach er fast alle Sprachen gleich gut. Dabei trieb er Musik und Chemie. Sein Äußeres gefiel, und alle Frauen verstand er sich zu unterwerfen ... Dieser ganz ungewöhnliche Mann, *zum frechsten aller Betrüger von der Natur geboren, erzählte ungestraft, gleichsam als sei gar nichts Besonderes dabei, daß er ein Alter von dreihundert Jahren erreicht habe, daß er die Universalmedizin besitze und mit der Natur ganz nach seinem Willen schalte; daß er Diamanten schmelze* und zehn oder zwölf kleinere zu einem großen verwandle, der, das

reinste Wasser besitzend, nichts an Gewicht einbüße. Das alles war ihm Kleinigkeit, und trotz seiner Radomontaden, seiner Widersprüche mit sich selbst und seinen handgreiflichen Lügen war es mir nicht möglich, ihn auch nur ein einziges Mal insolent zu finden. Aber er war auch keineswegs achtungswert in meinen Augen. Wider meinem Willen mußte ich ihm einräumen, staunenswert zu sein. – Mit frecher Miene erzählte er die unglaublichsten Dinge, indem er tat, als ob er selbst sie glaube, denn entweder *gab er sich für einen Augenzeugen aus oder er hatte die Hauptrolle gespielt.* Laut auflachen mußte ich, als er ein Geschichtchen erzählte, das ihm begegnet sein sollte, indem er mit den Vätern bei Tisch saß, die zum *Konzilium von Trient* versammelt waren." – – (BIRNBAUM)

Die Palette der Erscheinungen, die wir unter dem Titel der Persönlichkeitsstörung (Psychopathie) in den vorstehenden Beschreibungen beleuchtet haben, ist besonders bunt und verwirrend. Was zum vorangegangenen Kapitel gesagt wurde, gilt auch hier: Wo ist die Grenze zwischen einem neurotischen Charakter und einer inhärenten, nicht lebensgeschichtlich bedingten Persönlichkeitsstörung? Gemeinsam ist beiden ja, daß das Individuum in seiner Fähigkeit der sozialen Anpassung des harmonischen Zusammenlebens mit anderen, der inneren Gelassenheit und Seelenruhe beträchtlich gestört ist. Es handelt sich um Extreme, die sich zwischen weit entfernten Polen ausspannen: Hier der hypochondrische Eigenbrötler, der sich kauzig abschließt und isoliert, dort der expansive Schwindler, der die Welt und damit auch sich selbst betrügt und in einer lebenslänglichen Lüge lebt.

C. Sexuelle Verhaltensabweichungen und Störungen

Während man bis vor einigen Jahren meinte, hier scharfe Kriterien aufstellen zu können, was zur Norm gehöre und was als pathologisch zu betrachten sei, hat sich heute die Anschauungsweise verändert. Dementsprechend äußert sich auch das Glossar der ICD vorsichtig:

Abnorme sexuelle Neigungen oder abnormes sexuelles Verhalten, das zu einer ärztlichen Konsultation führt. Die Grenzen und Bilder normaler sexueller Neigung und normalen sexuellen Verhaltens sind in den verschiedenen Gesellschaften und Kulturen nicht absolut festgelegt worden, aber sind im großen und ganzen so, daß sie akzeptierten sozialen und biologischen Zielen dienen. Die sexuelle Aktivität der betroffenen Personen ist primär entweder auf Personen des gleichen Geschlechtes gerichtet oder auf in der Regel nicht mit dem Koitus verbundene sexuelle Verhaltensweisen oder einen unter abnormen Umständen ausgeführten Koitus. Falls das abweichende Verhalten nur während einer Psychose oder einer anderen psychischen Erkrankung manifest wird, sollte das Zustandsbild unter der Haupterkrankung klassifiziert werden. Häufig treten mehrere Abnormitäten zusammen in der gleichen Person auf. In diesem Fall sollte die im Vordergrund stehende Abweichung klassifiziert werden. Man sollte in dieser Kategorie solche Personen nicht aufführen, die sexuelle Verhaltensabweichungen ausüben, wenn ihnen normale, sexuelle Gelegenheiten nicht zur Verfügung stehen.

Homosexualität
Ausschließliche oder vorwiegende sexuelle Anziehung zwischen Personen des gleichen Geschlechtes mit oder ohne körperliche Beziehung. Homosexualität ist hier unabhängig davon zu verschlüsseln, ob sie als psychische Störung betrachtet wird oder nicht.

Sodomie
Dazugehöriger Begriff: Sexual- oder Analverkehr mit Tieren.

Pädophilie
Eine sexuelle Verhaltensabweichung, in der Erwachsene sich mit Kindern des gleichen oder anderen Geschlechtes sexuell betätigen.

Transvestitismus
Eine sexuelle Verhaltensabweichung, in der sexuelle Lust durch das Anlegen von Kleidern des anderen Geschlechtes erreicht wird. Dabei besteht kein ständiges Bemühen, die Identität des anderen Geschlechtes zu übernehmen.

Exhibitionismus
Eine sexuelle Verhaltensabweichung, bei der sexuelle Lust und Befriedigung im wesentlichen durch das Zeigen der Genitalien gegenüber Personen des anderen Geschlechtes erreicht werden.

Transsexualität
Eine sexuelle Verhaltensabweichung, die von der fixierten Vorstellung getragen ist, daß die erkennbare Geschlechtszugehörigkeit falsch sei. Das daraus resultierende Verhalten ist entweder auf eine operative Veränderung der Geschlechtsorgane gerichtet oder auf eine völlige Geheimhaltung des eigenen körperlichen Geschlechtes durch die Übernahme von Kleidung und Verhalten des anderen Geschlechtes.

Frigidität und Impotenz
Frigidität: Psychogene Unlust oder Abneigung gegen Sexualverkehr, ausreichend stark, um zu ausgeprägter Angst, Unbehagen oder Schmerzen beim normalen Verkehr zu führen, wenn nicht zu aktiver Vermeidung.
Impotenz: Anhaltende psychogene Unfähigkeit, eine Erektion aufrechtzuerhalten, die normale heterosexuelle Penetration und Ejakulation erlaubt.

Welche Auswahl ist zu treffen, um das gestörte Sexualerleben und -verhalten durch treffende Beispiele aus der Literatur und in Selbstzeugnissen zu belegen? Es fehlt ja nicht an großartigen Schilderungen beispielsweise der homosexuellen Problematik. Aus der neueren Literatur greifen wir hier den „Tod in Venedig" von THOMAS MANN heraus. In unnachahmlich behutsamer und eindringlicher Art schildert er das Schicksal eines älter werdenden Künstlers, der in Venedig im bitteren Ringen mit dem Genius eine letzte Blüte in der Zuneigung zu einem schönen polnischen Knaben, Tadzio, erlebt. Die gebändigte Heftigkeit der Gefühle, das Auf und Ab des gepeinigten Herzens wird uns hier deutlich.

So ist die Schönheit der Weg des Fühlenden zum Geiste – nur der Weg, ein Mittel nur, kleiner Phaidros ... Und dann sprach er das Feinste aus, der verschlagene Hofmacher: Dies, daß der Liebende göttlicher sei als der Geliebte, weil in jenem der Gott sei, nicht aber im andern – diesen zärtlichsten, spöttischsten Gedanken vielleicht, der jemals gedacht ward und dem alle Schalkheit und heimlichste Wollust der Sehnsucht entspringt.

Glück des Schriftstellers ist der Gedanke, der ganz Gefühl, ist das Gefühl, das ganz Gedanke zu werden vermag. Solch ein pulsender Gedanke, solch genaues Gefühl gehörte und gehorchte dem Einsamen damals: nämlich, daß die Natur von Wonne erschaure, wenn der Geist sich huldigend vor der Schönheit neige. Er wünschte plötzlich, zu schreiben. Zwar liebt Eros, heißt es, den Müßiggang, und für solchen nur ist er geschaffen. Aber an diesem Punkte der Krisis war die Erregung des Heimgesuchten auf Produktion gerichtet. Fast gleichgültig der Anlaß. Eine Frage, eine Anregung, über ein gewisses großes und brennendes Problem der Kultur und des Geschmackes sich bekennend vernehmen zu lassen, war in die geistige Welt ergangen und bei dem Verreisten eingelaufen. Der Gegenstand war ihm geläufig, war ihm Erlebnis; sein Gelüst, ihn im Licht seines Wortes erglänzen zu lassen, auf einmal unwiderstehlich. ... Nie hatte er die Lust des Wortes süßer empfunden, nie so gewußt, daß Eros im Worte sei, wie während der gefährlich köstlichen Stunden, in denen er, an seinem rohen Tische unter dem Schattentuch, im Angesicht des Idols und die Musik seiner Stimme im Ohr, nach Tadzios Schönheit seine kleine Abhandlung – jene anderthalb Seiten erlesener Prosa formte, deren Lauterkeit, Adel und schwingende Gefühlsspannung binnen kurzem die Bewunderung vieler erregen sollte. Es ist sicher gut, daß die Welt nur das schöne Werk, nicht auch seine Ursprünge, nicht seine Entstehungsbedingungen kennt; denn die Kenntnis der Quellen, aus denen dem Künstler Eingebung floß, würde sie oftmals verwirren, abschrecken und so die Wirkungen des Vortrefflichen aufheben. Sonderbare Stunden! Sonderbar entnervende Mühe! Seltsam zeugender Verkehr des Geistes mit einem Körper! Als Aschenbach seine Arbeit verwahrte und vom Strande aufbrach, fühlte er sich erschöpft, ja zerrüttet, ...

Es war am folgenden Morgen, daß er, im Begriff, das Hotel zu verlassen, von der Freitreppe aus gewahrte, wie Tadzio, schon unterwegs zum Meere – und zwar allein –, sich eben der Strandsperre näherte. Der Wunsch, der einfache Gedanke, die Gelegenheit zu nutzen und mit dem, der ihm unwissentlich soviel Erhebung und Bewegung bereitet, leichte, heitere Bekanntschaft zu machen, ihn anzureden, sich seiner Antwort, seines Blickes zu erfreuen, lag nahe und drängte sich auf. Der Schöne ging schlendernd; er war einzuholen, und Aschenbach beschleunigte seine Schritte. Er erreicht ihn auf dem Brettersteig hinter den Hütten; er will ihm die Hand aufs Haupt, auf die Schulter legen, und irgendein Wort, eine freundliche französische Phrase schwebt ihm auf den Lippen: da fühlt er, daß sein Herz, vielleicht auch vom schnellen Gang, wie ein Hammer schlägt, daß er, so knapp bei Atem, nur gepreßt und bebend wird sprechen können; er zögert, er sucht sich zu beherrschen, er fürchtet plötzlich, schon zu lange dicht hinter dem Schönen zu gehen, fürchtet sein Aufmerksamwerden, sein fragendes Umschauen, nimmt noch einen Anlauf, versagt, verzichtet und geht gesenkten Hauptes vorüber.

Zu spät! dachte er in diesem Augenblick. Zu spät! Jedoch war es zu spät? Dieser Schritt, den zu tun er versäumte, er hätte sehr möglicherweise zum Guten, Leichten und Frohen, zu heilsamer Ernüchterung geführt.

... Wer enträtselt Wesen und Gepräge des Künstlertums! Wer begreift die tiefe Instinktverschmelzung von Zucht und Zügellosigkeit, worin es beruht! Denn heilsame

Ernüchterung nicht wollen zu können, ist Zügellosigkeit. Aschenbach war zur Selbstkritik nicht mehr aufgelegt; der Geschmack, die geistige Verfassung seiner Jahre, Selbstachtung, Reife und späte Einfachheit machten ihn nicht geneigt, Beweggründe zu zergliedern und zu entscheiden, ob er aus Gewissen, ob aus Liederlichkeit und Schwäche sein Vorhaben nicht ausgeführt habe. Er war verwirrt; er fürchtete, daß irgend jemand, wenn auch der Strandwächter nur, seinen Lauf, seine Niederlage beobachtet haben möchte, fürchtete sehr die Lächerlichkeit. Im übrigen scherzte er bei sich selbst über seine komisch-heilige Angst. „Bestürzt", dachte er, „bestürzt wie ein Hahn, der angstvoll seine Flügel im Kampfe hängen läßt. Das ist wahrlich der Gott, der beim Anblick des Liebenswürdigen so unseren Mut bricht und unseren stolzen Sinn so gänzlich zu Boden drückt . . ." Er spielte, schwärmte und war viel zu hochmütig, um ein Gefühl zu fürchten.

Sein Schlaf war flüchtig; die köstlich einförmigen Tage waren getrennt durch kurze Nächte voll glücklicher Unruhe. Zwar zog er sich zeitig zurück, denn um neun Uhr, wenn Tadzio vom Schauplatz verschwunden war, schien der Tag ihm beendet. Aber ums erste Morgengrauen weckte ihn ein zart durchdringendes Erschrecken, sein Herz erinnerte sich seines Abenteuers, es litt ihn nicht mehr in den Kissen, er erhob sich, und leicht eingehüllt gegen die Schauer der Frühe setzte er sich ans offene Fenster, den Aufgang der Sonne zu erwarten. Das wundervolle Ereignis erfüllte seine vom Schlafe geweihte Seele mit Andacht. Noch lagen Himmel, Erde und Meer in geisterhaft glasiger Dämmerblässe; noch schwamm ein vergehender Stern im Wesenlosen. (MANN)

An dieser Stelle kann ich es mir nicht versagen, zwei Autoren zu erwähnen, die deutend den Roman mit dem Schicksal des Autors, THOMAS MANN, verknüpfen. HEINZ KOHUT spricht in seinem Essay zum „Tod in Venedig" von einem Zerfall der künstlerischen Sublimierung. Er sieht in dem Roman den Einfluß unbewußter Schuldgefühle und die vermutliche Rolle früher sexueller Überstimulierung. Noch deutlicher wird R. W. BÖHM, der in einer kürzlich erschienenen Arbeit nachweist, daß TH. MANN nicht nur latent homosexuell gewesen sei. Aus Tagebuchfragmenten schält er deutlich heraus, daß TH. MANN bewußt homoerotische Neigungen verspürte und sich mit ihnen auseinandersetzte. So ist also die Intensität, mit der die homosexuelle Leidenschaft im „Tod in Venedig" geschildert wird, mehr als nur der subtilen Einfühlungskraft des Dichters zu verdanken; sie hat ihre Wurzeln im direkten persönlichen Erleben.

Zum Thema des sexuellen Masochismus, der Impotenz und des Fetischismus finden wir bei BIRNBAUM folgende Stellen zitiert:

Auf die frühe Jugend zurück geht auch jenes seelische Geschehnis sexueller Färbung, dem J. J. ROUSSEAU, der bekannteste aller Sexualpsychopathen, die abnorme *masochistische* Neigung verdankt. Ein erzieherisches *Züchtigungserlebnis* wird zu dem sein *sexuelles Lebensschicksal bestimmenden Ereignis*:

„Da Fräulein Lambercier uns die Zuneigung einer Mutter entgegenbrachte, besaß sie auch die Machtvollkommenheit einer solchen, was sie bisweilen, wenn wir es verdient hatte, dahin führte, über uns jene Strafe zu verhängen, die man Kindern zuteil werden zu lassen pflegt. Lange genug ließ sie es bei der Androhung bewenden, und die Androhung dieser für mich ganz neuen Züchtigung hatte viel Erschreckliches, aber nach dem Vollzug fand ich sie in der Tatsache weit weniger peinvoll, als sie es mir in der Erwartung gewesen war: Und, was das wunderlichste, diese Strafe steigerte sogar meine Zuneigung zu der, die sie mir verabfolgt hatte. Es bedurfte sogar der ganzen Wahrhaftigkeit dieser Zuneigung und aller meiner natürlichen Sanftheit, um mich daran zu verhindern, die Wiederholung desselben Verfahrens dadurch herbeizuführen, daß ich es zu verdienen suchte, denn ich hatte *in dem Schmerz und sogar in der Scham eine Art Wollust* empfunden, die mehr Lust als Furcht in mir zurückgelassen hatte, sie noch einmal, von derselben Hand bewirkt, zu verspüren.

Wer möchte glauben, daß diese im achten Lebensjahre von der Hand eines dreißigjährigen Mädchens empfangene Kinderstrafe für *den ganzen Rest meines Lebens meine Neigungen, meine Begierden, meine Leidenschaften bestimmt hat,* und zwar in einem genau entgegengesetzten Sinne als dem, der sich natürlicherweise daraus hätte entwickeln müssen? Wenn meine Sinne entzündet wurden, irrten meine Wünsche, befangen in dem, was ich empfunden hatte, zur gleichen Zeit so sehr ab, daß es ihnen gar nicht beikam, etwas anderes zu erfahren. Lange Zeit von etwas gequält, das ich nicht erkannte, verschlang ich alle schönen Frauenzimmer mit glühenden Blicken und meine Phantasie rief sie mir unaufhörlich zurück, einzig, um sie nach meiner Art in Bewegung zu setzen und ebensoviele Fräulein Lamberciers aus ihnen zu machen. — —"

Auch sonst erweist sich ROUSSEAU nach den freimütigen Offenbarungen seiner „Confessions" als vielseitig abnormer Träger sexueller Abweichungen. Gelegentlich entgleist die sexuelle Erregung bei dieser niemals vollgefestigten und ihrer Triebrichtung sicheren Sexualkonstitution auch in andersartige abwegige Bahnen. Die geschlechtliche Schaustellung, der *Exhibitionismus,* tritt zu ROUSSEAUS sonstigen sexuellen Abirrungen:

„Da ich meine (sexuellen) Wünsche nicht stillen konnte, wuchs meine Erregtheit so ins Ungeheure, daß ich sie durch die alleraußerordentlichsten Vornahmen noch immer mehr steigerte. Ich suchte dunkle Alleen und abgelegene Orte auf, wo ich mich weiblichen Personen aus der Ferne in der Stellung zeigen konnte, in der ich gerne in ihrer Nähe gewesen wäre. Was sie zu sehen bekamen, war nicht der unzüchtige Gegenstand, denn an den dachte ich nicht einmal, sondern der entgegengesetzte, der lächerliche. Mein albernes Vergnügen, ihn vor ihren Augen zu wölben, läßt sich nicht beschreiben. Ich brauchte schließlich nur noch einen Schritt weiterzugehen, um die ersehnte Behandlung wirklich zu erfahren, denn ich zweifele keineswegs, daß irgendeine Entschlossene mir im Vorübergehen das seltsame Vergnügen wohl wirklich einmal hätte zuteil werden lassen, wenn ich den Mut gehabt hätte, es abzuwarten."

Und dieser Meister in der pathologischen Unfähigkeit zu vollem, ungetrübtem, triebhaftem Liebeserleben beraubt sich selbst unter den günstigsten Vorbedingungen des sexuellen Genusses. Abwegige *Reflexionen* drängen sich ihm in den Augenblicken stärkster sexueller Lusterregung auf und stören den natürlichen Ablauf der geschlechtlichen Funktionen. Anläßlich eines Liebesabenteuers bei einer Kurtisane in Venedig widerfährt ihm diese *psychogene Impotenz:*

„Kaum hatte ich in unseren ersten Vertraulichkeiten das Maß ihrer Reize und ihrer Liebkosungen erkannt, so wollte ich aus Furcht, deren Frucht schon vorher zu verlieren, mich beeilen, sie zu pflücken. Aber anstatt der Flammen, die mich verzehrten, fühle ich mit einem Schlage eine tödliche Kälte durch meine Adern rinnen, meine Beine zittern, und nahe daran, unwohl zu werden, setzte ich mich nieder und fange an zu weinen wie ein Kind. — —

In dem Augenblick, da mir die Sinne über ihrem Busen vergehen wollten, über einen Busen, der zum ersten Male Kuß und Hand eines Mannes zu erdulden schien, gewahrte ich, daß sie eine schiefe Brust hatte. Ich ward betroffen, sah näher und glaubte zu entdecken, daß die eine ihrer Brüste nicht gleich der anderen gebaut sei. Und von nun an zermarterte ich meinen Kopf, wovon man wohl eine schiefe Brust bekommen könnte. Überzeugt, daß dies nur mit einem bedeutenden natürlichen Mißwachs zusammenhängen könnte, wandte ich diesen Gedanken so lange um und um, bis es mir schließlich klar wie der Tag war, daß ich in dem bezauberndsten Wesen, das ich nur zu erdenken vermochte, nichts wie eine Art Ungeheuer in den Armen hielt, den Auswurf der Natur, der Menschen und der Liebe. Ich trieb den Blödsinn so weit, ihr von dieser schiefen Brust zu sprechen. Sie faßte die Sache zunächst scherzhaft auf und sagte und tat in ihrer mutwilligen Laune Dinge, die mich hätten vor Liebe sterben lassen müssen. Da ich jedoch im Innersten beunruhigt blieb und es ihr nicht zu verbergen vermochte, sah ich sie endlich erröten, ihre Bekleidung zurechtrücken, aufstehen, an ihrem Fenster niedersitzen. . . ."

Rétif de la Bretonne, dem Fetischisten, gesellt sich zunächst als ein Wesensverwandter in seiner menschlichen und schriftstellerischen Eigenart ein Sohn der gleichen Geschichtsepoche zu: der Marquis von Sade (1740–1814), in Charakter, Lebensgang und Schriftstellerei von jener Sexualperversion maßgebend bestimmt, die seinen Namen aufs engste und für immer mit der Pathologie des geschlechtlichen Empfindens verknüpft hat. Zeitgenössische Berichte geben, freilich nur an den äußeren Manifestationen hängen bleibend und das tiefere Wesen der Störung nicht erfassend, von dieser Leben und Phantasie überwuchernden Sexualperversion Kunde. Eine der vielen *Skandalaffären*, die ihm bei den Zeitgenossen eine zweifelhafte Berühmtheit und seiner Lebenslaufbahn das weniger zweifelhafte Geschick verschafften, ein gut Teil davon hinter Gefängnismauern zu verbringen – die Affäre vom 3. April 1786 ist durch Briefe der geistvollen Marquise du Deffaud an den englischen Staatsmann Horace Walpole überliefert. Unmittelbar nach dem Vorfall verfaßt, tragen sie den Anspruch besonderer Glaubwürdigkeit:

„Hier haben sie eine tragische und sehr sonderbare Geschichte! Ein gewisser Comte de Sade, Neffe des Abbé und Petrarcaforschers, begegnete am Osterdienstag einer großen, wohlgewachsenen Frau von 30 Jahren, die ihn um ein Almosen bat. Er fragte sie lange aus, bezeigte ihr viel Interesse, schlug ihr vor, sie aus ihrem Elend zu befreien und zur Aufseherin einer ‚petit maison' in der Nähe von Paris zu machen. Die Frau nahm dies an, wurde auf den folgenden Tag hinbestellt. Als sie erschien, zeigte ihr der Marquis alle Zimmer und Winkel des Hauses und führte sie zuletzt in eine Dachkammer, wo er sich mit ihr einschloß und ihr befahl, sich vollständig zu entkleiden. Sie warf sich ihm zu Füßen und bat ihn, sie zu schonen, da sie eine anständige Frau sei. Er bedrohte sie mit einer Pistole, die er aus der Tasche zog, und befahl ihr, zu gehorchen, was sie sofort tat. Dann band er ihr die Hände zusammen und peitschte sie grausam. Als sie über und über mit Blut bedeckt war, zog er einen Topf mit Salbe aus seinem Rocke hervor, bestrich die Wunden damit und ließ sie liegen. Ich weiß nicht, ob er ihr zu trinken und zu essen gab. Jedenfalls sah er sie erst am folgenden Morgen wieder, untersuchte ihre Wunden und sah, daß die Salbe die erwartete Wirkung gehabt hatte. Dann nahm er ein Messer und machte ihr am ganzen Körper Einschnitte damit, bestrich wiederum mit der Salbe die blutenden Stellen und ging fort. Es gelang der Unglücklichen, ihre Bande zu zerreißen und sich durchs Fenster auf die Straße zu retten." – –

„Der Richter von Arceuil riet ihr, ihre Klagen beim Generalprokurator und dem Polizeileutnant vorzubringen. Letzter ließ Sade verhaften, der sich mit großer Frechheit seines Verbrechens als einer sehr edlen Handlung rühmte, da er dem Publikum die wunderbare Wirkung einer Salbe offenbart habe, die auf der Stelle alle Wunden heile. Sie hat von der weiteren Verfolgung des Attentäters Abstand genommen, wahrscheinlich nach Zahlung einer Geldsumme an sie." – – (BIRNBAUM)

Wenn wir uns nun noch der *Pädophilie* zuwenden wollen, so fällt natürlich und in erster Linie der bekannte moderne Roman „Lolita" von VLADIMIR NABOKOV ein, dessen Buch Furore gemacht hat und ihm weltweiten Ruhm eintrug. Hier einige bezeichnende Stellen:

Wie größere Schriftsteller als ich sagen: „Der Leser möge sich vorstellen . . ." Bei näherem Nachdenken kann ich ebensogut den „Vorstellungen" einen Tritt in den Hosenboden versetzen. Ich wußte, daß ich mich für immer in Lolita verliebt hatte; ich wußte aber auch, daß sie nicht immer Lolita bleiben konnte. Am ersten Januar würde sie dreizehn werden; in etwa zwei Jahren aufhören, ein Nymphchen zu sein und ein „junges Mädchen" werden und dann der Schrecken aller Schrecken – ein „College-Girl". Die Bezeichnung „für immer" bezog sich nur auf meine Leidenschaft für die ewige Lolita, die mir im Blut lag. Die Lolita, deren Hügel sich noch nicht wölbten; die Lolita, die ich heute fühlen und riechen und hören und sehen konnte, die Lolita mit der schrillen Stimme und dem vollen braunen Haar und den Ponies und den Schläfenwirbeln und den Locken im Rücken und dem klebrigen heißen Nacken und dem ordinären Vokabularium: „enorm" – „prima" – „ekelhaft" – „doof" – „dämlich"; *diese* Lolita, *meine* Lolita, sollte der arme Catull auf ewig verlieren. Wie könnte ich es mir demnach leisten, sie zwei schlaflose Sommermonate hindurch nicht zu sehen?

Meine Lolita, die schon halb im Auto und im Begriff war, den Schlag zuzuschmettern, drehte die Fensterscheibe herunter, winkte Louise und den Pappeln zu (die sie beide nie wiedersehen sollte) und unterbrach den Lauf des Schicksals: sie blickte herauf – und raste ins Haus zurück (die Haze rief wütend hinter ihr her). Einen Augenblick später hörte ich meinen Schatz die Treppe herauffrennen. Mein Herz dehnte sich mit solcher Gewalt, daß es mich beinah auslöschte. Ich zog meine Pyjamahose hoch und riß die Tür auf: im gleichen Augenblick kam Lolita oben an, in ihrem Sonntagskleid, stampfend, keuchend, und dann war sie in meinen Armen, ihr unschuldiger Mund schmolz unter dem wilden Druck dunkler, männlicher Backenknochen – mein herzklopfender Liebling! In den nächsten Sekunden hörte ich sie – unversehrt, nicht vergewaltigt – die Treppe hinunterklappern. Das Schicksal nahm weiter seinen Lauf. Das blonde Bein wurde eingezogen, die Wagentür zugeschlagen – nochmals zugeschlagen – und Fahrer Haze am heftigen Steuer mit unhörbarem Redefluß aus wutverzerrten, gummiroten Lippen schwenkte meinen Liebling hinweg, während – unbemerkt von ihnen und von Louise – die alte Miss Gegenüber, eine Gelähmte, schwach, aber rhythmisch von ihrer weinumrankten Veranda aus winkte.

. . . Die Höhlung meiner Hand war noch elfenbeinvoll von Lolita – voll des Ertastens ihres kindlich geschwungenen Rückens, der gleitenden Elfenbeinglätte ihrer

Haut unter dem dünnen Kleid, das ich hinauf- und hinuntergeschoben hatte, als ich sie umfaßt hielt. Ich ging in ihr verwüstetes Zimmer, riß die Tür des Wandschranks auf und tauchte in einen Haufen zerkrumpelter Sachen, die mit ihr in Berührung gewesen waren. Vor allem war da ein rosa Stoff, schäbig, zerrissen, mit einem etwas herben Geruch am Saum. Ich wickelte Humberts riesiges übervolles Herz darin ein. Ein schmerzliches Chaos wogte in mir – aber ich mußte die Sachen fallen lassen und schleunigst meine Fassung wiedergewinnen, ...

Heutzutage muß man Wissenschaftler sein, wenn man ein Mörder sein will. Nein, nein, ich war keines von beiden. Meine Damen und Herren Geschworenen, die Mehrzahl der Sexualverbrecher, die sich nach einer zuckenden, süßstöhnenden, physischen, wenn auch nicht notwendig coitalen Beziehung zu einem kleinen Mädchen sehnen, sind unschädliche, unzureichende, passive, schüchterne Fremdlinge, die die Gesellschaft nur um eines bitten, nämlich zuzulassen, daß sie ihrem tatsächlich harmlosen, sogenannt anomalen Benehmen, ihren heißen, feuchten, verschwiegenen kleinen Sexualverwirrungen nachgehen dürfen, ohne daß die Polizei und die Gesellschaft über sie herfallen. Wir sind keine Sexualteufel. Wir vergewaltigen nicht, wie gute Soldaten es tun. Wir sind unglückliche, sanfte hundsäugige Gentlemen, die sich gut genug angepaßt haben, um in Gegenwart Erwachsener ihren Drang zu beherrschen, aber bereit sind, Jahre um Jahre ihres Lebens hinzugeben für die Chance, ein Nymphchen zu berühren. Ausdrücklich betont, wir sind keine Mörder. Dichter töten niemals. O meine arme Charlotte, hasse mich nicht in deinem ewigen Himmel inmitten einer ewigen Alchimie aus Asphalt und Gummi und Metall und Stein – aber Gott sei Dank nicht Wasser, nicht Wasser!

... Nichts konnte kindlicher sein als ihre Stupsnase, die Sommersprossen oder der rotviolette Fleck an ihrem nackten Hals, an dem ein Märchenvampir sich geweidet hatte, oder die unbewußte Bewegung der Zunge, wenn sie eine kleine Röte um ihre geschwollenen Lippen auskundschaftete; nichts konnte harmloser sein, als von Jill, der energischen kleinen Filmgröße, zu lesen, die ihre Kleider selbst macht und sich für ernste Literatur interessiert; nichts konnte unschuldiger sein als der Scheitel in diesem braunen Har mit dem seidigen Schläfenansatz; nichts konnte naiver sein – Aber welch würgender Neid hätte den lüsternen Burschen, wer er auch sein mochte, erfaßt – übrigens erinnerte er mich ein wenig an meinen Schweizer Onkel Gustave, der auch ein großer Bewunderer des *découvert* war –, wenn er gewußt hätte, daß jeder Nerv in mir noch geölt war und vibrierte vom Gefühl ihres Körpers – dem Körper eines unsterblichen Dämons, der als weibliches Kind verkleidet war.

... Ich bezahlte die Rechnung und störte Lo aus ihrem Sessel auf. Sie las bis zum Wagen. Sie las unentwegt weiter; ich fuhr sie ein paar Blocks weiter südlich zu meinem sogenannten „Kaffeehaus". Oh, sie aß tüchtig. Sie legte sogar ihre Illustrierte beiseite, um zu essen; aber ihre gewöhnliche Lebhaftigkeit war einer sonderbaren Stumpfheit gewichen. Ich wußte, Klein-Lo konnte sehr niederträchtig sein, ich riß mich also zusammen, grinste und erwartete einen Ausbruch. Ich war ungebadet, unrasiert und hatte keine Verdauung gehabt. Meine Nerven waren am Zerreißen. Ich mochte die Art und Weise nicht, in der meine kleine Geliebte mit den Achseln zuckte und die Nasenflügel blähte, sooft ich versuchte, mit ihr zu plaudern. „War Phyllis eingeweiht, ehe sie zu ihren Eltern nach Maine kam?" fragte ich mit einem Lächeln. „Genug", sagte Lo und machte ein weinerliches Gesicht, „hör auf damit." Dann versuchte ich – ebenfalls erfolglos, wie sehr ich auch mit den Lippen schnalzte –, sie für unsere Reiseroute zu interessieren. Unser Ziel war, wie ich den geduldigen Leser erinnern möchte, dessen

Sanftmut Lo sich hätte zum Beispiel nehmen sollen, die muntere Stadt Lepingville, in der Nähe meiner hypothetischen Klinik. Dies Ziel war völlig willkürlich gewählt (wie, ach, so viele künftige Ziele es sein sollten), und mir wankten die Knie bei dem Gedanken, wie ich das ganze Lügengebäude aufrechterhalten und welche weiteren glaubwürdigen Ausflugsorte ich erfinden könnte, wenn wir alle Kinos in Lepingville abgegrast haben würden. Immer unbehaglicher fühlte sich Humbert. Dies Gefühl hatte etwas ganz Eigenes: ein bedrückender, abscheulicher Bann, als säße ich neben dem kleinen Gespenst von jemandem, den ich gerade umgebracht hatte.

... Eine Waise. Ein einsames Kind, völlig heimatlos, mit dem ein starkgebauter, übelriechender Erwachsener an diesem nämlichen Morgen dreimal angestrengten, heftigen Verkehr gehabt hatte. Ob die Verwirklichung eines lebenslangen Traums alle Erwartungen übertroffen hatte oder nicht, in einem Sinne war sie über das Ziel hinausgeschossen und versank in einem Albdruck. Ich war leichtsinnig gewesen, dumm und gemein. Und, um ganz offen zu sein, irgendwo am Grunde dieser dunklen Unruhe regte sich die Begierde von neuem, so ungeheuer war mein Appetit auf dies arme Nymphchen. In die Gewissensbisse mischte sich der qualvolle Gedanke, daß ihre schlechte Laune mich hindern könnte, mich ihr von neuem zu nähern, sobald ich eine nette Landstraße gefunden hätte, wo sich in Frieden parken ließ. Mit anderen Worten, der arme Humbert Humbert war schrecklich unglücklich und suchte, während er stetig und sinnlos auf Lepingville zufuhr, die ganze Zeit verzweifelt nach irgendeinem Scherz, unter dessen fröhlichen Fittichen er es wagen könnte, sich seiner Beisitzerin zuzuwenden. Und dann war sie es, die das Schweigen brach: „Oh, ein überfahrenes Eichhörnchen! Wie gemein!" (NABOKOV)

Die Krudheit der Schilderung pädophiler Lustgefühle mag manche Leser erstaunen. HIATT stellt die Frage, was die „Absicht" des Autors gewesen sei, und bezeichnet den Roman als ein „kryptisches freudianisches Kreuzworträtsel". Er will damit ausdrücken, daß NABOKOV zwar jede tiefenpsychologische Ausdeutung des Phänomens ablehnt, hinterrücks aber doch den Leser auf die Spuren des Unbewußten führt und sich so gewissermaßen ad absurdum führt. Sei es, wie es wolle: Lolita ist sicher eine der pädophilen Wirklichkeit durchaus entsprechende Schilderung, insbesondere da, wo sie das Unausweichliche des Triebwunsches verdeutlicht.

Der *Transvestitismus* gehört zu den bekannten Abweichungen des Sexualverhaltens. Als Beispiel sei hier der Herzog AEMIL AUGUST VON SACHSEN GOTHA (1772–1822) erwähnt, ein mit Prunkliebe, Verschwendungssucht, Eitelkeit behafteter Fürst, wie ihn BIRNBAUM nennt. Er zitiert aus den Lebenserinnerungen der Malerin LUISE SEIDLER, die ihn schon als Erbprinzen kannte:

„Dieses größte Original seiner Zeit war schön von Gestalt. Seine Erscheinung hatte etwas Damenhaftes, besonders wohlgeformt waren seine sorgfältig gepflegten Hände und seine Füße. Auch der Kopf wäre schön gewesen, hätte ihn nicht ein schielendes Auge verunstaltet. Barock in allem was er tat, liebte er es, bisweilen mit einem türkischen Schal drapiert, oder in noch phantastischeren Kostümen zu erscheinen. Gewöhnlich trug er eine à la Titus gelockte Perücke vom zartesten Blond, die in Paris verfertigt war. Der Herzogliche Bibliothekar und Sekretär, mein guter Onkel

Jakobs, berühmt als gelehrter Philolog, mußte zu seinem größten Kummer sehr oft wegen dieser Perücke mit Pariser Friseuren korrespondieren. Des Herzogs Finger – die Daumen ungerechnet – strotzten von kostbaren Ringen, die Arme von Spangen und Armbändern. Oft, wenn er sich einbildete, krank zu sein, blieb er wochenlang im Bett liegen. Dort erteilte er Audienzen und empfing seine Damen. Als ich mit meiner Tante mich einst nach seinem Befinden erkundigte, nahm er auch unseren Besuch, in seinem Bette liegend, an. Während des Gespräches streifte er den Ärmel seines weiten, weißen Nachtgewandes kokett bis an die Schulter zurück und zeigte uns den mit einer ganzen Reihe der prachtvollsten Armbänder geschmückten Arm. Den Kopf bedeckte eine Art Haube, mit kostbaren Spitzen garniert. Großen Wert legte er auf die Toilette der Frauen, welche er mit Kennerblick musterte; mit seinen Bemerkungen darüber hielt er nicht zurück; ‚das ist ja ein wahres Pfauenkleid‘, sagte er, als ich einst in einem Gewande von buntem Seidenstoff erschien; bei einer anderen Gelegenheit rief er aus: ‚Welch ein schöner, feiner Samt!‘ und strich mit der Hand über meinen Rock. Parfüms aus Paris verbrauchte er in Menge; ein besonderes Vergnügen fand er darin, Eintretenden ganze Gläser davon entgegenzuschütten. – Übertrieben eitel, wie Herzog August war, hatte er die Eigenheit, sich von allen Malern, die nach Gotha kamen, porträtieren zu lassen, um zu sehen, wie jeder ihn auffasse." (BIRNBAUM)

Überblickt man die geschilderten Beispiele von einem historischen Standpunkt aus, so fällt auf, daß Homosexualität, Transvestitismus, Exhibitionismus und Impotenz zwar seit Jahrhunderten Eingang in die Literatur gefunden haben, kaum jedoch die Pädophilie. Wohl möglich, daß hier sowohl in Selbst- oder Fremdzeugnissen wie vor allem aber in romanhaften Darstellungen die Hemmschranke zu groß war und wohl auch die Furcht vor Verfehmung und Verfolgung, als daß über solche Sexualabweichungen gesprochen worden wäre. Daß sie aber auch in früheren Zeiten existierte, können wir mit guten Gründen annehmen. So ist es also kein Zufall, wenn wir für Exhibitionismus und Impotenz auf alte Autoren wie ROUSSEAU zurückgreifen konnten, für die Pädophilie jedoch nur in der modernen Literatur eine Quelle fanden („Lolita"). Deutlich wird an allen Beispielen die Unentrinnbarkeit der sexuellen Perversion, die sich allen Gegenkräften zum Trotz behauptet, dem Betroffenen mehr Ungemach als Lust bereitet und sich mit seinem Schicksal unauflöslich verknüpft.

D. Alkoholabhängigkeit

Ihr wird in der Diagnosenklassifikation der ICD ein gesondertes Kapitel eingeräumt. In den ersten Abschnitten dieses Buches habe ich Beispiele von akuten Alkoholpsychosen erwähnt. Hier sollen nun Beschreibungen angefügt werden, die vor allem dem Gesichtspunkt der Abhängigkeit, der Sucht gelten. Die Definition der ICD lautet:

Alkoholabhängigkeit
Ein psychischer, manchmal auch körperlicher Zustand, der durch Alkoholgenuß entsteht und durch Verhaltensweisen und andere Reaktionen charakterisiert ist, die immer den Drang einschließen, ständig oder periodisch Alkohol zu sich zu nehmen, um dessen psychischen Effekt zu erleben. Manchmal soll damit auch das Mißbehagen bei fehlendem Alkoholgenuß vermieden werden. Toleranz kann vorliegen oder nicht. Eine Person kann von Alkohol und anderen Drogen abhängig sein.

BIRNBAUM hat unter diesem Gesichtspunkt unter den Selbst- und Fremdzeugnissen diejenigen ausgewählt, die sich auf berühmte Künstler bezogen, so z. B. E. A. POE, E. T. H. HOFFMANN etc. All diese Künstler benötigten ja den Alkohol als Stimulans für ihre künstlerische Produktivität. Da es aber wie in den bisherigen Abschnitten darum geht, möglichst treffende und charakteristische Schilderungen des Zustandes der Alkoholabhängigkeit resp. des vergeblichen Kampfes gegen dieses schicksalshafte Joch wiederzugeben, habe ich mich den Werken von MALCOLM LOWRY (1909–1957) und JACK LONDON (1876–1916) zugewandt. Von beiden berühmten Schriftstellern wissen wir, daß sie dem Alkohol verfallen waren, ohne ihn nicht leben konnten, aber auch unablässig gegen diese Abhängigkeit kämpften. Dieses Abhängigsein und der Kampf dagegen spiegelt sich aber auch dramatisch in ihren Schriften. Folgende Stelle aus J. LONDONs „König Alkohol" sei zitiert:

> Mehrmals machte ich den Gang von der Küche zur Cocktailflasche, und jedesmal verminderte sich der Inhalt der Flasche um einen ausgewachsenen Cocktail. Das Ergebnis war prachtvoll. Ich war nicht berauscht, nicht einmal angeheitert; aber ich war warm geworden, ich glühte, und mein Glück war unermeßlich. So herrlich das Leben auch schon vorher war, ich hatte es noch herrlicher gemacht. Es war eine große Stunde – eine meiner größten. Aber ich mußte dafür bezahlen, viel später, wie man sehen wird. Man vergißt solche Erfahrungen nicht, wohl aber vergißt die menschliche Torheit, daß es kein Gesetz gibt, nach dem die gleiche Ursache stets die gleichen Folgen haben muß. Gäbe es ein solches Gesetz, so würde die tausendste Opiumpfeife dasselbe Entzücken hervorrufen wie die erste, so würde ein einziger Cocktail selbst nach jahrelanger Gewohnheit immer noch dieselbe Glut entfachen, statt daß allmählich immer mehr dazu gehören. Eines Tages nahm ich einen Cocktail vor dem Essen, nachdem ich meine Morgenarbeit beendet hatte, ohne daß ein Gast da war. Und jetzt hielt König Alkohol mich an der Kehle. Ich hatte damit begonnen, regelmäßig zu trinken, allein zu trinken, nicht nur um der Geselligkeit willen, nicht aus Geschmack an der Sache, sondern der Wirkung wegen. Ich brauchte diesen Cocktail vor Tisch. Und es kam mir nie in den Sinn, daß ich ihn aus irgendeinem Grunde nicht trinken sollte. Was war ein Cocktail – nur ein einziger Cocktail – für mich, der bei so vielen Gelegenheiten vor so vielen Jahren unbeschränkte Mengen viel stärkerer Getränke getrunken hatte, ...
> Das Programm meines Landlebens war folgendermaßen: Jeden Morgen um halb neun ging ich an die Arbeit, nachdem ich schon seit vier oder fünf Uhr im Bett Bücher oder Korrektur gelesen hatte. Kleinigkeiten, wie Korrespondenz und Notizen, beschäftigten mich bis neun, und unveränderlich Punkt neun saß ich am Schreibtisch. Um elf, zuweilen einige Minuten früher oder später, waren meine hundert Zeilen fertig. Eine

halbe Stunde nahm das Aufräumen meines Schreibtisches in Anspruch, und dann war mein Tagewerk vollbracht, so daß ich mich um halb zwölf mit der Post und den Morgenzeitungen in eine Hängematte unter den Bäumen legte. Um halb eins aß ich zu Mittag, und nachmittags schwamm oder ritt ich. Eines Morgens nahm ich schon um halb zwölf, ehe ich mich in die Hängematte legte, einen Cocktail; und von nun an wiederholte ich das jeden Morgen; außerdem trank ich noch einen Cocktail eben vor dem Mittagessen. Bald verspürte ich mitten in den hundert Zeilen bereits Sehnsucht nach dem Halbzwölfuhr-Whisky ...

Ja, ich spürte ein Verlangen nach Alkohol. Aber was schadete das? Ich fürchtete ihn nicht; zu lange war ich sein Genosse gewesen. Ich hatte die Weisheit des Trinkens erfaßt. Ich war vorsichtig. Alles, was ich wünschte und was ich tun wollte, war, mich zu erwärmen und anzuregen, damit das Lachen in meine Kehle kam und die Würmer der Einbildungskraft in meinem Hirn zu kriechen begannen.

Nun nahm das Verhängnis seinen Lauf. Nach und nach merkte ich, daß ein einzelner Cocktail nicht mehr genügte, mich in Stimmung zu bringen. Er schenkte weder Glut noch Lachen. Um die Wirkung hervorzurufen, die ursprünglich ein Cocktail getan hatte, bedurfte es jetzt zweier oder dreier. Und ich brauchte diese Wirkung. Ich trank meinen ersten Cocktail um halb zwölf, wenn ich mich mit der Morgenpost in die Hängematte legte, und meinen zweiten eine Stunde später, unmittelbar vor dem Essen. Ich gewöhnte mir an, zehn Minuten früher aus der Hängematte zu klettern, um mit mehr Abstand statt des einen zwei Cocktails vor dem Essen zu trinken. Das wurde die Regel – drei Cocktails in der Stunde zwischen der Arbeit und dem Mittagessen ...

Besuchte mich jemand, so war ich stets bereit, ein Glas mit ihm zu trinken. Kam keiner, so trank ich allein. Dann ging ich noch einen Schritt weiter. Besuchte mich jemand, der wenig trank, so trank ich zwei Glas für jedes, das er nahm – eines mit ihm, das andere ohne ihn, und ohne daß er etwas davon merkte. Ich stahl mir das eine Glas, und, schlimmer als das, ich gewöhnte mir an, heimlich zu trinken, wenn ich einen Gast, einen Mann, einen Kameraden hatte, mit dem ich hätte trinken können. Aber König Alkohol ersann sich eine Entschuldigung für mich: es ginge nicht an einen Gast zu übertriebenem Mittrinken anzuregen; vornehme Rücksichtnahme gebot dem Gastgeber, jedes zweite Glas im geheimen zu trinken.

So entwickelte ich mich zum Trinker, ich – der ich weder ein Dummkopf noch ein Schwächling bin, vielmehr, nach dem Urteil der Welt, ein erfolgreicher Mann und ein Mann, der den Erfolg nicht zum wenigsten seiner Willenskraft und seinem kräftigen Körper verdankt, der durchhielt, wo Schwächere wie die Fliegen starben ...

Groß ist die Macht König Alkohols, dieses wilden Tieres, dem wir gestatten, frei umherzuschweifen, und dem wir tödlichen Tribut entrichten vom Besten, was wir haben: Jugend, Kraft und Edelmut.

Nach einem prachtvollen Nachmittag im Schwimmbassin, gefolgt von einem herrlichen Ritt über die Berge und durch das Mondtal, war mir so wohl zumute, daß mich die Lust anwandelte, mein Wohlbefinden noch zu steigern. Ich wußte, wie. *Ein* Cocktail vor dem Abendbrot hatte keinen Zweck, ich brauchte wenigstens zwei oder drei. Und ich trank sie. Warum nicht? Das hieß leben! Ich hatte immer das Leben geliebt. So wurde mir auch das zur Regel.

Von jetzt an fand ich für Extracocktails immer Entschuldigungen; es gab ja so viele: vergnügte Gesellschaft; oder ein Wutanfall; oder der Tod meines Lieblingspferdes, das im Stacheldrahtverhau hängengeblieben war; oder gute Nachrichten von

Verlegern und Redakteuren – ganz einerlei, den Vorwand fand ich, wenn der Wunsch erst in mir erwacht war. Nach all den Jahren, in denen ich mit ihm gespielt, war ich jetzt vom Alkohol abhängig. Und meine Stärke war meine Schwäche geworden. Ich brauchte zwei, drei oder vier Glas, um eine Wirkung zu erzielen, die die meisten bei einem einzigen erreichten ...

Daheim auf meinem Gut im Mondtal nahm ich das alte Programm wieder auf: morgens nichts; erstes Glas nach den hundert Zeilen. Aber zwischen ihm und dem Mittagessen war Zeit genug für so viele Gläser. Kein Mensch sah mich je betrunken, aus dem einfachen Grunde, weil ich es nie war. Aber einen kleinen Schwips hatte ich zweimal täglich; und die Alkoholmenge, die ich täglich genoß, hätte genügt, einen Mann, der des Trinkens nicht gewohnt war, umzubringen.

Es war die alte Geschichte. Je mehr ich trank, desto mehr mußte ich trinken, um eine Wirkung zu erzielen. Es kam die Zeit, da Cocktails nicht mehr genügten. Um so viele zu trinken, wie ich gebraucht hätte, hatte ich weder Zeit noch Platz in mir. Whisky wirkte bedeutend stärker und schneller trotz der geringeren Menge ...

Mein Schlaf, der früher so ausgezeichnet gewesen war, wurde jetzt etwas schlechter. Ich war gewohnt mich in Schlaf zu lesen, aber jetzt begann dieses Mittel fehlzuschlagen. Ich las bis zwei und drei Uhr morgens und merkte, daß ich so wach wie nur je war. Da fand ich heraus, daß ein Glas die gewünschte einschläfernde Wirkung tat; manchmal waren jedoch auch zwei oder drei Glas nötig.

Das verkürzte jedoch meinen Schlaf derart, daß der Alkohol, den ich nachts zu mir nahm, keine Zeit mehr hatte, zu verdunsten. Die Folge war, daß ich mit trockenem Mund und brennender Kehle, schwerem Kopf und einem leichten nervösen Zittern erwachte. Ich fühlte mich tatsächlich nicht zum besten. Ich litt an der Morgenkrankheit des schweren Gewohnheitstrinkers. Um mich auf die Beine zu bringen, bedurfte ich eines Nervenstärkers. Glaubt mir, König Alkohol hat schon den Widerstand manches Mannes gebrochen! Ich mußte also schon vor dem Frühstück ein Glas trinken – das alte Mittel: Schlangengift gegen den Schlangenbiß!

So war ich denn schließlich so weit, daß mein Organismus nie mehr frei von Alkohol war. Ich wagte mich auch nie weit fort vom Alkohol. Wenn ich nach entlegenen Orten reiste, nahm ich immer einige Flaschen mit, um nicht zu riskieren, daß ich ganz trockengelegt wurde. Früher hatte ich mich stets über derartige Maßnahmen bei andern Männern geärgert. Jetzt tat ich selbst ganz schamlos. Und wenn ich mit meinen Kameraden zusammen war, kannte ich überhaupt kein Maß mehr. Ich trank, wenn sie tranken, was sie tranken und wie sie tranken.

Wohin ich auch kam, ich brachte einen herrlichen Alkoholbrand mit ...

... Bald wartete ich nicht mehr ab, bis ich meine hundert Zeilen geschrieben hatte, sondern trank schon nach fünfzig Zeilen ein Glas. Es dauerte nicht lange, und ich leitete die hundert Zeilen schon mit einem Glase ein. Ich war mir ganz klar über den Ernst der Lage. Ich schuf mir daher neue Regeln. Entschlossen wollte ich mich des Alkohols enthalten, bis meine Arbeit getan war. Aber da stellte sich ein neues, ganz teuflisches Hindernis ein. Die Arbeit ließ sich nicht ohne Trinken tun. Es ging einfach nicht. Erst mußte ich trinken. Jetzt begann ich den Kampf. Jetzt hatte das Verlangen sich zum Herrn über mich gemacht. Ich konnte an meinem Schreibtisch sitzen und mit dem Federhalter spielen, ohne daß mir ein Wort einfiel. Mein Hirn konnte keinen Gedanken mehr fassen, weil es unaufhörlich nur von dem einen besessen war: daß im Likörschrank nebenan König Alkohol wartete. Wenn ich dann schließlich in der Verzweiflung ein Glas trank, wurde es plötzlich hell in meinem Hirn, und die hundert Zeilen flossen mir in die Feder. Als der Vorrat in meinem Hause in Oakland zur Neige ging, beschloß ich, ihn nicht zu erneuern. Aber unglücklicherweise fand sich auf dem Boden des Schrankes noch ein Kasten Bier. Und nun mußte ich immer daran denken, daß im Schrank dieser Kasten Bier stand. Und erst als ich eine Flasche getrunken hatte, flossen mir die Worte in die Feder, und die hundert Zeilen wurden von dem Klange zahlreicher Flaschen begleitet.

Bald war der Schrank ganz leer, und ich füllte ihn nicht wieder. Mit heroischer Anstrengung glückte es mir, meine hundert Zeilen täglich ohne den Ansporn König Alkohols zu schreiben. Aber während ich schrieb, spürte ich andauernd das Verlangen nach einem Glase. Und nach getaner Morgenarbeit war ich auch schon aus dem Hause und unterwegs nach der Stadt, um nur mein erstes Glas zu bekommen. (LONDON)

Während in JACK LONDONS Roman das Autobiographische unverkürzt und nackt zutage tritt, geschieht dies im Roman von MALCOM LOWRY „Unter dem Vulkan" in sehr viel diskreterer Weise. Es ist die Geschichte des ehemaligen Konsuls in einer kleinen Stadt in Mexiko, der im Laufe einer kurzen Zeitspanne gerafft alle Höhen und Tiefen des Alkoholismus und den Kampf gegen diese Abhängigkeit schildert, um schließlich in einem erschütternden Finale mit dem Tod zu enden. Hier Ausschnitte aus dem Gespräch mit seiner Frau Yvonne, von der er getrennt lebt, die aber einen nochmaligen, letzten Versuch einer Wiederaufnahme der Beziehung macht:

„Weißt du, Yvonne", sagte der Konsul, „das Sonderbarste bei dieser kleinen Leiche ist, daß sie von jemandem begleitet sein muß, der ihre Hand hält – nein, entschuldige, anscheinend nicht ihre Hand, sondern nur ein Erster-Klasse-Billett." Er hob lächelnd die rechte Hand, die so heftig zitterte, als wischte er die Kreideschrift von einer imaginären Wandtafel. „Das wirklich unerträgliche an dieser Lebensweise ist das Zittern. Aber es wird aufhören. Ich habe gerade nur soviel getrunken, daß es aufhört. Nur das Notwendigste, die therapeutische Dosis." Yvonne sah ihn wieder an. „. . . aber das Zittern ist natürlich das Schlimmste", fuhr er fort. „Das andere gefällt einem nach einer Weile, und eigentlich geht es mir sehr gut, viel besser als vor einem halben Jahr, sehr viel besser als, sagen wir, damals in Oaxaca." Sie bemerkte ein merkwürdiges, vertrautes Glimmen in seinen Augen, das ihr immer Angst gemacht hatte, ein Glimmen, das jetzt nach innen gewandt war wie die düster brennenden Kandelaber in den Lucken der ‚Pennsylvania' beim Entladen, nur daß hier ein Raubbau im Gange war; und plötzlich überkam sie die Furcht, dieses Glimmen könnte wie damals nach außen schlagen, sich gegen sie kehren.

‚Ich habe dich, weiß Gott, schon zu oft gesehen', riefen ihre Gedanken, ihr Herz ihm durch die düstere Bar zu, ‚als daß es mich jetzt überraschen könnte. . . . Jetzt ist es wie eine endgültige Verleugnung – ach, Geoffrey, warum kannst du nicht umkehren? Mußt du immer weiter und weiter in dieses stumpfsinnige Dunkel hineingehen, es selbst jetzt suchen, immer weiter ins Dunkel des Auseinandergehens, der Trennung, wo ich dich nicht erreichen kann? Ach, Geoffrey, warum tust du das!'

Aber zum Teufel, siehst du nicht, daß nicht alles Dunkel ist, schien der Konsul sanft zu erwidern, während er eine halbgefüllte Pfeife hervorholte und mit größter Mühe anzündete, während ihr Blick mit dem seinen durch die Bar schweifte und die Augen des Barmannes, der sich wichtig und geschäftig in den Hintergrund zurückgezogen hatte, zu vermeiden suchte. ‚Du mißverstehst mich, wenn du glaubst, daß ich nichts als Dunkel sehe, und wenn du nicht davon abzubringen bist – wie soll ich dir erklären, warum ich es tue? Aber sieh einmal den Sonnenschein dort – ach, vielleicht findest du da die Antwort, sieh doch, wie er durchs Fenster fällt – gibt es etwas Schöneres als eine Cantina am frühen Morgen? Und deine Vulkane draußen? Deine Sterne Ras Algethi und der nach Süd-Südost stürmende Antares? Verzeih mir, nein. Es muß ja nicht gerade diese Cantina sein, die vielleicht nur ein Rückfall von mir und keine richtige Cantina ist. Aber denk an all die anderen, zum Verrücktwerden schrecklichen, die bald aufmachen werden, denn selbst die zu meinem Empfang weitgeöffneten Himmelspforten könnten mich nicht mit so himmlischer, komplizierter, hoffnungsloser Freude erfüllen wie das scheppernde Hochrollen der eisernen Rolladen, wie die klapperige Jalousietür, die, endlich entriegelt, diejenigen einläßt, deren Seelen nach dem Glase zittern, das sie mit zitternder Hand zum Munde führen. Alle Geheimnisse, alle Hoffnung und Enttäuschung, ja, alles Unheil ist hinter diesen aufschwingenden Türen. Siehst du übrigens die alte Frau aus Tarasco, die da in der Ecke sitzt? . . .

Yvonne hatte sich geduldig zurückgelegt. Aber jetzt beugte sie sich vor und drückte ihre Zigarette in einem großen Zinnaschbecher aus, der wie die abstrakte Darstellung eines Schwanes geformt war. Der anmutig gebogene Schwanenhals saß nicht mehr ganz fest und zitterte bei ihrer Berührung. Sie antwortete:

„Gut, Geoffrey. Ich denke, wir verschieben das Ganze, bis es dir besser geht. Wir können uns morgen oder übermorgen damit befassen, wenn du nüchtern bist." . . .

„Aber mein Gott, Yvonne, du solltest doch mittlerweile wissen, daß ich nicht betrunken werde, wieviel ich auch trinke", sagte er in fast tragischem Ton, während er hastig einen Schluck Strychnin trank. „Glaubst du vielleicht, daß es mir *Spaß* macht, dieses gräßliche Zeug von Hugh zu saufen – *nux vomica* oder Belladonna oder was es auch ist?" Der Konsul stand, das leere Glas in der Hand, auf und begann im Zimmer umherzugehen. Er war sich einer Unterlassungssünde bewußt – nicht eigentlich einer verhängnisvollen (nicht etwa so, als hätte er sein ganzes Leben weggeworfen), als vielmehr einer nur törichten und zugleich betrüblichen Unterlassungssünde. Trotzdem waren wohl einige Korrekturen angebracht. Er dachte oder sagte:

„Also morgen werde ich vielleicht nur Bier trinken. Nichts ist zum Entwöhnen so gut wie Bier und vielleicht noch ein bißchen Strychnin, und dann am nächsten Tag nur Bier – dagegen, daß ich Bier trinke, wird bestimmt niemand etwas einzuwenden haben. Dieses mexikanische Zeug enthält, soviel ich weiß, besonders viel Vitamine . . . Denn das sehe ich ein, diese Wiedervereinigung von uns allen ist sozusagen ein großes Ereignis, das werden wir feiern müssen, und dann, wenn meine Nerven wieder normal sind, werde ich es vielleicht ganz lassen. Und dann, wer weiß schloß er, als er an der Tür angelangt war, „setze ich mich vielleicht wieder an die Arbeit und schreibe mein Buch fertig!"

Aber die Tür war noch immer eine Tür, und zwar eine geschlossene Tür; und jetzt stand sie halb offen, und er sah auf der Terrasse einsam und allein die Whiskyflasche stehen, etwas kleiner und hoffnungsleerer als die Flasche mit dem Irish Whisky. Yvonne hatte nichts gegen ein Schlückchen gehabt, er hatte sie ungerecht behandelt. . . . –: mit der hoffnungslosen Miene eines bestimmten Trinkertyps starrte er nach zwei murrend auf Kredit gewährten Schnäpsen halb nüchtern aus der leeren Kneipe auf die Straße hinaus, mit einer Miene, die dennoch die Hoffnung auf Hilfe vorzuspiegeln suchte, auf eine irgendwie geartete Hilfe, die vielleicht unterwegs war, auf Freunde, irgendwelche Freunde, die vielleicht kommen und ihn retten würden. Für den Trinker lauert das Leben immer in Form des nächsten Drinks in der nächsten Kneipe hinter der nächsten Straßenecke. Aber in Wirklichkeit erhofft er nichts von alledem. Seine Freunde haben ihn aufgegeben so wie er sie, und er weiß, daß hinter der nächsten Ecke nur der vernichtende Blick eines Gläubigers lauert. Die zwei Schnäpse haben ihn auch nicht soweit stärken können, daß er mehr Geld borgen oder um neuen Kredit bitten könnte, und der Schnaps von nebenan sagt ihm ohnehin nicht zu. Warum bin ich hier? Sagt die Stille, Was habe ich getan? echot die Leere, Warum habe ich mich willentlich zugrunde gerichtet? kichert das Geld in der Ladenkasse, Wieso bin ich so heruntergekommen? fragt schmeichlerisch die Straße, und die einzige Antwort darauf war . . . Der Platz draußen gab ihm keine Antwort. Die kleine Stadt, die so leer erschienen war, belebte sich mit dem fortschreitenden Nachmittag. Dann und wann stolzierte schweren Schrittes ein schnurrbärtiger Offizier vorüber, mit dem Spazierstock an die Gamaschen schlagend. Die Friedhofsbesucher kehrten zurück, aber die Prozession würde erst nach einiger Zeit vorüberkommen. Eine undisziplinierte Abteilung Soldaten marschierte über den Platz. Signalhörner schmetterten. Auch eine große Anzahl von Polizisten war erschienen – diejenigen, die nicht streikten oder angeblich auf den Friedhöfen Dienst getan hatten, oder auch die Ersatzpolizei – Polizei und Militär waren sowieso nicht leicht auseinanderzuhalten.

. . . Zwei Bettler bezogen ihre Posten vor der Kneipe unter dem Gewitterhimmel. Der eine hatte keine Beine und robbte wie ein armer Seehund durch den Staub, während der andere, der sich eines Beines rühmen konnte, steif und stolz an die Mauer der Cantina gelehnt stand, als wartete er darauf, erschossen zu werden. Dann beugte der Einbeinige sich mit tränenfeuchten Augen vor und ließ ein Geldstück in die ausgestreckte Hand des Beinlosen fallen. Jetzt bemerkte der Konsul ganz rechts auf dem Waldweg, den er gekommen war, eine Anzahl ungewöhnlicher, gänseähnlicher Tiere, die aber so groß waren wie Kamele, und Menschen ohne Haut und ohne Köpfe, die auf Stelzen gingen und deren Gedärme sich selbständig zuckend über den Boden bewegten. Er schloß die Augen vor diesem Anblick, und als er sie wieder aufschlug, sah er weiter nichts als einen Mann, der wie ein Polizist aussah und ein Pferd am Halfter führte. Trotz des Polizisten mußte der lachen, brach aber plötzlich ab, denn er sah, daß das Gesicht des halb liegenden Bettlers sich langsam in dasjenige der Señora Gregoric verwandelte und dann in das seiner Mutter, das einen unendlich mitleidsvollen, flehenden Ausdruck trug.

Er schloß die Augen wieder, und während er, das Glas in der Hand, dastand, dachte er einen Augenblick mit eiskalter gleichgültiger, fast amüsierter Ruhe an die furchtbare Nacht, die ihn – ob er noch mehr trank oder nicht – unausweichlich erwartete: das von dämonischen Orchestern erbebende Zimmer, die Fetzen eines tumultuösen angstgequälten Schlafes, unterbrochen von Stimmen, die in Wirklichkeit Hundegebell waren, oder von eingebildeten Besuchern, die unausgesetzt seinen Namen riefen das gräßliche Brüllen, Klimpern, Knallen, Bumsen, der Kampf gegen unverschämte Erzfeinde, die Lawine, unter der die Tür zusammenbrach, ein Mann unter dem Bett, der ihn von unten stach, und draußen fortwährend das Schreien und Klagen, die schreckliche Musik, die Spinette der Finsternis. Er ging zur Theke zurück. (LOWRY)

E. Medikamenten-/Drogenabhängigkeit

Während diese Kategorie von psychischen Störungen bis vor wenigen Jahrzehnten noch eine ganz untergeordnete Rolle spielte, ist sie heute nicht nur für den Psychiater, sondern für alle verantwortungsbewußten Menschen zu einem kapitalen Problem geworden. Ich habe in einem vorangegangenen Kapitel, der ICD folgend, die psychotischen Zustände zitiert, die als Folge des Drogen- oder Medikamentenabusus auftreten können. Hier sollen nun Zitate erscheinen, die den Zustand der Abhängigkeit und des rauschhaften, glücksgeladenen Abhängigkeitszustandes schildern. Die Definition der ICD lautet:

Medikamenten-/Drogenabhängigkeit
Psychisches und manchmal auch körperliches Zustandsbild als Folge einer Medikamenten-/Drogeneinnahme. Es ist charakterisiert durch Verhaltensstörungen und andere Störungen, die immer den Zwang einschließen, das Medikament/Droge zeitweilig oder länger einzunehmen, um ihre psychischen Wirkungen zu erfahren, und manchmal, um das Mißbehagen beim Fehlen des Medikamentes/Droge zu vermeiden. Toleranz kann vorliegen oder nicht. Abhängigkeit kann für ein oder mehrere Medikamente/Drogen bestehen.

BIRNBAUM erwähnt als einen der Hauptzeugen der Drogenabhängigkeit THOMAS DE QUINCEY, einen Autor aus dem letzten Jahrhundert, dessen Schilderungen – autobiographisch wie sie sind – nichts an Eindrücklichkeit verloren haben.

Als erstes schildert DE QUINCEY den Anfang seiner Opiumabhängigkeit:

„– – Ich war mit der Nacht und den Geheimnissen des Opiums natürlich ganz unbekannt und nahm es damals auf jede Gefahr hin. Doch ich nahm es – und in einer Stunde, o Himmel! *welch ein Umschwung!* Wie kraftvoll erhob sich mein Geist aus meinen tiefsten Tiefen! Welch eine Apokalypse der Welt war in mir! Daß meine Schmerzen verschwanden, erschien mir jetzt als eine Kleinigkeit; diese negative Wirkung ging in der *ungeheuren positiven* unter – in dem Abgrund *himmlischen Genusses*, der sich plötzlich vor mir auftat. Hier war ein Panazea, ein φαρμακον νηπενες ... für alle Leiden. Hier war das Geheimnis des Glückes enthüllt, über das die Philosophen aller Menschenalter gestritten. Man konnte das Glück für einen Penny kaufen und in der Westentasche bei sich führen: Es war möglich, Ekstasen, in einer kleinen Flasche geschlossen, mit sich herumzutragen. Die Post konnte Gemütsruhe und Frieden in Paketen verschicken. – –" (BIRNBAUM)

Über seine später sich einstellende Gewöhnung, die ihm eine paradiesisch verklärte Ruhe verschafft, schreibt er:

„– – Da fiel ich denn oft nach dem Opiumgenuß in lange Träumereien, und es konnte sein, daß ich von Sonnenuntergang zu Sonnenaufgang bewegungslos und ohne den Wunsch, mich zu bewegen, an einem offenen Fenster gesessen habe, von dem aus ich die See und in einer Entfernung von einer Meile die große Stadt Liverpool überschauen konnte. – Die Stadt Liverpool war die Erde, die ich mit ihren Sorgen und mit ihren Gräbern hinter mir gelassen, doch nicht ganz aus den Blicken verloren, noch vollständig vergessen hatte. Der unaufhörlich leicht bewegte, von taubensanfter Ruhe überbrütete Ozean war das genaue Bild des Geistes und des Gemütes, die ihn betrachteten, denn es schien mir, als stände ich in einer Entfernung *weit ab von dem Tumult des Lebens, von jeder Aufregung, jedem Fieber und jedem Kampfe befreit; Befreiung von allen geheimen Bedrückungen des Herzens war mir gewährt. Ein Sabbat von Stille schwang, Erlösung von aller Menschenmüh und Arbeit war zugesagt.* Hier pflückte ich die Hoffnungen vom Pfade des Lebens, umhaucht vom Frieden des Grabes und genoß die Früchte eines regen Geistes, dessen Ängste in halkyonischer Ruhe dahingeschmolzen waren, in einer Ruhe, die nicht von Starrheit erzeugt, sondern von einem machtvollen, gleichmäßigen Leben ausging; genoß in unendlicher Tätigkeit ‚unendlicher Ruhe'. – –" (BIRNBAUM)

Und in einem anderen Abschnitt bricht er in die Klage des über seinen eigenen Niedergang Erschrockenen aus:

„... Ohne Margarets Hilfe wären alle Rechnungen verlorengegangen und meine ganze häusliche Ökonomie trotz allen Studiums der Nationalökonomie bald in unauflösliche Verwirrung geraten. Und diese dumpfe Äußerung seines Zustandes wird jedem Opiumesser zum Schluß solche Qualen bereiten wie nur irgendeine andere, die positiv schmerzhaft ist. *Aus Unfähigkeit und Schwäche* vernachlässigt er seine täglichen Pflichten und die Gewissensbisse darüber stacheln ihn in eine immer größer werdende Verwirrung hinein. Denn er verliert nichts von seiner moralischen Empfindlichkeit oder der Glut seines Strebens, er wünscht und verlangt so heiß wie immer, das, wozu ihn die Pflicht treibt, was er für nötig hält, auch auszuführen; doch geht das, was sein Geist als möglich annimmt, *weit über seine Kraft, und zwar nicht allein über die Kraft der Ausführung, sondern auch über die, es nur zu versuchen.* Er liegt beständig unter der Last eines Inkubus und Nachtalps. Er liegt und sieht alles vor sich, was er gern ausführen möchte, wie ein Mensch, der, durch die tödliche Schwäche einer erschlaffenden Krankheit ans Bett gebannt, untätig zusehen muß, wie man den Gegenstand seiner zärtlichen Liebe beleidigt oder mißhandelt: – er verflucht den Zauber, der ihn gefesselt hält, er würde sein Leben dahingeben, könnte er jetzt nur einmal aufstehen und gehen. Doch ist er *kraftlos wie ein Kind* und kann nicht einmal den Versuch machen, aufzustehen." – (BIRNBAUM)

Aus der neueren Literatur Beispiele von Drogenabhängigkeit heranzuziehen, ist nicht schwer, finden wir sie doch in zahlreichen Romanen, die oft autobiographischen Charakter haben, wie z. B. bei WALTER VOGT. Das erstaunliche bei diesem Autor ist, daß er – selbst Psychiater – sich nicht gescheut hat, seine Erlebnisse in der Entziehungskur genau zu beschreiben.

Aber auch JEAN COCTEAU (1889–1963) hat nach einer durchgeführten Entziehungskur in aphoristischer Form seine Gedanken zur Drogenabhängigkeit veröffentlicht, wobei es auffällt, daß er ständig zwischen einer kritischen und einer „verherrlichenden" Pose der Droge gegenüber verharrt.

Das Opium kann gut sein; es wohlwollend zu machen, hängt von uns ab; davon bleibe ich trotz meinem wiederholten Scheitern überzeugt. Man muß es zu behandeln verstehen. Aber nichts kommt unsrer Ungeschicklichkeit gleich.

... Mir fehlt dieses Fixativ. Vielleicht aufgrund einer kranken Drüse. Die Medizin hält diese Mangelerscheinung für Bewußtseinsexzeß, für intellektuellen Gewinn.

Die anderen beweisen mir fortgesetzt das Funktionieren dieses lächerlichen Fixativs, das so unentbehrlich ist wie die Gewöhnung, die uns täglich über den Greuel des Aufstehens, des Rasierens, des Ankleidens, des Essens hinwegtäuscht. Und liefe es nur aufs *Familienalbum* hinaus, auf einen dieser drolligsten aller Instinkte, der ein Hinunterpurzeln in eine Folge feierlicher Denkmäler verwandelt.

Das Opium verschaffte mir dieses Fixativ. Ohne Opium erscheinen mir Projekte wie Heiraten und Reisen ebenso verrückt, wie wenn ein aus dem Fenster Fallender mit den Leuten in den Zimmern, an denen sein Sturz vorbeiführt, in Beziehung treten wollte.

... Das Drama des Opiums ist in meinen Augen nichts anderes als die Auseinandersetzung des Komforts mit der Unbehaglichkeit. Die Bequemlichkeit tötet. Die Unbequemlichkeit ist schöpferisch. Ich spreche vom materiellen und geistigen Mangel an Komfort.

Zum Opium greifen, ohne der von ihm angebotenen absoluten Leichtigkeit zu erliegen, heißt im geistigen Bereich den stupiden Schwierigkeiten entgehen, die nichts zu tun haben mit Einschränkungen im Bereich der Empfindungen.

... Der Mensch verfügt über eine Art von Fixativ, d. h. von absurdem Gefühl, das stärker ist als die Vernunft und ihm vorgaukelt, daß die Kinder, die da vor ihm spielen, eine Zwergenrasse sind und keine Störenfriede, die ihn dereinst von seinem Platz verdrängen.

Leben ist ein horizontaler Absturz.

Ein seiner Schnelligkeit völlig und ständig bewußtes Leben wäre unerträglich ohne dieses Fixativ, das dem zum Tode Verurteilen zu schlafen erlaubt ...

Im Opiumrausch widerfuhr es mir zuweilen, daß ich während eines Sekundenbruchteils wie in einem endlosen Schlaf versank. Als ich Picasso eines Tages in der Rue La Boëtie aufsuchte, hatte ich im Aufzug die Empfindung, als würde ich größer und größer an der Seite von etwas Schrecklichem, das von ewiger Dauer zu sein schien. Eine Stimme schrie mir zu: „Mein Name steht auf dem Schild." Ein Stoß weckte mich, und ich las auf dem Kupferschild des Schaltbretts: ‚Aufzug Heurtebise'. Ich erinnere mich, daß wir bei Picasso über Wunder sprechen; Picasso sagte, alles sei Wunderwerk, könne man es doch ein Wunder nennen, daß man in seiner Badewanne nicht zergehe wie ein Stück Zucker. Bald darauf bedrängte mich Engel Heurtebise, und ich begann das Gedicht. Bei meinem nächsten Besuch sah ich nach dem kupfernen Schild. Es verzeichnete den Namen ‚Otis-Pifre'. Der Aufzug hatte die Marke geändert.

Ich schloß *L'Ange Heurtebise*, ein wie das Schachspiel zugleich inspiriertes und streng geregeltes Gedicht, eben an dem Tag ab, bevor ich mich zur Entziehungskur in die Rue de Chateaubriand begab. (Die Klinik der Thermen wurde inzwischen abgerissen; der erste Schlag mit der Spitzhacke geschah am Tag, als ich die Klinik verließ.) In der Folgezeit bezeichnete ich Heurtebise als den Engel des Orpheus. Ich nenne die Herkunft des Namens wegen der zahlreichen Koinzidenzen, die er noch immer herbeiführt ...

Man verwechsle nicht Entgiftung und ihre typhusartige Konvaleszenz mit Enthaltung und Ersatz durch physische Leistungen, durch Wanderung, Wintersport, Kokain und Alkohol, man halte ebensowenig Rauschgiftsucht für Gewöhnung. Manche Leute rauchen nur sonntags. Am Sonntag können sie nicht auf ihre Droge verzichten; das ist

Gewöhnung. Die Sucht ruiniert die Leber, greift die Nervenzellen an, verstopft, pergamentiert die Schläfen, verengert die Iris. Die Gewöhnung ist ein Rhythmus, ein eigenartiger Hunger, der den Raucher stören kann, ihm aber keinen Schaden zufügt...

Die Symptome der Sucht sind von so seltsamer Art, daß man sie nicht zu beschreiben vermag. Nur die Krankenpfleger können sich davon eine Vorstellung machen. (Die Symptome unterscheiden sich nicht von schweren Krankheitszeichen.) Man stelle sich vor, die Erde würde sich ein wenig langsamer drehen, der Mond würde sich ihr ein wenig nähern...

Benutzen wir eine schlaflose Nacht, um das Unmögliche zu versuchen: die Beschreibung des Bedürfnisses nach Opium.

Byron sagt: „Gegen Seekrankheit kommt die Liebe nicht an." Wie die Liebe, wie die Seekrankheit füllt uns dieses Bedürfnis allmählich völlig aus. Widerstand ist nutzlos. Zuerst ein Unbehagen. Dann werden die Dinge ernster. Man stelle sich ein Schweigen vor, das den Klagen tausender Kinder entspricht, deren Ammen nicht zur Stunde des Stillens erschienen. Die Ungewißheit des Liebenden, ins sinnlich Greifbare übertragen. Eine dominierende Leere, ein negativer Despotismus.

Die Phänomene werden bestimmter. Elektrisches Flimmern, Champagner in den Adern, eiskaltes Sprühen, Verkrampfungen, Schweiß an den Haarwurzeln, verklebter Mund, Nasenschleim, Tränen. Warten Sie nicht länger!...

Ihr Mut ist vergebens. Wenn Sie zu lange warten, können Sie ihr Rauchzeug nicht mehr aufnehmen, die Kugel nicht mehr drehen. Rauchen Sie! Der Körper erwartet nichts anderes als neue Zufuhr. Eine Pfeife genügt.

Man hat leicht sagen: „Das Opium schaltet das Leben aus, macht empfindungslos. Das Wohlbehagen kommt von einer Art Abgestorbensein."

Ohne Opium friert mich, erkälte ich mich, habe ich keinen Hunger. Ohne Opium habe ich keine Geduld, das Ausgedachte durchzuführen. Rauche ich, ist mir warm, kenne ich keine Erkältung, habe ich Hunger, legt sich meine Ungeduld. Ärzte, überdenkt dieses Rätsel!

„Gelehrte sind nicht neugierig", sagt France. Er hat recht...

Der Opiumraucher steigt langsam auf wie eine Montgolfière, schwenkt langsam ab und sinkt langsam auf einen toten Mond, dessen schwache Anziehungskraft ihn am Wiederaufschweben hindert.

Mag er aufstehen, sprechen, handeln, gesellig sein, dem Anschein nach leben – seine Gebärden, sein Gang, seine Haut, seine Blicke, seine Sprache spiegeln trotzdem ein Leben, das anderen Gesetzen der Blässe und der Schwerkraft untersteht.

Die umgekehrte Reise unternimmt er auf eigene Gefahr. Der Raucher zahlt zunächst sein Lösegeld. Dann gibt das Opium ihn frei, doch der Rückkehr gebricht es an Zauber.

Was er aber, einmal auf seinen Planeten zurückgekehrt, dennoch bewahrt, ist Heimweh...

Das Opium ist die einzige pflanzliche Substanz, die uns den pflanzlichen Zustand vermittelt. Durch das Opium erlangen wir eine Vorstellung von jener anderen, der pflanzlichen Schnelligkeit...

Es ist schwierig, ohne Opium zu leben, wenn man es einmal gekannt hat, denn hat man es gekannt, ist es schwierig, das Erdendasein ernst zu nehmen. Und ist man kein Heiliger, so ist es schwierig zu leben, ohne das Erdendasein ernst zu nehmen. (Cocteau)

Mit diesen etwas manieriert-aphoristischen Zitaten COCTEAUS sei das Kapitel über Drogenabhängigkeit abgeschlossen. Wir erleben auch hier – wie bei der Alkoholabhängigkeit – das Schwanken des Betroffenen zwischen Einsicht und Vernunft einerseits und dem Hang zum künstlichen Paradies und der Hingabe an das Glücksgefühl andererseits. Auch an dieser Stelle sei betont, daß es nicht darum gehen kann, in den alten Streit einzugreifen, ob nämlich Drogen oder Alkohol die künstlerische Produktivität fördern oder hemmen. Zu allen Zeiten, und auch heute, hat es Dichter von Format gegeben, denen der Alkohol oder aber die Droge ein ständiger Begleiter war.

Wir kommen damit aber auch zum Abschluß dieses Buches. Dem Leser sei nachdrücklich in Erinnerung gerufen, daß es sich um eine illustrierende Auswahl von Texten handelt, keineswegs um eine lexikalische Vollständigkeit. Wenn der eine oder andere der vorstehend erwähnten Texte dem Kliniker aber auch dem Laien eine erhellende Stütze bieten konnte, ist unser Ziel erreicht.

Dann hat sich der Gang zu den „acheronta", um mit FREUD zu reden, gelohnt. Denn daß es sich durchweg um schattenseitige, ja tragische Texte handelt, wird der Leser wohl gespürt haben.

BIBLIOGRAPHIE

AMIEL, H. F.:
Tagebücher. Übersetzung von R. Schapiro.
Die Fruchtschale, München, 1905

ANDERSON, E. W.:
Strindbergs illness.
Psychol. Med. 1:104–117, 1971

ARNIM, A. VON:
Werke. Herausgegeben von R. Steig.
Insel-Verlag, Leipzig

BAUDELAIRE, CH.:
Tagebücher. Übersetzung von F. Kemp.
Inselverlag, Frankfurt/Main, 1986

BENEDETTI, G.:
Psychiatrische Aspekte des Schöpferischen.
Vandenhoeck & Ruprecht, Göttingen, 1975

BERNHARD, TH.:
Das Kalkwerk.
Suhrkamp Taschenbuch Verlag, Frankfurt/Main, 1970

BILLROTH, T.:
Briefe.
Hannover, 1895

BIRNBAUM, K.:
Psychopathologische Dokumente.
Springer, Berlin, 1920

BLEULER, M.:
Lehrbuch der Psychiatrie, 12. Aufl.
Springer, Berlin Heidelberg New York, 1973

BODEMANN, G.:
Johann Georg Zimmermann.
Hannover, 1878

BOEHM, A. W.:
Der Narziss Thomas Mann.
Psyche 44:308–332, 1990

BRAHM, O.:
Karl Stauffer-Bern. Sein Leben.
Verlag Meyer & Jessen, Berlin, 1911

BRÄUTIGAM, W.:
Reaktionen Neurosen Psychopathien.
Thieme, Stuttgart, 1968

BRÄUTIGAM, W.:
Bemerkungen zu Erscheinungsformen, Bedeutung, Diagnose,
Terminologie und Therapie der Neurosen.
In: Heimann, H., Foerster, K. (Hrsg.)
Psychogene Reaktionen und Entwicklungen, S. 9–20.
Fischer, Stuttgart, 1984

BÜCHNER, G.:
Werke und Briefe.
Insel Verlag, Berlin

CIOMPI, L.:
Außenwelt und Innenwelt.
Vandenhoeck & Ruprecht, Göttingen, 1988

COCTEAU, J.:
Opium. Tagebuch einer Entziehungskur.
Fischer Taschenbuch Verlag, Frankfurt/Main, 1988

CREMERIUS, J. C.:
Neurose und Genialität.
Fischer, Frankfurt/Main, 1971

DEGKWITZ, R., HELMCHEN, H., KOCKOTT, G., MOMBOUR, W. (Hrsg.)
Diagnosenschlüssel und Glossar psychiatrischer Krankheiten.
Springer, Berlin Heidelberg New York, 1980

DOSTOJEWSKI, F.:
Der Idiot. Roman in zwei Bänden.
Piper Verlag, München, 1918

FEUERBACH, A.:
Aktenmäßige Darstellung merkwürdiger Verbrechen.
Gießen, 1878

FRISCH, M.:
Montauk.
Suhrkamp Verlag, Frankfurt/Main, 1975

GEYER, H.:
Dichter des Wahnsinns.
Göttingen Frankfurt, 1955

GONTSCHAROV, I. A.:
Oblomov.
Rauch Verlag, Düsseldorf, 1956

GOTTHELF, J.:
Erzählungen und Kalendergeschichten.
Rentsch Verlag, Erlenbach Zürich, 1952

GOTTHELF, J.:
Anne Bäbi Jowäger.
Rentsch Verlag, Erlenbach Zürich, 1952

GRILLPARZER, F.:
Sämtliche Werke.
Cotta, Stuttgart, 1872

HAMSUN, K.:
Hunger.
Langen Verlag, Berlin, 1933

HAUFF, W.:
Phantasien im Bremer Ratskeller.
Deutsches Verlagshaus Bong, Berlin

HESSE, H.:
Der Steppenwolf.
Gesammelte Werke. Buchdruck Ex Libris, Zürich, 1976

HOLTHUSEN, H. K.:
Mörike.
Rowohlt, Hamburg, 1971

IRLE, G.:
Der psychiatrische Roman.
Hippokrates Verlag, Stuttgart, 1965
(Schriftenreihe zur Theorie und Praxis der Psychotherapie, Bd. 7)

JONG, E.:
Angst vorm Fliegen.
Fischer Verlag, Frankfurt/Main, 1976

KAFKA, F.:
Brief an den Vater.
Fischer Taschenbuch Verlag, Frankfurt/Main, 1975

KEITEL, E.:
Psychopathographien.
Carl Winter Universitäts Verlag, Heidelberg, 1986

KÖNIGSDORF, H.:
Respektloser Umgang.
Luchterhand Verlag, Darmstadt, 1986

KRETSCHMER, E.:
Geniale Menschen.
Springer, Berlin, 1958

LANGE-EICHBAUM, W., KURTH, W.:
Genie, Irrsinn und Ruhm, Genie-Mythus und eine Pathographie des Genies.
Reinhardt, München Basel, 1956

LOMBROSO, C.:
Genie und Irrsinn.
Leipzig, 1887

LONDON, J.:
König Alkohol, die Zwangsjacke.
Büchergilde, Gutenberg, Zürich

LOWRY, M.:
Unter dem Vulkan.
Rowohlt Verlag, Reinbeck bei Hamburg, 1974

MANN, TH.:
Der Tod in Venedig. In: Meistererzählungen.
Manesse Verlag Gonzett und Huber, Zürich, 1945

MANN, TH.:
Doktor Faustus.
Bermann-Fischer Verlag, Stockholm, 1947

MELVILLE, H.:
Barthleby.
Arche Verlag, Zürich, 1946

MEYER, E. Y.:
Die Rückfahrt.
Suhrkamp Verlag, Frankfurt/Main, 1977

MITSCHERLICH, A.:
Psychopathographien.
Suhrkamp Verlag, Frankfurt/Main, 1972

NABOKOV, V.:
Lolita.
Büchergilde Gutenberg, Frankfurt/Main, 1959

NERVAL, G. DE:
Œuvres.
La Pléiade, Paris, 1952
(Bibliothèque de la Pléide, vol. 89)

OESCHGER, J. (Hrsg.)
Melancholie.
Privatdruck J. R. Geigy AG, Basel, 1965

PETERS, U. H.:
Die symptomatische Psychose Friedrich Nietzsches.
Psychiatr. Neurol. Med. Psychol. 42:34–41, 1990

POE, E. A.:
Werke. Herausgegeben von K. Schumann und H. D. Müller
Olten, 1966

Quincey, T. de:
Bekenntnisse eines Opiumessers.
Berlin, 1902

Rousseau, J. J.:
Œuvres complètes.
La Pléiade, Paris, 1961

Schnitzler, A.:
Casanovas Heimfahrt.
Fischer Verlag, Berlin, 1929

Schnitzler, A.:
Flucht in die Finsternis.
Fischer Verlag, Berlin, 1951

Skoda, S.:
Selbstdarstellung von Geisteskranken und Süchtigen
in der schönen Literatur seit 1900. Inauguraldissertation.
Juris Druck, Zürich, 1985

Stifter, A.:
Der Waldsteig. In: Der Hochwald und andere Waldgeschichten.
Deutsche Bibliothek, Berlin

Swedenborg, E.:
Theologische Schriften.
Jena, 1904

Swedenborg, E.:
Himmel und Hölle.
(Aus dem Lateinischen übersetzt von J. F. F. Tafel)
Taschenausgabe F. Pochon, Bern

Tafel, J. F. F.:
Sammlung von Urkunden usw. betr. Leben
und Charakter Emanuel Swedenborg.
Tübingen, 1839

Twain, M.:
Die Abenteuer des Tom Sawyer and Huckleberry Finn.
William, Berlin

Van Lieburg, M.:
Berühmte Depressive. Zehn historische Skizzen.
Organon International, 1989

Vogt, W.:
Briefe aus Marokko.
Arche Verlag, Zürich, 1974

Waiblinger, W.:
F. Hölderlins Leben, Dichtung und Wahnsinn.
Turmhahnbücherei 8/9, Marbach/Neckar, 1951

WILDER, T.:
Dem Himmel bin ich auserkoren.
Fischer Verlag, Frankfurt/Main, 1951

WOLF, CH.:
Kein Ort. Nirgends.
Luchterhand Verlag, Darmstadt, 1979

WOLFGRUBER, G.:
Die Nähe der Sonne.
Residenzverlag, Salzburg Wien, 1985